脊柱使用说明书

# 知脊

任大江 著

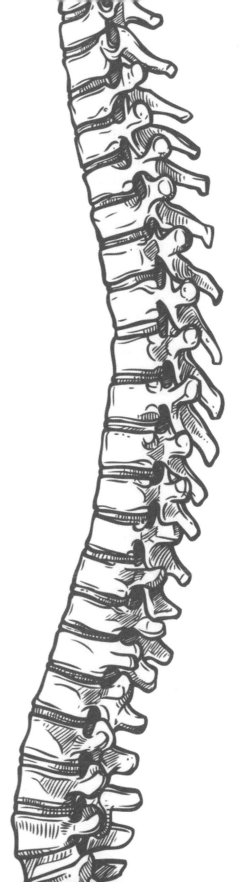

人民卫生出版社
·北京·

图书在版编目（CIP）数据

知脊：脊柱使用说明书 / 任大江著. -- 北京：人民卫生出版社，2024. 10

ISBN 978-7-117-36182-8

Ⅰ. ①知… Ⅱ. ①任… Ⅲ. ①脊柱病－诊疗 Ⅳ. ①R681. 5

中国国家版本馆 CIP 数据核字（2024）第 071790 号

| 人卫智网 | www.ipmph.com | 医学教育、学术、考试、健康，购书智慧智能综合服务平台 |
| 人卫官网 | www.pmph.com | 人卫官方资讯发布平台 |

知脊：脊柱使用说明书
Zhi Ji: Jizhu Shiyong Shuomingshu

著　　者：任大江
出版发行：人民卫生出版社（中继线 010-59780011）
地　　址：北京市朝阳区潘家园南里 19 号
邮　　编：100021
E - mail：pmph @ pmph.com
购书热线：010-59787592　010-59787584　010-65264830
印　　刷：北京顶佳世纪印刷有限公司
经　　销：新华书店
开　　本：710×1000　1/16　印张：23
字　　数：274 千字
版　　次：2024 年 10 月第 1 版
印　　次：2024 年 11 月第 1 次印刷
标准书号：ISBN 978-7-117-36182-8
定　　价：98.00 元
打击盗版举报电话：010-59787491　E-mail：WQ @ pmph.com
质量问题联系电话：010-59787234　E-mail：zhiliang @ pmph.com
数字融合服务电话：4001118166　E-mail：zengzhi @ pmph.com

# 前言

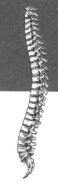

人体真是太精密了！

如果你有机会看到哈佛大学制作的视频 The inner life of the cell，看到微观世界里动力蛋白在微管上行走，勤勤恳恳运输着囊泡；中性粒细胞舍命追击入侵的金黄色葡萄球菌，你一定会和我一样发出由衷的感叹，也会更加温柔地对待自己的身体。

用当下流行的话来说，就是"不能太作"。

脊柱，像一排多米诺骨牌，牵一发而动全身。对待它最温柔的方式就是百般呵护，延缓其衰老。如果我们只是得了一场普通感冒，还有机会满血复活。但令人悲伤的是，"脊"病却是一条不可逆的单行道，现代医学根本无法让受损的脊柱完全复原。

"大不了就开刀呗！"很多人微微一笑，轻松地说，仿佛外科医生手起刀落，脊柱就能回到二十岁的样子。这样的想法不免太过天真。"做手术"可不是"变魔术"，打开身体，对准里面吹口气，病就全好了。现实中哪有这么容易的事情呢？

成年人的世界里，想要得到就必须付出相应的代价。外科手术充其量是"缝缝补补又三年"，但代价却异常惨重。因此，任何时候都要牢记一句话，"原装的，永远是最好的！"

年轻时，我不理解特鲁多医生的墓志铭："有时去治愈，常常去帮助，总是在安慰。"外科医生难道不应该总是在治愈吗？但随着年龄的增加、经验的累积，我终于慢慢体会到其中的深意：现代医学仍无法治愈每一种疾病，更无法治愈每一位患者。很多时候，面对疾病和患者，束手无策的我们只能给予安慰和鼓励。

"脊"病突然来袭，会让很多人本能地感到恐惧。这是源于对疾病知之甚少，以及对不可预知未来的担忧。挚爱的亲人和我们自己都会逐渐老去，终将成为患者或患者家属。角色转换，会让每一位医者更好地理解"帮助"和"安慰"的重要性，尽力驱散病痛带来的恐怖气息。

如果可以的话，作为医学实践课的一部分，所有外科医生都该体验一下躺在手术台上的感觉。只有这样，才会明白为什么多从患者角度进行思考是每个医生成长中的必修课。

常常去帮助，总是在安慰，让每个人感觉到温暖与尊重，又何尝不是一种治愈？

在本书中，我努力将烂熟于胸的专业词汇用朴素的语言讲给大家听，希望可以帮助和治愈更多人。我也希望每位读者慢慢明白，医学发展至今，很多意外情况依然不是想避免就一定不会出现的；更要清楚在这个世界上不存在任何包治百病或无须付出代价的治疗方法。患者明白了其中的道理，就会和医生一起去积极面对疾病的无情。

写这本书的初衷，是想把平时在门诊、病房、手术室，在微信、短信、电话中，和大家聊的天、说的话、分析的病情、确定的方案、提出的建议，一并总结并记录下来，其中共性的内容也许对大家都有所帮助。

感谢我的家人们，不但从媒体人的角度，在本书写作和出版的各个环节提供了诸多专业意见，还奉献了书中部分插画，并传授我电脑绘画的技巧；最后，将这本书送给杨瑞波女士，她是我的妈妈，也是本书的第一位读者，她的鼓励是我源源不断的写作动力。

人生短暂，愿我们和我们所爱的人，能拥有更多随心所欲的幸福时光。

任大江

2024 年 8 月于北京

# 目录

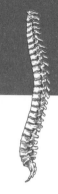

## 第一章　病来如"彐"倒

# 第二章 病去如抽"丝"

## 脊柱手术后你该了解的知识 /216

# 第三章　排忧解难保健康

# 第四章　避误区，传技巧

# 写在最后

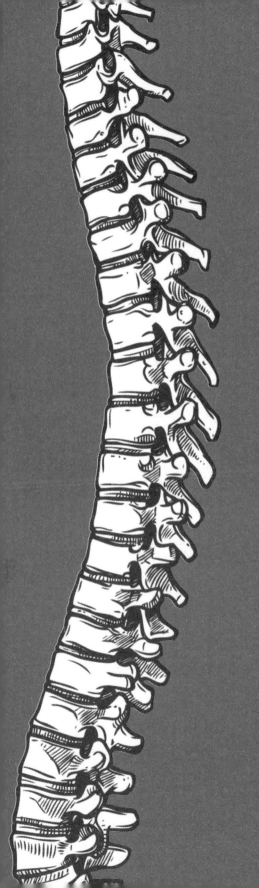

# 第一章 病来如"ヨ"倒

## 别把疼痛不当事儿

疼痛，是一种令人不愉快的感受。

但换个角度看，它又是人体趋利避害的一种生理反应。锅里的热油不小心溅到手上，刺痛会让人反射性地将手快速缩回来，避免更大的伤害。如果人体感受不到任何疼痛，那可就麻烦了，难以想象会发生怎样的严重后果。

世界上偏偏有这么一种奇怪的疾病——先天性无痛症，患者感受不到任何疼痛。这是一种极为罕见的遗传性疾病。2006 年，科学家在巴基斯坦北部城市的街头观看一个卖艺男孩在表演刀割火烧等节目，在整个表演过程中，面对各种伤害，男孩面色如常，仿佛感受不到丝毫疼痛。

科学家们经过深入研究后发现，这个男孩儿确实具有"天生无痛"的超常能力，进而发现了这种罕见的疾病。由于感受不到任何疼痛，也就失去了对外来伤害的有效防御反应，因此，通常情况下先天性无痛症患者的寿命都很短。

人的一生中会经历各种各样的疼痛。有的长、有的短、有的剧烈、有的轻微。很多时候，还没等找到原因，它就消失了。然而就如俗语所说，"冤有头，债有主"，疼痛产生终归是有原因的。

有人对疼痛不以为然，自认为身体倍儿棒，从小没进过医院，有点儿痛那还叫个事儿啊，吃点儿药休息几天就挺过去了；还有人先给自己下了个初步"诊断"，可能是腰肌劳损吧，估计是岔气了吧，要不就是受风了，扛一扛、歇一歇就没事了。

人总会犯拖延症。

仔细留意不难发现，那些被拖延的事，大多是些让人不爽的苦差事，如运动锻炼、减肥、加班写报告、给领导做发言幻灯片、复习备考……当然，也包括去医院看病。

有的事拖拖问题不大，但对身体出现的逐渐加重或没完没了的疼痛，可千万别掉以轻心。任何时候只要感觉到疼痛，就肯定不正常！疼痛是你的身体发出的求救信号，提示你要尽快采取措施去除有害刺激，让身体恢复正常。如果你依旧我行我素不予重视，甚至放任疼痛持续，则可能带来灾难性后果。

2019 年，一位来自青岛的 56 岁男性患者通过朋友介绍找到了我，就叫他王总吧。王总在生意场上打拼多年，当时正是一位春风得意的成功商人。他中等身高，匀称的身材显露出经常运动健身的痕迹。

事情还要从 2018 年他的生日说起。朋友送了他一台自动按摩椅作为生日礼物，他很喜欢，没事就躺在上面按摩放松背部的肌肉。一天，他突然感觉后背偏右的某个地方时不时有点儿抽痛，开始并未当回事，甚至还经常重点按摩疼痛的位置。

没想到经过几个月的按摩，疼痛部位出现了变化，慢慢肿了起来，而且疼痛程度也愈发严重，最后发展到夜里经常会疼醒的程度，于是王总赶紧来京就诊。

住院后，他的血液检查结果显示多项肿瘤相关指标明显升高，胸背部磁共振成像结果显示疼痛部位有大范围异常信号出现。于是我在王总肿胀的部位做了穿刺活检，最后病理检查报告显示肉瘤，也就是恶性肿瘤。从王总感到疼痛到明确诊断，时间已经过去了半年多，贻误了最佳治疗时机，治疗效果必然大打折扣。

看到这里，相信很多年轻朋友一定在暗暗窃喜，"我从来就没疼过啊。"

别高兴得太早！身体是有记忆的。年轻时的种种不在乎，若干年后会慢慢奉还给你。如果你还幼稚地认为腰腿痛、颈肩痛只是中老年人的"专利"，那就会在错误的道路上渐行渐远。

脊柱外科门诊有 1/3 的患者年龄在 25～45 岁。他们的事业正处在关键的上升期，却由于身体不适硬着头皮走进医院。

疼痛是最常见的症状：落枕、脖子痛、后背痛、腰痛、尾骨痛、吹空调痛、坐久了痛、弯腰痛……有的疼痛会猝不及防地出现，一下子让人疼得掉下眼泪；有的疼痛则来得不紧不慢，随着病情发展逐渐加重，甚至迁延不愈。

疼痛乍现，不妨自己先试着找找规律：疼痛容易在什么时候出现；什么姿势能缓解疼痛，平躺时疼不疼，低头弯腰时疼痛会不会加重；晚上疼不疼，会不会疼醒；吃药对缓解疼痛管不管用；做了哪些保守治疗，效果怎么样……发现其中的规律，既有助于缓解疼痛，也能让医生快速、准确地判断疼痛的来源。

周星驰在电影《大话西游》中有过一句著名的台词：曾经有一份真挚的爱情摆在我面前，我没有珍惜，等到失去的时候，才追悔莫及。

健康的脊柱何尝不是如此。

每天早上一觉醒来通体舒畅的日子，我们已经习以为常，自然不会留意；有朝一日疼痛猛然袭来，才发觉无痛的日子竟然如此珍贵。

人体犹如一部精密的仪器，各个组织器官就是零部件，结构复杂且容易受损。每个人要多了解一些人体的"使用说明书"，只有这样才能在日常生活中减少"不当操作"造成的损害，及时发现问题、及时进行有效治疗，延长人体的"使用寿命"。

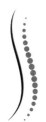

## 要当心"中看不中用"的脖子

我工作的医院门口有一家中国工商银行。

八月的一天下午，正是北京最热的时候。诊室进来个瘦瘦的年轻姑娘，不到 30 岁，她过于白皙的面色给我留下了深刻的印象。这种白皙除了皮肤本身偏白以外，也可能是长期在室内工作很少接触阳光的缘故。

她刚坐下就开始抱怨，单位的男同事总是偷偷地把空调温度调得很低，昨天冷风对着她的后背吹了一下午，晚上回家后就觉得脖子不舒服，连带着右侧肩膀酸胀难受，胳膊怎么放都不得劲儿。早上起来症状不但没缓解，反而加重了。

我注意到她打扮入时，细长的脖子上戴着一串漂亮的珍珠项链，散发着柔和的光芒，整个人显得大方得体。

我检查了她的疼痛部位，随口问道："你是做什么工作的？"她回答说，"在附近银行上班"，想了想又补充说，"天天对着电脑。"结合她的工作特点和症状，我首先考虑是颈椎出了问题。果然，从 X 线片上可以清晰地看到颈椎生理性弯曲出现了明显改变。

　　门诊经常会遇到这样的女性，总结起来，她们通常有三个共同特点。

　　第一个特点是她们绝大多数拥有细长的脖子。我总开玩笑，这样的脖子是"中看不中用"！长颈鹿和犀牛相比，肯定是长颈鹿更容易得颈椎病。

　　拥有细长挺拔脖子的女性，虽然戴项链或穿高领衫时显得非常好看，但同样是顶着个脑袋，脖子过细过长的人颈椎吃劲儿更大，脖子后方肌肉需要提供更大的杠杆作用和支持力，所以容易出现肌肉劳损、产生疼痛。很多人觉得自己年轻，平时不注意养护，往往会被突然出现的疼痛打个措手不及。

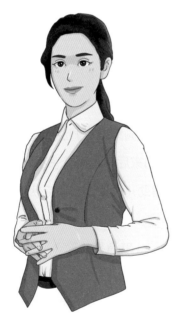

拥有细长脖子的年轻女性更容易出现颈椎问题

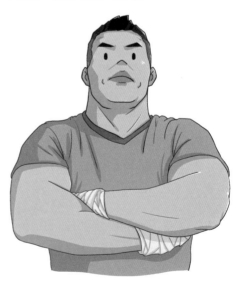

理想的脖子应该如拳击手的脖子，又短又粗，一般不会得颈椎病

第二个特点是她们多从事需要长时间低头伏案的工作。此类工作常见于金融、财会、教师、秘书、计算机等相关行业。很多人长期精神紧张，熬夜加班，再加上长期在室内工作，见阳光少、身体瘦弱，颈部缺乏强大的肌肉保护，容易出现颈椎问题。

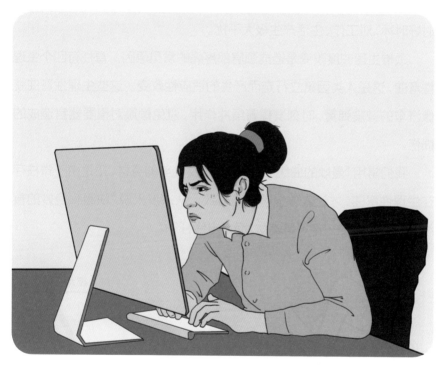

**伏案工作对颈椎伤害很大**

第三个特点是她们的症状以颈肩痛为主，同时合并诸多伴随症状。疼痛部位多在脖子后方，偏向一侧或靠近中线。经常引发同侧肩背部肌肉疼痛，有时还会延伸到肩胛骨内侧。

部分人在揉按颈肩处的肌肉时，手指会摸到像条索样的东西，并发出"嘣嘣"的响声，这是由于脖子后方的肌肉在长期低头时被持续拉伸，肌肉疲劳损伤后出现局部粘连,形成硬性条索。

　　很多人除了上述典型的疼痛不适表现外,还可能伴随一些其他症状,如头痛、头晕、失眠、注意力不集中、眼胀、眼睛干涩、视物不清,甚至还会出现恶心、呕吐等情况。头痛吃镇痛药、恶心吃止吐药……这些方法充其量只是对症治疗,并未从根本上解决问题,所以症状会反复出现,时好时坏,对工作、生活产生极大干扰。

　　颈椎生理曲度改变是造成颈肩部疼痛的常见原因。脊柱有四个生理性弯曲,这是人类因直立行走而产生的适应性改变。这些生理性弯曲就像汽车的减震弹簧,时刻发挥着缓冲作用,避免颠簸对重要器官造成的损伤。

　　我们常用"曼妙的曲线"来形容充满女性美的身材,正是由于脊柱存在生理性弯曲,才让人体显得凹凸有致。从来没人说"快看! 曼妙的直线!"那走过来的一定不是美女,而是电线杆子。

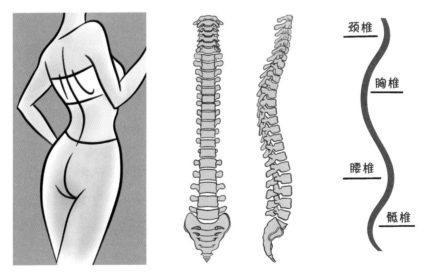

**人体拥有曼妙的曲线是因为脊柱具有 4 个生理性弯曲**

在过去短短的二十年间，人类的娱乐和工作方式发生了翻天覆地的变化，出现了大量"低头族"。"抬头看电脑，低头看手机"成了这类人生活的常态。英语中甚至出现了一个叫作"Smobie"的单词，它是由智能手机"Smart Phone"和僵尸"Zombie"两个词合成的，特指"低头族"。

长期低头是个极其糟糕的习惯。

颈椎的正常生理曲度是凸向前方，而低头时弯曲的颈椎会和生理曲度背道而驰。头部重量为 5～7.5 千克，颈椎承重与低头角度呈正相关，当低头 45°时，颈椎的承重可超过 20 千克，低头 60°时，则相当于在脖子上挂了两个大西瓜。

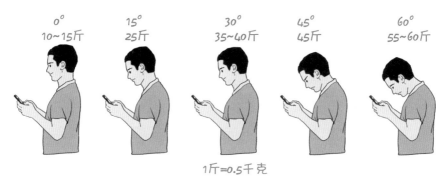

颈椎受力随着脖子的弯曲程度增加而不断增大

颈椎像个吊车，脖子后面的肌肉相当于钢缆，长时间低头，钢缆会持续处于紧绷拉伸状态。上课、开会 45 分钟，我们往往会觉得时间过得很慢，像是凝固了一样；而低头浏览手机里精彩的视频，两三个小时转瞬即逝，颈椎往往会不堪重负，椎间盘和关节韧带纷纷"抗议"。

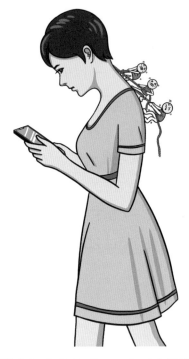

长期伏案低头或看手机,颈部后方的肌肉、
韧带将会不堪重负

如果不加注意,损伤积累到一定程度,酸胀、疲劳等症状就会迫使你
不得不赶紧纠正不良动作和姿态,此时如果依然我行我素,就会诱发颈
肩疼痛。像前面提到的过度劳累、长期伏案、受凉、受潮(如晚上睡觉开
窗户或白天吹空调)、长时间开车、久坐、过度运动、精神紧张等,都是常
见的诱因。

拥有上述"危险因素"的人,一定要在生活工作中多加留意,不能忽
视日常不良习惯对颈椎造成的持续性伤害。要像爱护眼睛一样爱护颈
椎,别年纪刚到30岁却拥有60岁的颈椎,提前跨入颈椎病患者的行列,
此时才想起保养就太晚了。

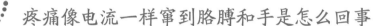

## 疼痛像电流一样窜到胳膊和手是怎么回事

因脖子不舒服而马上去医院看病的人其实并不多，可当疼痛像放电一样，从肩膀窜到胳膊或手上，很多人觉得害怕就会赶紧去医院就诊。一开始找不到病因，部分患者还拍摄了上肢 X 线片，结果却显示一切正常。最后通过医生的专业判断，才将问题定位在颈椎上。

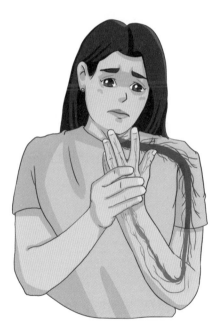

**颈椎出了问题，疼痛会从肩膀沿着胳膊一直窜到手上**

明明是颈椎的问题，疼痛怎么会窜到胳膊和手上？这和腰椎神经受压后腿痛的道理一样，是由神经的分布特点决定的。

我们都知道人体的"中枢司令部"在大脑。那你有没有想过,大脑发出的指令是如何被贯彻落实,最终指挥四肢活动的?

其实,从大脑出发,一直到手指和脚趾,都铺设着密密麻麻的"电网",像电脑机房里纵横交错的网线,这就是神经系统。

神经系统负责将大脑发出的各种指令传达给身体各部位,同时收集身体各部位的信息反馈给大脑,起到上传下达的作用,重要性不言而喻。神经系统无论哪个地方的信号受到干扰,人体都会出现问题。如大脑异常放电会导致癫痫发作、意识丧失、抽搐或口吐白沫;胳膊被刀砍伤后神经受损,大脑发出的指令传到这里就戛然而止,手自然就不会动了。

说回刚才的问题,椎间盘突出像是局部塌方造成电路主干受压,干扰了电流的正常传导。当异常电信号沿着电线向远处传播,患者就会觉得疼痛沿着一条线窜到了胳膊和手,严重时还会出现信号瘫痪,造成肢体麻木,甚至活动障碍。

疼痛是一种简单粗暴的预警方式,出现症状往往提示神经受到压迫,患者要及时就诊,在脊柱外科医生的帮助下寻找病因。

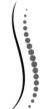

## 遭遇腰痛,起码应该了解这些知识

在很多人的脑海里,腰痛和腰椎间盘突出症是同一种疾病。其实,引起腰痛的原因很多,并非只有腰椎间盘突出症一种。

我们的腰为什么这么容易出问题?

脊柱类似电线杆，腰部相当于电线杆的水泥底座，不难想象，这里是全身承重最重的部位。腰椎支撑着人体的上半部分，可谓劳苦功高，当然特别容易出问题。

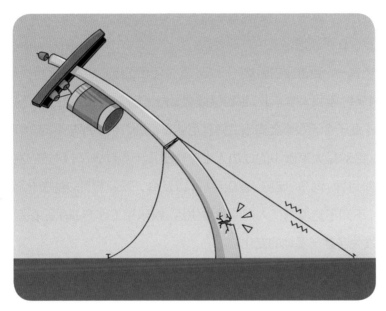

**电线杆的底部承重最大，容易出现松动**

引发腰痛的原因大致可以分为两种，一种是因为老了，一种是因为病了。

疼痛是机体老化过程中的一种表现形式。岁月像一把无情的刻刀，不断在我们身体上刻下痕迹。就像人的皮肤会因衰老而出现松弛一样，脊柱的稳定性也会随着年龄的增大而不断降低，稍不留神就会出现疼痛。研究显示，全世界 80% 的人在一生中至少会遭遇一次腰痛。在逐渐老去的过程中，如果只是偶尔出现短暂的疼痛，大可不必太过紧张，经过休息和简单的对症治疗，情况通常会慢慢好转。

还有一种疼痛则是因为生病了。疾病引起腰痛的原因很复杂，老化因素时不时也会掺和一下,增加了医生的诊断难度。不正确或过度使用脊柱会让疼痛不期而至,甚至提前来到。近些年抱怨腰痛的人越来越多,甚至有人年纪轻轻就成了脊柱外科的"常客"。造成这种局面的原因主要有两个,其中一个是随着生活水平和医疗水平的提高,大家防病治病的意识在不断增强。

还有一个更重要的因素——人们的生活和工作方式发生了巨大改变。

1998 年我大学毕业,那时候谁要是腰上别个双排汉显的寻呼机,那气场不亚于今天饭桌上掏出兰博基尼的车钥匙。至于那些手持"大哥大"的人,绝对是大家眼中的成功人士。转眼几十年过去了,科技的发展可谓日新月异,汽车、电脑、智能手机,以及令人眼花缭乱、趣味十足的短视频,不知不觉填满了人们的日常生活,娱乐和工作方式早已在潜移默化中发生了翻天覆地的变化。

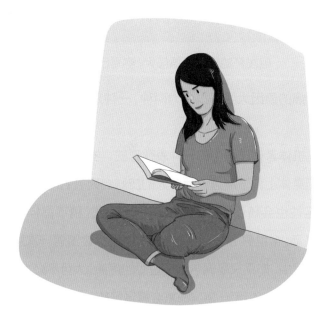

**不良的工作和生活姿态在偷偷伤害我们的脊柱**

弓腰久坐、驼背低头已经成了现代人生活中的"标配",而这些不良姿态的共同特点是会让腰椎的正常生理性弯曲消失,甚至造成反屈。

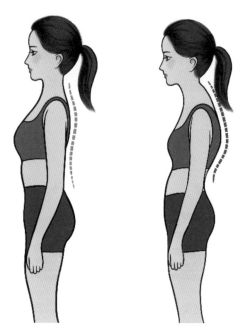

**现代生活、工作习惯容易导致低头驼背**

前面提到,脊柱的生理性弯曲很重要,它堪称大自然的神来之作。脊柱作为人体的"大梁",既要有一定的强度来牢固地支撑躯干,同时还需要有足够的柔韧度以方便活动。试想,如果脊柱犹如一根硬邦邦的铁棍不能弯曲,当你看到地上有一百块钱的时候,那只能先趴在地上才能将钱捡起来。

什么样的结构才能兼具上述特性呢?

日常生活经验告诉我们,弹簧可担此重任!如果你仔细观察汽车悬架系统中的减震器,就会发现它们都是由粗大厚重的弹簧组成的。当汽车行驶在凹凸不平的路面时,减震器既能提供足够的支撑力,又能分散来自车身的重量,避免将车颠散架了。

脊柱显然没办法长成像弹簧那样一圈儿一圈儿的样子,但可以充分"模拟"弹簧的样子。颈椎、胸椎、腰椎、骶尾椎各自都有生理性弯曲,4 个不同弧度的弯曲连成一体,外观像个大写的英文字母"S",类似一根半径很大的弹簧,加上脊柱前有椎间盘缓冲、后有小关节限制过度活动,兼顾牢固支撑和柔韧灵活的双重功能,堪称完美!

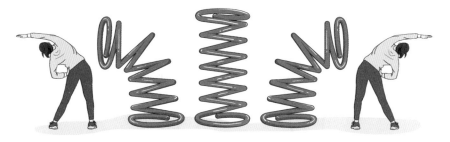

脊柱的生理性弯曲类似于弹簧,既坚固又可以向各个方向活动

生理性弯曲对腰部执行正常功能意义重大。生理性弯曲变差、消失甚至反屈,会造成腰部肌肉、韧带、关节和椎间盘像弓弦一样长时间受力紧绷,进而造成劳损、产生无菌性炎症,引起急、慢性疼痛。所谓无菌性炎症,不同于我们熟悉的细菌感染引起的炎症,之所以也将其称为"炎症",是由于它也会出现和细菌感染类似的"红、肿、热、痛"的病理变化。这很像是手指不小心被门夹了以后肿得像香肠一样,又红又痛,这就是无菌性炎症。

机体内只要有炎症的地方,十有八九会出现疼痛。因此,只要能让炎症消退,就能止痛。小针刀、针灸,甚至按摩等保守治疗方法对腰痛有很好的疗效，其中一个重要原因就是松解了软组织粘连、挛缩和卡压，为炎症消退创造了条件。炎症得到控制，疼痛自然就缓解了。

不难看出，脊柱的生理性弯曲对人体正常功能的维持非常重要。日常生活中应该尽量少做那些容易伤害脊柱的动作，等到腰痛发作再去注意就太晚了。

如果第一次遭遇腰痛，症状轻微，持续时间短，很快就恢复正常，倒不着急马上去医院就诊。如果疼痛症状持续，或是反反复复、迁延不愈，甚至发展到夜不能寐的地步，那可不能含糊，要早点儿去医院就诊。

还有一点容易被忽视。老话讲"小孩儿没有腰"，是说在儿童期一般不会出现腰痛，一旦孩子出现腰痛则要引起家长的高度重视，常见病因可能包括外伤、结核、肿瘤或脊柱畸形，不能掉以轻心。

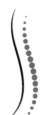

## 负重前行的椎间盘，最容易突出

有句笑话相信很多人听过，"平时不发言，前列腺发炎；工作不突出，椎间盘突出"。说起椎间盘突出症，很多人耳熟能详，因为它的发病率实在太高了。理论上，椎间盘突出症可以发生在脊柱的任何节段，活动度越大的地方出问题的概率越高。

如果把人体想象成是一座 2 层的房子：一楼由下肢和骨盆构成，二楼相当于人体的躯干位置，头部相当于房顶。从图中不难看出，这座房子有两个特别容易出问题的薄弱环节，一个是位于一楼和二楼之间的腰椎,另一个是位于二楼和房顶之间的颈椎,由于它们活动度大又缺乏胸廓对胸椎那样的支撑固定作用,因此椎间盘突出症常见于颈椎和腰椎。

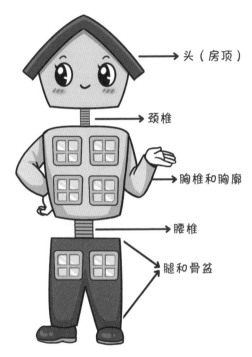

头(房顶)

颈椎

胸椎和胸廓

腰椎

腿和骨盆

**颈椎和腰椎是人体的两个薄弱环节,容易出现问题**

想知道椎间盘突出症是怎么回事,就需要先了解一下脊柱的构成。

脊柱由椎体、椎间盘、小关节和各种韧带组成。椎间盘位于相邻两个椎体中间,像汉堡包中间夹着的肉饼。脊柱的构成有点儿像砌墙,先在底层的砖头上抹水泥,接下来在水泥上再放砖头。砖头相当于脊柱的椎体,水泥则相当于椎间盘。

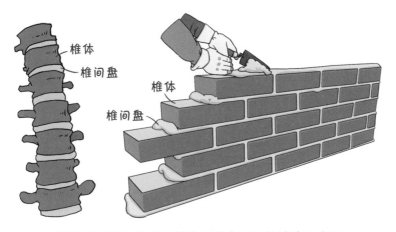

椎体
椎间盘
椎体
椎间盘

**椎间盘和椎体的关系就像是盖房子用的砖头和水泥**

椎间盘出现问题相当于水泥黏合力下降，影响了砖头之间的稳定性，墙变得不结实了，随时都会倒塌。不难看出，椎间盘是脊柱上特别有用的结构，不能随随便便一切了之，因为它无可替代。

椎间盘长得像个刚出锅的馅饼。馅饼大家都见过，外面有完整的皮儿（相当于纤维环），里面还有馅料（相当于髓核），饱含汤汁（相当于水分）。值得注意的是，这个"馅饼"既不是猪肉大葱馅儿的，也不是羊肉胡萝卜馅儿的，而是韭菜鸡蛋馅儿的。为什么这么说？因为椎间盘内的髓核像韭菜一样有强烈的刺激性，会对周围神经造成伤害，所以平时它都被严密包裹在"馅饼"里，与外界隔绝。

椎间盘年轻不年轻，主要看含水量。年轻的椎间盘皮薄馅儿大水分多，弹性十足；人上了年纪，椎间盘里的水分逐渐减少，质地变得干干巴巴的，弹性自然大不如前。干皱的馅饼皮还特别容易撕裂，一不留神皮儿破了，里面的馅料就会流出来挤压到旁边的神经——这就是椎间盘突出症。

"哪有什么岁月静好，只不过有人替你负重前行"，椎间盘就是我们身体中负重前行的重要结构。椎间盘夹在上、下两个椎体之间，发挥着重要的连接、支撑和缓冲作用。人的每个动作，如弯腰、走路、跑步、跳跃、转身、搬抬重物……椎间盘时刻参与其中。

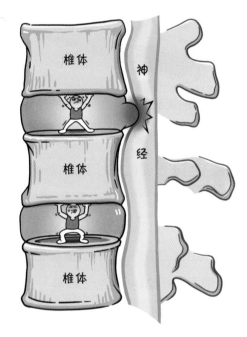

**当两个椎体间的椎间盘不堪重负时就会出现椎间盘突出**

当然，椎间盘并不孤单，它还有个叫椎管的邻居陪伴。椎管顾名思义就是个隧道，很多神经从椎管中经过。它们来自遥远的大脑，一路风尘仆仆地从隧道中穿行，向四面八方延伸，最后到达身体各个部位。在大脑的统一指挥下，让身体感知外界刺激并迅速作出反应。

平日里大家相安无事，各司其职，一片祥和。如果有一天馅饼（椎间盘）破了，韭菜鸡蛋馅儿（髓核）会被从里面挤出来，像板砖一样毫不留情地往神经身上招呼，重口味的韭菜还能产生强烈的刺激性，加重神经的炎症反应。此时的神经满脸瘀斑，变得又红又肿，脆弱不堪。疼痛沿着神经的走行路线从脖子窜到手上，或从腰部沿着屁股一直跑到脚上，这就是医生常说的放射性疼痛。

神经异常娇嫩，质地有点儿像豆腐脑，抗击打能力不是一般差。压迫时间长了后果很严重，甚至能造成肌肉瘫痪，大、小便功能异常，男性还可能遭遇勃起功能障碍的问题。等病情发展到如此严重的地步才幡然醒悟，就已经为时已晚了。

只有平时善待椎间盘，才能远离椎间盘突出症。至于如何养护自己的椎间盘，我会在接下来的内容中慢慢和大家分享。

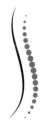

## 突出的椎间盘，还有救吗

很多人拿到自己的体检报告，看到"椎间盘突出"的字样，就认为自己的脊柱出了严重的问题，甚至因此陷入了深深的焦虑之中。

通常，至少 1/3 的健康成年人在做脊柱磁共振检查时被发现存在椎间盘突出的问题，也就是说 3 个健康成年人中就有 1 个人会发生椎间盘突出。这是什么情况？

这里要明确两个重要的概念，即椎间盘突出和椎间盘突出症。有"症"没"症"，一字之差，区别巨大。有"症"，说明椎间盘突出压迫到神经，出现了症状，这就是椎间盘突出症，需要进一步治疗甚至做手术。没有"症",则只是影像科医生对椎间盘目前所处状态的描述。很多在体检中被发现椎间盘突出的人根本就没有任何症状,距离需要做手术还差十万八千里呢。

为什么到了一定年龄,有的人就会出现椎间盘突出呢?

这是因为在现实生活中没有唐僧肉可吃,没有人能做到长命百岁、青春永驻,椎间盘也是如此。人到了一定年纪,劳累了几十年的椎间盘都会出现不同程度的磨损,这种突出属于正常老化现象。如果平时不注意养护,椎间盘突出一旦发展到椎间盘突出症,就会产生疼痛。

这相当于汽车轮胎用久了必然发生老化,和什么牌子、哪里生产的没关系。平日里省着点儿用,轮胎老化得就慢,用得狠了必然加速轮胎磨损,大大缩短使用寿命。

将椎间盘突出症称为"不治之症"并不算夸张,至少目前全世界都没有什么好办法能够逆转椎间盘突出。如果有一天,医生语重心长地对你说:"从片子上看,你的椎间盘老化程度已经超越了同龄人",这时千万不能一笑了之,就算症状不重,也要及时为自己敲响警钟,抓紧时间纠正不良的生活和工作习惯,远离容易伤害脊柱的各种危险动作。

不少人去医院看病是抱着去许愿的心态,认为医生能大笔一挥开个灵丹妙药,自己吃过之后突出的椎间盘"嗖"一下就能缩回去,回头自己该干啥干啥,啥都不受影响。现实生活中哪有这样的好事,治病又不是变魔术。

事实上,一旦出现了椎间盘突出症的表现,医生能为你做的事情很有限,就算是外科手术也并不能让你的椎间盘焕然一新。外科手术如同是对衣服上的破洞缝缝补补,解决不了根本问题。

因此,预防永远都是第一位的。

不过，万一被确诊为椎间盘突出症，也大可不必惊慌失措、自怨自艾，甚至对生活失去信心与热情。通常经过科学、规范的治疗，患者的疼痛症状可以得到明显缓解甚至消失，要不了多久，就又能以昂扬的姿态重返火热的工作岗位啦。

很多患者随着日常生活状态的逐步恢复，发现偶尔干点儿体力活儿问题也不大，慢慢地就又开始"挥霍"身体。这里大江医生依然建议，别总是想着挑战自己，尤其对于一些中老年人，生活中不要逞能，更别轻易尝试太生猛的动作，如搬抬重东西、频繁弯腰、剧烈运动。如果实在避免不了，也得悠着点儿干。毕竟，我们是自己脊柱健康的第一责任人，想要拥有健康的脊柱，日常生活中的点点滴滴要多加注意，避免损伤。

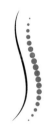

## 小心腰腿疼痛不按套路出牌

腰椎间盘有问题，疼痛会窜到腿上或脚上，医学专业术语把这种现象称为"放射性疼痛"。但腰腿疼痛就一定是椎间盘突出导致的吗？

没那么简单！

虽然大多数腰腿疼痛是由于脊柱疾病所致，但也并非都按套路出牌。下肢血管问题或内科疾病造成神经病变，也会表现为类似的腰腿疼痛，迷惑性极强，干扰性极大。所以医生看病时的"问病史"就显得特别重要，医生要坐下来倾听患者"讲故事"，这对明确诊断、避免误诊误治大有裨益。

医生看病就像法官断案，梳理病史、仔细查体、周密检查缺一不可。冤枉了好人，会让坏人逍遥法外继续作恶；诊断搞错了，医生为患者做得越多，只可能错得越离谱。

几年前，一位外地患者因为双腿疼痛来到了我的诊室。患者当时 42 岁，个子不算高，有点儿胖。他刚一靠近，一股浓烈的烟味就扑面而来，熏得我不禁向后退了一步，看来这位患者平时是个烟不离手的老烟民。

老家医院给他诊断为腰椎间盘突出症，建议做手术，他不太放心，想来北京再看看。从他的腰椎磁共振片子上确实能看到有椎间盘突出压迫神经的情况，但"腰椎间盘突出症"的诊断是否能成立呢？

经过反复询问，我发现他疼痛的症状有点儿邪门，这不由得引起了我的警觉。他说每次只要腿痛，无论躺着休息还是下地走路都无法缓解，怎么待着都难受，于是偷偷跑到病房楼下吸几根烟放松紧张的情绪。可每次吸完烟，都觉得两条腿痛得更厉害了。

这和腰椎病引起的下肢疼痛不太一样。椎间盘突出压迫神经在卧床休息后都会有不同程度的改善，吸烟虽然会影响椎间盘的血液供应，但也不会立竿见影地造成疼痛加重，患者这些症状和腰椎间盘突出症引起的下肢疼痛表现不太一样，需要寻找其他蛛丝马迹。

再次为患者进行仔细检查后，我发现他两条腿的温度和身体其他地方不一样，有点儿凉。用手触摸他脚背的动脉血管，感觉搏动幅度也很微弱。会不会是血管出了什么问题呢？随后的下肢血管超声结果证实了我的想法：双下肢动脉重度狭窄，右下肢部分血管闭塞。

原来，造成患者下肢疼痛的罪魁祸首是脉管炎。脉管炎全称为血栓闭塞性脉管炎，是一种非常严重的血管炎症性病变。主要病因是下肢小动脉痉挛，造成血液循环不畅，导致肢体疼痛。严重的缺血还能引起皮肤溃疡和肢体坏死。脉管炎的疼痛方式很特殊，被称为静息痛，即在安静休息时疼痛更加剧烈。

脉管炎的发生发展和吸烟关系非常密切。香烟中的尼古丁、焦油等有毒成分会使血管强烈收缩，肢体血液供应进一步减少导致病情不断恶化，有人甚至出现下肢缺血坏死。患者在单位的工作性质决定了他平时少不了应酬，每天都要吸两三包烟，喝起酒来不知不觉吸得更多。从初次接诊时闻到患者身上浓烈的烟草味道，到查体时发现患者下肢皮肤温度下降，再将两者进行综合分析，就不难作出准确的诊断。最终，这位患者从脊柱外科转到血管外科接受进一步治疗。

试想，如果仅凭一张腰椎磁共振片，不去了解患者的病史、忽视了细致的查体，就匆匆忙忙给患者做了腰椎手术，后果将不堪设想。患者来了都喊腿痛，如果医生没有仔细询问病史和查体，就很容易把病因搞错。

不仅血管炎症性病变会干扰医生的视线，有时颈椎、胸椎的问题也会表现出类似腰椎间盘突出症的症状，甚至是一模一样的放电样疼痛，有人将其称为"束性痛"，对诊断的迷惑性也很大。

几年前的一个冬天，一位外地患者来找我看病，正赶上我马上要去做手术，于是让他赶紧到病房和我会合。

患者是位62岁的男性，在当地开了个小超市，平时弯腰搬抬重物都是常事。几个月前的一个早晨，他一觉醒来后觉得右腿不舒服，下地走起路来和平时不一样，有点儿抻筋的感觉。因为不太影响干活，开始还没当回事，没想到逐渐发展为疼痛，从屁股一直蹿到脚脖子，走路越多疼得就越严重。1周前他去外地进货，劳累加上受凉，回来后疼痛明显加重，整个人也憔悴了不少。

患者辗转了几个大城市看病，该做的检查都做了，被多家医院诊断为"腰 4/5 椎间盘突出症"。所有医生意见一致——建议手术治疗,可他自己一直心存犹豫,下不了决心。

我接过他的腰椎磁共振片一看,影像学确实非常典型:腰椎间盘突出偏向右侧压迫神经,和患者出现的右腿症状吻合。加上多家大医院已经确诊腰椎间盘突出症,诊断应该已是板上钉钉的事。

聊天中,患者无意中的一句话又让我陷入了沉思,觉得事情似乎并非看起来那么简单。他说平时越到夜深人静的时候,疼痛感越强烈,从后背到右腿像是串羊肉串儿似的被捅进一根铁签,又麻又痛,时不时还有"簌簌"类似过电的麻木感。这些表现和腰椎间盘突出症可有些对不上,需要进一步详细检查。

于是我让患者先躺下,伸直他的右腿慢慢往上抬,刚抬到 30°,只听患者嗷一嗓子叫了起来:"疼!疼!"

嗯,神经牵拉试验阳性!这个检查阳性的话,支持腰椎间盘突出症的诊断。

接下来在检查双下肢感觉和运动功能时,我又有了意外发现。患者从肚脐往下皮肤发木,感觉明显不正常,右边更重一些,而他之前却从未提起这些症状。这些异常发现用腰椎间盘突出症可就没法解释了。

躺在检查床上的患者突然说:"我之前到过的几家医院,没人像你刚才这样给我检查。都是看完片子就直接建议我做手术。""先做个胸椎磁共振吧,做完再找我看看",我对他说。

几天后,当我再见到他的时候,检查结果印证了我之前的猜测。胸椎磁共振显示椎管内存在占位性病变压迫脊髓。所谓"占位性病变"是影像学上对绝大多数肿瘤的称呼。狡猾的胸椎肿瘤虚晃一枪,让患者下肢出现了和腰椎间盘突出症类似的放射性疼痛,而患者的腰椎磁共振表现又恰恰能与之呼应。如果始终把目光聚焦在腰椎，不仅治疗无效，还会延误患者的病情。

类似的情况有很多，医学教科书上只是列举了每种疾病最常见的特征，但现实生活中，患者的临床表现可谓五花八门，不一定严格遵照教科书内容出牌。以前还遇到有的外地患者因为下肢疼痛准备做腰椎手术，好在腿上皮疹及时出现，才发现罪魁祸首是"带状疱疹"，差一点儿就白挨一刀。

因此，医生看病就像警察勘查案发现场。首先，要仔细留意听到和看到的各种蛛丝马迹（病史、查体）；其次，还得使用一些必要的侦查手段（各种化验和检查）；最后，才是抓到真正的凶手（病因）。不难看出，想要明确疾病的真实原因，病史、查体和检查缺一不可。

在多年的临床工作中，我发现一个很有意思的现象，我把它称为"熟人看病综合征"。具体表现为越是经过熟人介绍的、打招呼来的患者，有时候甚至患者就是同一个医院的同事，在为他们进行治疗的过程中非常容易出现问题。

为什么会这样？究其原因，往往是因为术前没有执行好常规的诊疗流程，走了所谓的"捷径"。医生没有仔细地问诊、查体，进行鉴别诊断，加上患者自己急着要求做手术，医生为了赶时间，该做的检查都不做了，查体也简化了，为了简化手术该打钉子的也不打了，造成术中术后出问题的概率升高。

医生之所以又被称为临床医生，说明应该尽可能贴近患者床边，进行详细检查。国外有位著名的外科医生曾经说过，"如果你的主刀医生准备做手术前还没给你查过体，你要和他说'不'。"这句话其实要向患者说明的正是认真查体对明确诊断来说太重要了。

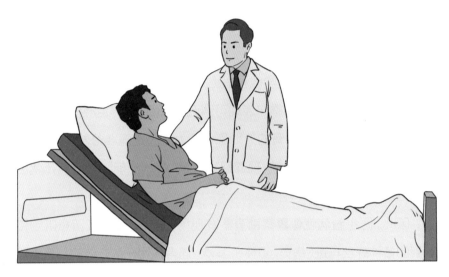

**医生要经常走近患者床边进行仔细的查体**

　　患者不一定都能理解诊疗的复杂性和医生的良苦用心,往往会觉得既然你是医生,看完检查报告单,你还搞不清楚啥病?不少朋友喜欢在网络上看病,随手发个检查结果就问医生:"我需要手术吗?能做微创手术吗?给我出个最佳治疗方案吧!"

　　每当看到这样的信息,我的耳边都会响起一首老歌,"我悄悄地蒙上你的眼睛,让你猜猜我是谁,从 Mary 到 Sunny 和 Ivory,就是没有我的名字……"

　　可怜的医生连患者是男是女、年龄多大、哪里不舒服都不知道,两眼一抹黑,该如何回答?

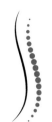# 给自己的疼痛打个分

看病时，医生的大脑如同高速运转的计算机，先一股脑地将患者提供的信息进行整理、提炼重点，接下来结合专业知识、临床经验对数据进行快速分析，判断病因，最后得出结果。不难看出，患者提供的信息越精准，对医生作出准确诊断的帮助就越大。

"疼到什么程度？"是医生问诊时非常关心的问题，它决定了可能的诊断、后续的治疗以及对治疗效果的评价。但是，疼痛是一种主观感受，不太好衡量。

我们可以用眉开眼笑和欢天喜地来形容"高兴"，但哪个词表达的高兴程度更高，则无法精确衡量。疼得有多厉害往往很难说清楚，患者只好举例形容"疼起来像用刀子割肉""疼得火烧火燎""感觉腿上有东西在一刻不停地咬我"，但这些都不足以让医生迅速了解疼痛的程度。

于是，有人发明了视觉模拟评分法（visual analogue scale，VAS）来解决这个问题。对照图片可以直观地给疼痛打出分数，医生能通过比较得分高低观察患者的病情进展和疼痛改善情况。

## 疼痛程度主观感受评分

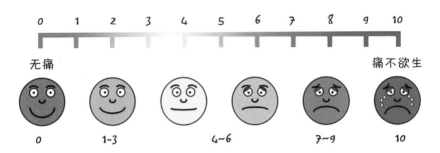

通过疼痛的视觉模拟评分法可以粗略区分疼痛的程度

VAS 把对疼痛的主观感受转化为 11 个数字。没有疼痛,0 分;尚能忍受的轻度疼痛,1~3 分;疼痛影响睡眠,或是在睡梦中被疼醒,属于中度疼痛,4~6 分;疼到了夜不能寐的地步,甚至痛不欲生,属于重度疼痛,7~10 分。

举个例子,颈椎间盘突出压迫神经时胳膊会疼得很厉害,很多患者来就诊时有个相同的表现,被称为"敬礼征",具体表现为患者一只手高高举起,像是在敬礼,因为只有保持这个姿势,胳膊的剧烈疼痛才能有所缓解。有的人疼起来大汗淋漓、面部抽搐,只能坐着无法躺平,晚上也只能勉强打个盹儿,几天下来脸都熬绿了。疼到这个份儿上,VAS 可以打8~9 分。

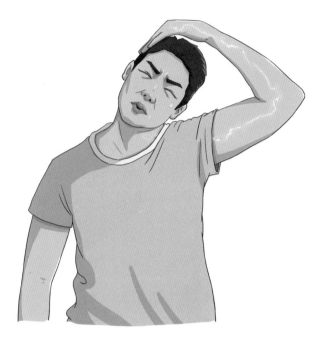

**颈椎间盘突出压迫神经后会造成严重的上肢疼痛**

偶发轻度疼痛不妨先采取保守治疗继续观察；中度疼痛需要严密观察，积极治疗，做好可能做手术的准备；重度疼痛要及时进行有效干预，去除病因、提高生活质量，在保守治疗无效的情况下可以考虑手术治疗。

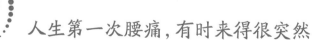

## 人生第一次腰痛，有时来得很突然

相信不少人过了 35 岁以后，都有过突发腰痛的经历。人体的腰部有多么重要，也许只有在出了问题以后才能体会到。当腰痛猝不及防地出现时,你会惊奇地发现,平日里一个几乎普通得不能再普通的动作,都需要腰部参与才能完成,如翻身、上下床、走路、捡东西、抱孩子、刷牙、洗脸等,剧烈的腰痛会让完成上述动作成为一种奢望。

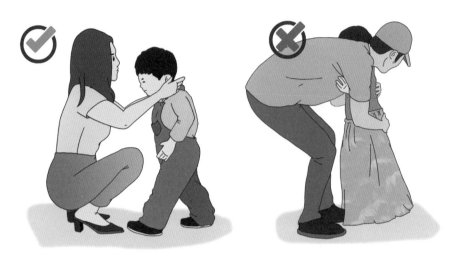

不少家长在抱举孩子时会突然扭伤腰部

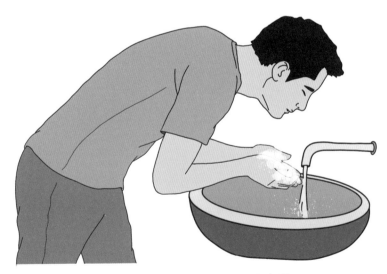

弯腰洗脸时也要注意避免腰部扭伤

疼痛像个不速之客突然到访,似乎让人瞬间僵化了,身体一动不敢动,有人甚至当时就能疼哭了。这不前两天我正在出门诊,分诊台的护士在门外突然大声呼喊我的名字。我匆忙冲出诊室,发现是一位护士出了些状况。

这个护士忙了一上午,刚刚抽空去接水。本来很平常的动作,但就在她拿着杯子弯腰从饮水机接水起身的一瞬间,突然感到一阵钻心的剧痛。疼痛从腰开始沿着左侧臀部一直扩散到大腿后侧和外侧,人一下子瘫软在地。

旁边有患者看到后,赶紧扶她起来躺在诊室里的检查床上。等我赶到的时候,看到她满头大汗,眼泪扑簌簌像断了线的珠子往下掉。在床上躺着也不是,坐着也不是,只能半个屁股挨着床半躺半坐。我先安慰她别着急,让她深呼吸平复紧张的情绪。经过简单的查体,我认为她的问题不大,建议她等到疼痛稍缓解后去拍个腰椎 X 线片,再做个腰椎磁共振看看。

疼痛来得快,去得也快。等拿到磁共振片子的时候,她的疼痛已经缓解了八成。从片子上看,虽然她刚 28 岁,却拥有了和年龄极其不相符的椎间盘,两个节段的椎间盘都出现了"老态龙钟"的表现。前面说过,椎间盘出了问题,相当于砖头间的水泥黏性不足,脊柱的稳定性会大打折扣。在此基础上,弯腰动作像是扣动了手枪的扳机,导致疼痛骤然出现。

如果仔细询问每位患者发病瞬间都在做些什么,不难发现绝大多数是在弯腰干活时突然出现剧烈腰痛,如扫地、拖地、洗衣服、炒菜、铺床单、搬东西、提重物、探身取物或猛地转身。

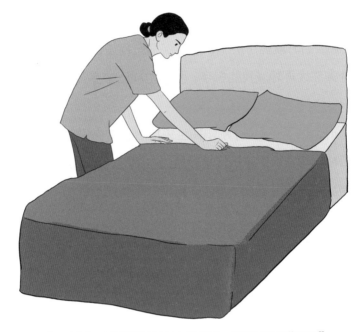

弯腰铺床时腰部承受巨大的压力，容易出现"闪腰"

弯腰时腰部承受的重量会数倍增加，如果此时腰部因为椎间盘、韧带、小关节老化而导致稳定性大不如前，就会在某个外界因素（大多是腰部前屈并负重时）的刺激下，腰椎小关节错动引发疼痛。这样的人在发病前可能有类似久坐、久站、频繁弯腰或搬抬重物的经历，尤其是搬抬重物时，要是没掌握基本动作要领，特别容易伤到腰部。

想要避免腰痛频繁发作，生活中就得重视"科学用腰"。如果饮水机的位置比较低，弯腰接水的话容易损伤腰部。此时不妨采用蹲姿，这样腰部受力最小，可以有效避免出现前面提到那位护士的急性腰痛。

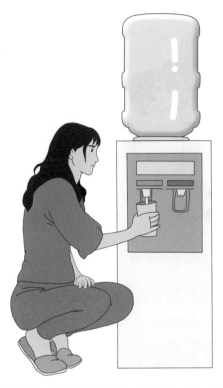

蹲下来降低重心，保持腰部伸直，这样的动作省力又安全

　　搬抬重物时，先挺直腰板再慢慢蹲下，双手牢牢握持重物，保持腰部挺直，同时双下肢发力，缓缓站起。整个动作的技术要点是要通过大腿的股四头肌发力而不是腰部弯曲发力。还要注意，所有的重量应该由双手均摊，避免单手提拿。一定要避免弯腰撅屁股搬东西的错误动作，不然折腾不了几次就会把腰伤了。

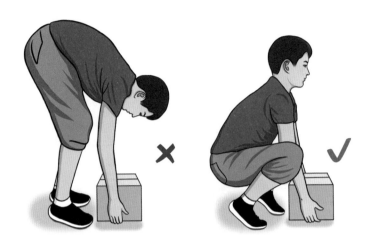

**搬抬重物时一定要先蹲下保持腰部不动，靠下肢发力**

东西不慎掉在地上，先别着急低头弯腰捡拾。正确的姿势应该是先蹲下，降低中心后保持腰部伸直不动的状态，再轻轻扭身去捡拾。这样可以有效避免腰部大幅度的伸屈活动。

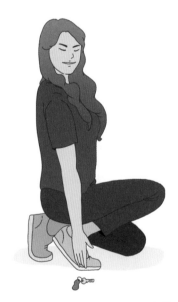

**捡拾掉在地面东西的正确姿势**

突然遭遇腰痛，很多人第一反应是缺乏锻炼、运动量不足。要是这么想，可就大错特错了！腰痛不是由于动得太少，恰恰是因为动得太多或动得不对导致的。因此，有疼痛时千万别练，保证充分休息才是快速康复的前提！

一般情况下，疼痛症状有 1~2 周就能缓解甚至完全消失，但如果不注意养护，依旧我行我素，疼痛大概率会反复出现。这次的诱因是弯腰，下次可能会是别的动作，所以必须严加防范。

如果类似症状反复出现，活动时间长一点儿或走路距离远一点儿腰就感觉不舒服，则很有可能已经进展到腰椎不稳的阶段，要及时去医院就诊。

## 为什么咳嗽打喷嚏时，症状会突然加重

椎间盘突出压迫神经后，有时患者咳嗽或猛地打个喷嚏，会感觉疼痛从腰"嗖"的一下窜到腿上，像不小心碰到了电门，这是为什么呢？导致这种情况的原因是多方面的，但都和椎间盘内压力突然升高有关。

首先，脊柱里的神经走行在一个密闭空间内，称为椎管。椎管说白了就是一条平整的隧道，里面光光溜溜、干干净净。神经在椎管里像是坐上了高铁，快速通行毫无障碍。

椎间盘突出相当于隧道局部出现塌方，突出的椎间盘犹如坠落的石块和土方，占据了椎管内的空间，造成神经通行不畅。此时猛地打个喷

嚏，腹肌强力收缩引起腹部压力急剧上升，血液回流到椎管静脉丛后会让有限的隧道空间变得更加拥挤，神经压迫加重导致症状恶化。

其次，人在打喷嚏或咳嗽时，发力靠的是低头含胸、身体猛然前屈，此时就像孩子突然跳到了气垫床上，椎间盘内压力瞬间剧增，造成神经压迫加重。极端情况下，患者除了腰腿疼痛加重外，还会出现大小便失禁、会阴部感觉异常，甚至下肢瘫痪，这就是所谓的马尾神经损伤。

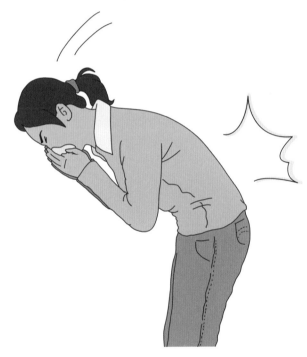

**咳嗽、打喷嚏的瞬间会造成椎间盘内压力骤然升高，导致神经压迫加重**

老王 39 岁，是一名出租车司机。虽然喊他老王，实际上他的年纪比我还小几岁，只是面相长得老成。老王的媳妇没工作，他的收入是家里唯一的经济来源。别的司机跑累了就早早歇了，而老王为了能多赚点儿钱，每天都比别人多跑好几个小时。常年开车腰椎毛病少不了，几年前我就给他下了腰椎间盘突出症的诊断。老王家里经济条件一般，加上害怕做手术，于是就一直凑合着，症状时好时坏、时轻时重。

平日里他总喜欢肩上背个大包，手里还挂着一根手杖。包里也不知道放了些什么东西，看上去沉甸甸的。我总和他说背包别太沉了，减轻点儿脊柱压力对你的病有好处。我出门诊时，他要是恰巧路过医院而诊室里又没有人，就会进来和我聊上几句。时间久了，他很清楚自己的病情。

病情突变发生在一个普通得不能再普通的早晨。老王当时正坐在马桶上方便。吸完一支烟后，他猛一回身去拿身后水箱上的卫生纸，按他的话讲，突然觉得"嗖"一下，一股火辣辣的电流如同点着了的导火索从后腰一直窜到脚心，两条腿瞬间失去知觉动弹不得。

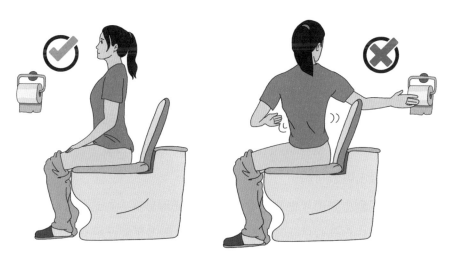

**转身腰部扭动时容易造成椎间盘损伤甚至撕裂**

造成老王马尾神经损伤的原因很简单，坐着的时候突然扭动腰部，椎间盘内压力陡然增加造成纤维环撕裂，就像突然打开了消防栓的水龙头，髓核顺着破口争先恐后地喷涌而出，对神经造成"致命"一击。

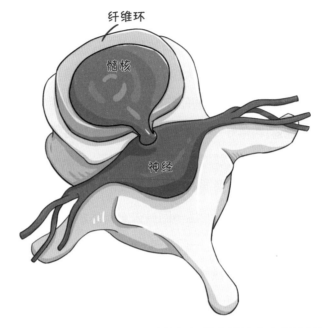

纤维环撕裂后,椎间盘内的髓核组织就会被挤出来压迫神经

　　此时就算立刻进行手术,恢复程度也只能听天由命。如果老王能早点儿下定决心接受手术,如果平时能多加注意保护腰部,都不致如此。可再多的"如果"都变不成后悔药,失去健康的身体和经济来源对个人以及家庭的打击可想而知。

　　初次见到小张那年他刚刚 21 岁,长得憨厚敦实,个子不高,穿着一件深绿色配白色条纹的运动服。衣服洗得次数多了都已经有些许褪色。小张在叔叔开的汽修厂上班,每天的工作就是拆轮胎、搬轮胎、换轮胎、补轮胎。频繁弯腰和搬抬轮胎是家常便饭,年纪虽小却是腰椎间盘突出症的"老患者"了。

　　两节椎间盘巨大突出合并腰椎管狭窄症,神经压迫严重而又广泛,这是他双腿疼痛的原因。严重的时候,他连下床去卫生间都很费劲。诊断明确后，我给他做了微创内镜手术，两个直径不到 1 厘米的小切口解决了小张腿痛的问题。

小张对手术效果非常满意，没几天就出院了。回家后感觉不错，术后刚过两周就回去上班了。每次来医院复查，我总是反复叮嘱他一定要少弯腰，尽可能避免搬抬重物，有时我会和他开玩笑："平时干活悠着点儿，别硬撑，实在不行就考虑换个工作""挣点儿钱不容易，别最后全交给医院"。听到这些，他总是腼腆一笑，痛快地答应着就离开了。

一天早上 6 点多，我在上班的路上突然接到了小张的电话。电话里他的语气很急促，说自己早晨弯腰洗脸时毫无防备猛地打了个喷嚏，突然双下肢出现过电般的感觉，两条腿全麻了，大小便也有点儿不受控制。家人带着他正在赶往医院的路上。

到了医院急诊，腰椎磁共振检查发现上次手术过的椎间盘里的髓核再次大量脱出，像一块大石头，紧紧压住了神经。小张的情况比老王好一些，只是觉得两腿发木，活动尚可，但两人的共同点是大小便功能都受到了影响，这是典型的马尾神经损伤表现。

遗憾的是，即便通过急诊手术迅速去除了突出，解决了神经压迫问题，但直到出院，小张的大小便功能依然没有好转的迹象。最终的恢复程度往往取决于损伤发生一瞬间神经所受伤害的大小。

很多年过去了，每当想起老王和小张的经历，作为医生的我都觉得非常遗憾。严重的马尾神经损伤很难完全恢复，不仅会给个人带来不便，也会给整个家庭带来巨大影响。得了椎间盘突出症不可怕，但如果病情严重或曾经做过手术，那么在打喷嚏、咳嗽、久坐、弯腰使劲儿时一定要多加留意，避免出现类似情况，让人追悔莫及。

## 为什么久坐会感觉腰部不舒服

人类从匍匐爬行进化到直立行走,辛辛苦苦花了数百万年。

不幸的是,仅仅几十年的时间,随着经济的飞速发展和电脑、手机等科技产品的出现,人类又从直立行走变成了弯腰工作、低头娱乐。有人把这些动作称为静态行为,即包括睡觉和需要坐姿或倚靠在支撑物上的活动的总称。

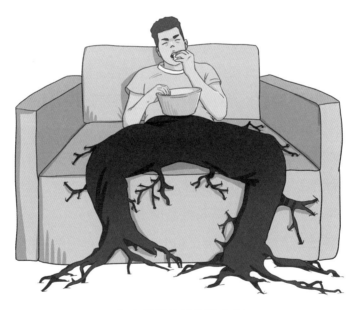

**久坐是脊柱健康的大忌**

"生命在于运动"不是句空话,静态行为带来的危害不容小觑,它会增加各种疾病,如心血管疾病、肿瘤的患病率和死亡风险。

久坐是最常见的静态行为。上班族全天只要睁着眼，大部分时间是坐着的：搭乘交通工具往返通勤需要坐着、对着电脑办公需要坐着，回家继续坐着吃饭、坐着看电视、玩游戏、刷短视频或网络购物。很多人抱怨"坐立不安"或是"实在坐不住了"，稍坐一会儿就感觉腰部异常难受或出现疼痛。作为久坐人群的杰出代表，上班族也被戏称为"上班卒"，形象而又生动。

都知道久坐不好，可究竟哪里不好呢？

首先，久坐会减缓体内血液循环的速度。弯曲的髋部和膝关节造成静脉血回流变缓，血液淤积。男性还可能加重精索静脉曲张的症状。

其次，久坐导致躯干重量长时间全部压在腰部，椎间盘受力成倍增加；椎间盘张角也从正常的前宽后窄变为前窄后宽。纤维环后方持续紧绷、弹性下降，容易造成纤维环分层、撕裂和椎间盘突出，导致坐不住或坐不久。

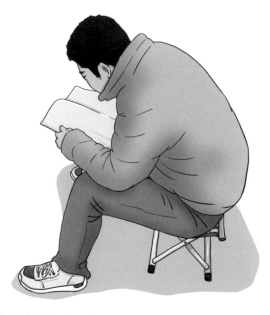

坐姿会让上半身重量大部分压在腰部，椎间盘受力成倍增加

最后，久坐伏案会让腰椎生理性弯曲丢失。为了维持坐位姿态，脊柱后方的肌肉群像被拉紧的皮筋儿，出现疼痛是迟早的事。

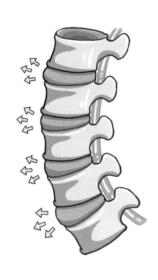 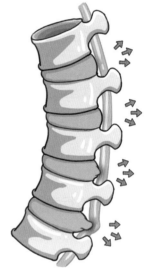

生理曲度正常　　　　　　　　　　久坐，生理曲度变差

久坐会造成生理性曲度改变和椎间盘后方压力增加而导致突出压迫神经

俗话说"好吃不过饺子，舒服不如躺着"，说明卧姿比坐着舒服。平躺时腰部受力锐减，只有久坐时的 1/6 左右。不难看出，有些动作会导致椎间盘受力增大，如在健身房里坐着撸铁或者搬抬重物，位居椎间盘受力榜单的前两名，相比之下伏案工作只能屈居第三。

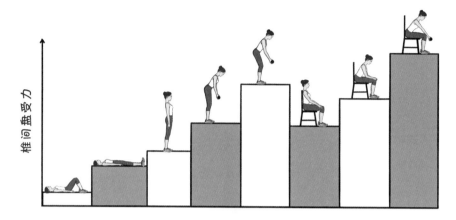

**久坐或不正确的锻炼方式都会导致椎间盘受力显著增加造成损伤**

既然静态行为这么不好，能否通过锻炼身体抵消久坐带来的危害呢？比如白天坐一天，晚上锻炼两小时，大汗淋漓，能不能稍微弥补一下久坐造成的伤害呢？答案是否定的。

科学家早就发现，久坐是独立的危险因素，会增加各种疾病的发生率和死亡风险。说白了就是运动根本抵消不了久坐的危害，道理和晚上跑步并不会降低白天吸烟对肺部的损害一样。久坐的伤害和运动的益处，一码归一码，无法相互抵消。

加餐式锻炼虽然于事无补，但我们可以把运动时间打散，通过多组短时间的轻体力活动打破久坐的静态行为，减少对脊柱的伤害。如低头看手机时间超过 45 分钟，站起来活动活动，去接杯水或者去趟洗手间；去洗手间时有意识地绕路多走几步；接电话时可以站起来边散步边通话。即便因为职业关系不得不长时间久坐，每小时也一定要站起来舒展下筋骨。

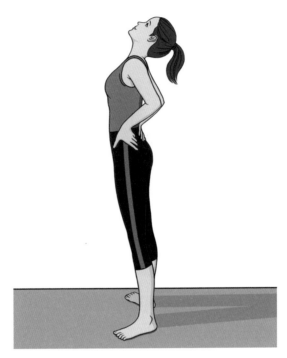

坐一小时后一定要起来适当活动,避免脊柱关节长时间处在同一个位置

有人问,能不能教几个动作平时练练?

大江医生认为没有任何必要。颈部是人体的薄弱环节,没有专人指导,不正确的锻炼不但没用,还可能造成头晕发作。要想避免久坐给脊柱带来的危害,其实一句话就足够——四处溜达。如果连最简单的四处溜达都做不到,学再多的保健操能管啥用?

总而言之,久坐给身体带来的危害很大,日常生活中要多加注意!

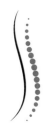

## 骑车没事，走路却走不远是啥情况

很多老年人退休后，正准备撸起袖子游历祖国的大好河山，却发现以前一口气能从家门口走到超市，走两站地中间不用停一点儿问题没有，近些年却越来越费劲了。

才走了一百多米，两条腿像灌了铅一样又麻又胀，不得不蹲下来或找个地方坐会儿，猫腰歇会儿，这样才能坚持走一段路。走走停停，停停走走，但整体上行走的距离却越来越短。别说出去旅游，连日常生活都受到影响。老伙伴相约出去玩，又不好意思说自己腿脚有问题，搞得非常尴尬。

很多人出现了类似情况，却还没意识到自己的身体出现了问题。

有人逞强地仰着头说："我骑自行车半个小时都没事"，还有人拍着胸脯说："我推着小车在超市买东西也没什么不舒服啊"。中国人民解放军总医院骨科张伯勋主任曾把这些表现总结为"骑车可行万里，走路寸步难行。"医学上有个专门的词来形容这种症状——间歇性跛行，这是腰椎管狭窄症的典型表现。

有些老年人虽然走不远，但骑自行车
却一点儿问题没有

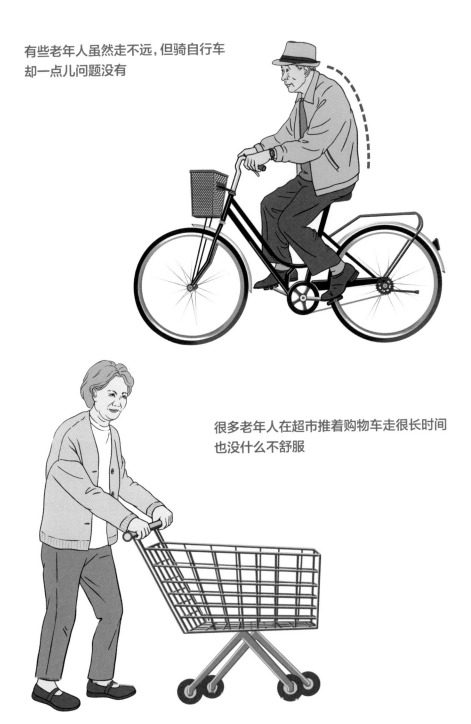

很多老年人在超市推着购物车走很长时间
也没什么不舒服

腰椎管狭窄症和腰椎间盘突出症是脊柱外科的两个常见病，共同点是神经受压迫，区别是受压迫的方式不同。

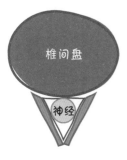
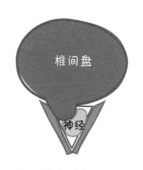

正常椎间盘和神经　　　　椎间盘突出压迫神经　　　　椎管狭窄包围神经

**椎间盘突出症和椎管狭窄症神经受压的形式不同，临床表现也不一样**

腰椎间盘突出症就像隧道局部塌方后压迫神经，治疗上只需要去除碎石和土方，解除压迫即可。腰椎管狭窄症则不同，它更像是隧道由于年久失修、岌岌可危，需要在隧道里不断砌墙进行加固。这样一来，隧道倒是结实了，但容纳神经通行的空间却越来越小，因此腰椎管狭窄症是360°无死角、全面覆盖式的神经压迫，神经走到这里就像人被两只手掐住了脖子，动弹不得。

因此，治疗腰椎管狭窄症只去除局部碎石远远不够，还得连狭窄处的承重墙一起拆了，神经才能获得足够的空间。如此一弄问题就来了，把承重墙拆了影响隧道的稳定性怎么办？

也有对策！可以用钢筋水泥对隧道进行加固。这就是为什么大多数腰椎管狭窄症患者手术时需要打"钢钉"的原因。

腰椎管狭窄症为什么明明神经压迫很重，但很多人猫着腰（如骑自行车或推着超市里的购物车）却感觉不到太多的不适？

这是因为椎管空间会随着人体姿势不同而发生动态改变,神经压迫程度也会随之变化。向前猫腰时椎管面积略微变大;站直或挺腰时椎管面积相对缩小。猫腰时患者腿上症状不明显,是由于弯腰时神经压迫减轻了。

当我们走上坡路时,为了防止摔倒,通常要弯着腰,此时椎管面积增加;走下坡路时正相反,得把腰挺直了才不会滚下去,此时椎管面积减小。腰椎管狭窄症的患者正好印证了一句俗话——上坡容易,下坡难,其原理正是因为不同姿势下椎管面积的变化。

得了腰椎管狭窄症,不但走不远,神经压迫还会影响下肢血液循环和汗腺分泌。由于腿部不能正常排汗,无法正常调节温度,患者一年四季两条腿都感觉凉飕飕的,有人三伏天来看病还会穿着大棉裤或盖着大棉被,看上去弱不禁风。

腰椎管狭窄症患者有时也会表现出一些不典型症状,有时虽然我们无法感同身受,但患者对自己症状的描述准确而生动,是医生最好的老师。

72 岁的曾老先生,红光满面、身体硬朗,他非常注重身体保养,每天晚上 9 点准时上床,花两个小时用双手从头到脚拍打按摩两遍。平时他还喜欢背上相机到处走走,拍拍照片、搞搞摄影创作,离休生活过得有滋有味。

初次见面,他穿着一件深灰色皮夹克,里面配着白色衬衣,头发修剪得长短适中,梳理得整整齐齐。他讲话速度不快不慢,声音富有磁性,还非常善于总结。看得出来,他是个对生活质量要求很高的人。

老先生最近添了个难以启齿的毛病。按他自己的话说,时不时总觉得肛门里面火辣辣地痛,这让他坐立不安,非常痛苦。白天倒还好,一到夜深人静的时候就怎么待着都不舒服，经常在凌晨不得不从床上爬起来到处溜达。他形容这种感觉是"肛门里就像是撒了辣椒面儿，别提多难受了"。一句话就让医生明白了他的症状。当然，这属于腰椎管狭窄症的不典型表现。

神经受压后的表现多种多样。无论何种表现，当症状持续一段时间后都要及时就诊，医生会根据症状结合影像学资料为患者制订最佳的治疗方案。

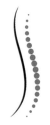 ## 骨质疏松和后背疼痛有关系吗

出乎一些人的意料，骨质疏松和后背疼痛两者之间还真有紧密联系。

在门诊，我常会遇到一些忧心忡忡的中年女性患者抱怨后背不舒服。从她的挂号记录能看到，已经有许多科室的专家曾给她看过病，X线、CT、全脊柱磁共振……能做的检查全做了，结果还是没查出个所以然。有人怀疑自己得了冠心病或肺病，辗转于心内科和呼吸内科，甚至每隔半年就要重新再做一遍相关检查。即便各项检查结果都显示未见特殊异常，她仍然感到背部酸痛不适，症状严重地干扰了日常生活。

对于这些更年期前后的女性患者，如果排除了常见内科疾病的可能，就要高度怀疑上述症状是否由骨质疏松所致。绝经后，女性体内的雌激素水平呈断崖式下降，钙质不断流失，骨质疏松便会偷偷找上门，甚至引起脊柱疼痛。急性发作时背部会出现剧烈疼痛，而慢性疼痛则持续

时间长,会使患者的生活质量大幅下降。

脊柱外科医生通常会建议她们先做一个叫骨密度的检查,衡量骨骼的健康状态,据此判断患者属于骨量减少,还是轻度、中度甚至重度骨质疏松。一旦被确诊为骨质疏松,要及时进行抗骨质疏松治疗。

很多人说:"我几个月前刚查过骨密度,结果完全正常"。如果医生接着问患者是在哪里检查的,不少患者会回答:"在小区门口免费测的,很方便,胳膊伸到机器里马上就能出结果。"

说实话,这种方法充其量只能大致了解骨质情况,国际通用的测量骨密度的"金标准"被称为双能 X 线吸收法,在正规医院都能做。检查过程并不复杂,大约持续十分钟,不用吃药、打针,患者只要平躺在检查床上保持不动即可。在身体的上下方分别有 X 线球管和探测器,机器自动对患者全身几个部位进行扫描,腰部和髋部是两个需要重点检测的部位,将两处数值结合起来分析会让结果更加精准,更有利于准确评估患者的骨质情况。虽然 X 线对人体有轻微辐射,但是骨密度检查的这点儿辐射剂量基本可以忽略不计,它仅相当于拍摄一次胸片辐射剂量的1/10。

骨质疏松症是个"隐形的杀手",它带来的后果远比想象中更严重。在骨质疏松初期,患者不痛不痒没什么特殊感觉,也不影响吃饭和睡眠。但它就像武林绝学中的化骨绵掌一样,伤人于无形之中,稍不注意就会导致骨折。高达 20% 的老年人会在骨折后一年内死亡,一半以上的老年人会因此失去独立生活的能力,可见骨质疏松不可不防。

造成骨质疏松的罪魁祸首就是体内钙的流失。成年人的骨头像储存钙的蓄水池。正常情况下,进水管和出水管水量相同,进多少出多少,保证池子随时都是满的,人体就不会发生缺钙。

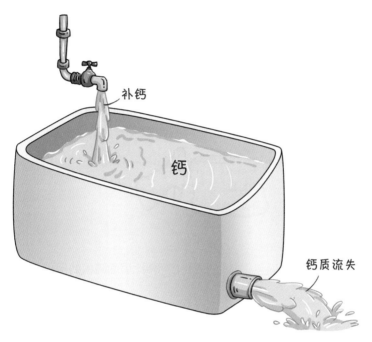

补钙

钙

钙质流失

**补钙少了或钙流失加速都会造成体内钙质缺少**

更年期或绝经后女性体内激素水平下降，出水量远大于进水量，钙质持续流失，池子里的水越来越少。缺钙让骨头变得"酥软"，不足以支撑身体完成日常活动。原本坚如磐石的骨头变成了易碎的玻璃，稍有风吹草动就会发生骨折，所以这种骨折还有个名字叫脆性骨折。

脊柱的每个椎体都由两种不同的骨质组成，椎体里面的叫松质骨，结构有点儿像松软、充满空隙的面包内部；椎体表面的骨组织叫皮质骨，类似面包皮，硬度高，非常牢固。

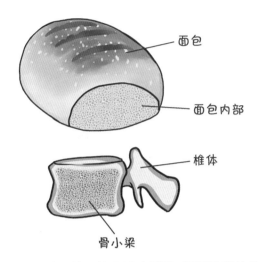

椎体的结构就像是面包，外面的皮是皮质骨，里面疏松的部分是松质骨

椎体承载着躯干大部分重量。当缺钙造成骨质下降后，椎体的承载能力也将大幅降低，原本方方正正的椎体被压成前窄后宽的楔形。一节椎体楔形变，对外观影响尚不明显，当多个节段出问题时，就会出现驼背，身高也会明显降低，有人甚至会达到6~8厘米。

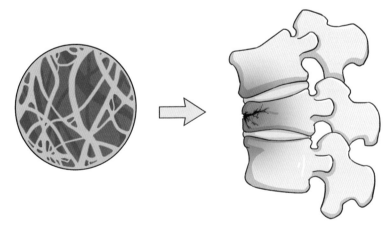

椎体内部骨质疏松后承重力不足会造成骨折

驼背带来的最直接的表现就是外观的改变。很多老年人从侧面看上去后背高高隆起，仿佛在衣服下面背着一大口锅，其实就是骨质疏松椎体骨折后引发的后凸畸形或圆背畸形。这就是小时候爸爸妈妈都是又高又大的形象，可随着我们不断长大，突然有一天发现曾经高大的他们变得步履蹒跚、不再伟岸的原因。

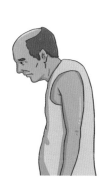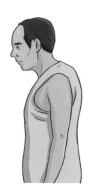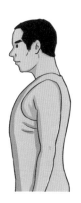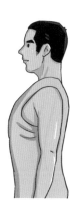

**多节段椎体骨折后造成脊柱高度丢失而出现驼背**

　　随着机体钙质流失，一些隐匿的微骨折会在日常生活稍微用力时悄无声息地发生，早期拍Ｘ线片也不易被察觉。但很多人总觉得后背不舒服，酸困易乏，尤其是站立时间过长，比如外出或做家务活时更加明显，严重的还会出现类似心绞痛的胸前区疼痛或憋气，反反复复找不到病因，谁会想隐藏在背后的竟然是骨质疏松！

　　骨质疏松并非女性专利，男性到了一定年龄也会出现。男性也有"更年期"。不同于女性绝经后体内激素水平快速下降，男性进入"更年期"后，激素水平降低是渐进式发生的，反应没有那么大，钙质流失开始得比较晚，速度也没那么快。

近些年，女性绝经后骨质疏松已经引起了大家足够的重视，但对男性骨质疏松诊断治疗的关注度还远远不够，这也是造成老年男性髋部骨折发生率居高不下的原因之一。

骨质疏松症，这一潜伏在身边的隐形杀手时刻都在对我们的骨健康虎视眈眈，稍有不慎就会造成严重后果。骨质疏松虽然可怕，但总体可防可控。要想远离它的危害，牢记三句话：合理的膳食营养；科学的生活方式；早期的干预治疗。

## 集体补钙是误区

补钙是最常用的治疗骨质疏松的方法。

一旦发现骨量减少或骨质疏松，就要踏上漫长的补钙之路。但是要注意，身体缺钙才需要补，不缺钙千万别瞎补！国人钟情于各种补钙，而自己的身体是不是真的缺钙似乎并不重要。

电影《大腕》里有一句经典台词："我们中国演员早就集体补过钙了。"说明创作者也意识到，太多国人已经不知不觉地走入了集体缺钙的误区。

睡觉腿抽筋儿是缺钙、孩子不长个是缺钙，食欲缺乏、大便干燥都是缺钙，但凡身体有点儿不舒服，责任都推到缺钙的头上。电视、报纸随处可见各种钙片广告，仿佛只要补足了钙，腰也不酸了，腿也不麻了，一口气上六楼跟闹着玩儿似的。这些都为我们营造出一种大家整齐划一、集体缺钙和补钙刻不容缓的错觉。

可补钙这事儿可不是"有则改之，无则加勉"那么简单。

健康人只要正常吃饭，食物就能提供足够钙质，不会缺钙。机体明明不缺钙，盲目补进去多余的钙没法吸收，会在体内形成结石，甚至影响人体对铁、锌、镁、磷等微量元素的吸收，导致出现奇怪的病症却找不到原因。

补钙可不是光吃钙片那么简单，它是个系统工程，要在医生的专业指导下进行，切莫根据自己的理解随意进行。"补钙"≠"吃钙片"，全民补钙持续了将近 20 年，最后我们依然缺钙，原因就是补错了方向、用错了方法。

首先，食补是最重要的补钙方法，也就是说每日所需的钙质要从日常饮食中获取。奶类（牛奶或酸奶）是便宜而又有效的补钙食物，喝 250 克（一袋）牛奶，大约可以获得 275 毫克的钙，饮用方便、吸收好。绿色叶子菜、豆制品中也含有丰富的钙质，苋菜、小油菜的钙含量均超过同样重量的牛奶。每 100 克带皮芸豆含钙达 349 毫克，接近黄豆含钙量的两倍，不失为一种好的补钙方法。

其次，每天半小时以上的户外运动能有效促进钙质吸收。运动不仅能提升人体新陈代谢率，还能增强肌肉力量，提高关节灵活性，防止发生跌倒或骨折。每天低于一万步的健步走、慢跑或耐力训练都是不错的选择。

再次，钙片和保健品不能替代合理膳食。现实生活中，大家对琳琅满目的补钙保健品抱有经久不息的热情，觉得只要长期服用就能带来更多的安全感，这是完全错误的。

最后，吃钙片也有讲究。细水长流优于一次大量摄入。研究表明，一次补钙不要超过 500 毫克,吃多了身体很难吸收。建议采用多次小剂量服用的补钙方法。很多钙片的说明书并未对服用方法作出严格限定。但有的人空腹吃钙片会引起胃部不适或严重便秘,因此可以选在饭后或者吃饭过程中服用。市面上销售的钙片不一定越贵越好。补钙产品都经过国家相关部门检验认定,碳酸钙、柠檬酸钙、乳酸钙、葡萄糖酸钙或磷酸钙等都大同小异,补钙效果很接近,根据自己情况选择就好。

另外,还要戒除不良嗜好,提升骨骼健康。吸烟和酗酒影响骨骼健康早已是不争的事实。在很多钙剂的说明书中,都明确写到"大量饮用含酒精饮料及大量吸烟都会抑制钙剂的吸收",因此,戒烟控酒无论怎么强调都不过分! 不仅是骨质疏松,很多严重的疾病,如心脏病、高血压和各种癌症,都和吸烟、过度饮酒密切相关。

人体像个银行,骨量就是人民币。天天往里面存钱,等到老了工作不动了,还有积蓄可以花。不良生活习惯就像个败家子,平时花钱大手大脚,银行存款所剩无几,老了再想存钱已经为时已晚。因此,不及早戒除这些导致骨质疏松的不良习惯,补钙到最后还是竹篮打水一场空,没有任何效果。

说一千道一万,骨质疏松还是重在预防! 早日戒除不良生活习惯,避免骨骼未老先衰! 高危人群要持续关注骨骼健康。建议绝经后女性,长期因各种原因导致的饮食不均衡、营养不良,长期使用激素类药物和免疫抑制剂,缺乏运动,长期吸烟、酗酒的人群,以及 65 岁以上女性和70 岁以上男性,每年都要做一次骨密度检查。

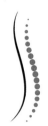

## 老年人没受伤，竟然也会发生骨折

千万别以为只有从五楼掉下来，"啪"一声摔地上，才叫外伤。

门诊常会碰到很多老年人，生活中一个简单动作，就引起后背剧烈疼痛。不可思议的是，到医院检查后发现脊柱竟然骨折了。

造成这种意外骨折的罪魁祸首就是重度骨质疏松！对老年人来说，生活中这些常见容易造成骨折的简单动作包括：长期慢性咳嗽（尤其是患有肺病或长期吸烟的老年人）、剧烈咳嗽、打喷嚏、长期便秘、弯腰搬东西、下台阶、抱孩子、猛地转身或起床等，一不留神就会中招。

为什么年轻时硬邦邦的椎体到了老年就变得"软绵绵"？这是因为椎体内的骨小梁发生了天翻地覆的变化。骨小梁是椎体内起支撑作用的重要结构。如果你曾经去过国家体育场，一定对鸟巢的外观设计印象深刻。纵横交错的网格状钢架结构赋予了整个体育场不可思议和无与伦比的震撼力。椎体里的骨小梁在显微镜下看上去很像"鸟巢"。这种巢式结构具有强大的支撑力，可以保证脊柱不会被身体的重量压垮。

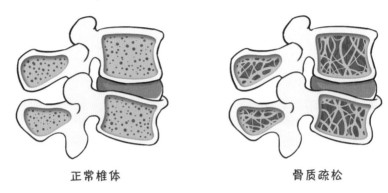

正常椎体　　　　　　　　　　骨质疏松

正常椎体内骨小梁致密、强度大，而骨质疏松椎体内骨小梁稀疏，强度大大下降

　　重度骨质疏松患者骨量严重丢失。椎体像年久失修的老房子，外面看着还凑合，但里面的房梁全都糟了。椎体外面壳子还在，但里面起支撑作用的骨小梁已纷纷断裂。因此，看似平淡无奇的动作，脊柱稍一吃劲儿，椎体撑不住就会在一瞬间坍塌，出现骨质疏松性椎体压缩骨折。

　　72岁的田大妈看上去又瘦又小，她出现在医院本来不是给自己看病的。老伴儿范大爷比田大妈大6岁，平时每天喝半瓶白酒还抽一包烟，血压噌噌往上窜，自己根本不注意。就连医生开的降压药，范大爷吃得也是有一搭没一搭。

　　前年冬天，范大爷睡到半夜突然出现口眼歪斜，右边一半身体也不听使唤了，连忙叫救护车送到医院住进了神经内科。前前后后治了小半年，四肢活动恢复得还是不太利索。春节临近，范大爷想住院输液改善一下微循环，否则赶上过年医院医生少，看病就更不方便了。

　　田大妈与范大爷唯一的女儿在二十年前因车祸不幸去世。老两口多年来相依为命，互相照顾。范大爷被诊断为脑出血住院，还是街坊邻里大家一起用床板把他抬到医院的。住院自然离不开人照顾。范大爷长期卧床自己动不了，医生护士反复和田大妈交代，一定要每隔两个小时就翻身拍背一次，以防出现肺炎和压疮。

按说田大妈岁数也不小了，完全可以找个护工来做这些事。可她对别人干活放心不下，怕不是自家人照顾不周，再者护工费一天就要两百多，还得管饭，算下来是笔不小的开销，这让本来手头就不太不宽裕的田大妈更觉为难。

因此，田大妈决定亲自来做。

看似简单的日常护理，做起来可没那么简单。四肢能活动的人，旁人可以轻松协助他翻身。可要想搬动瘫痪在床的人，就没那么容易了。俗话说"死沉死沉搬不动"，就是这个道理。一天刚吃过午饭，田大妈想帮范大爷翻个身，于是弯腰把双手伸到他身体下面，腰上刚发力，突然感觉后背传来一阵撕裂般的剧痛，当时就觉得腰不当家了，顺势一倒瘫坐在床边，站不起来了。

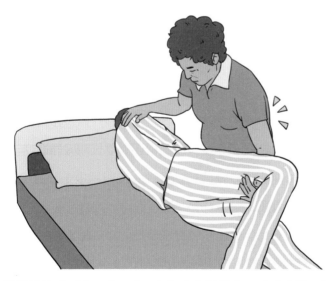

简单地协助别人翻身，对于老年人来说就容易造成脊柱骨折

前面聊到脊柱的椎体是方形的,外观像个刚出炉的面包。椎体压缩骨折相当于面包放在凳子上,没注意一屁股坐上去,被压扁的面包看上去大概就是椎体压缩骨折的样子。

胳膊或腿骨折后能从外面看到肢体变形,再加上疼痛、活动受限让人马上警觉出了问题,及时平躺休息。脊柱位于身体内很深的位置,从外面看不到,也很难触摸,骨折后有时疼得并不厉害,很多人误以为是腰肌劳损,依旧该干什么就干什么。有的老人还去超市买菜,有的还在家拖地打扫卫生,甚至还有人觉得是缺乏运动造成的,强忍疼痛带病坚持锻炼身体。这些都是非常危险的。

脊柱骨折后必须立刻卧床休息!如果还继续下地活动,那么每走一步路、每上一个台阶,每一次弯腰,身体重量都在持续不断地压在崩塌的椎体上,被压缩的面包继续变扁直至被压成个扁片儿,严重时骨折块还会造成神经压迫。在 X 线片上,它有个非常形象的名字叫"一线天"。椎体压到这个程度,治疗难度和风险会成倍增加。

田大妈咬牙坚持了几天,疼痛没有一点儿缓解,不得已到骨科就诊。骨密度结果显示重度骨质疏松。在脊柱外科医生的建议下做了腰椎磁共振后发现有两节椎体同时出现骨折。老伴儿生活无法自理,自己又腰椎骨折,田大妈这才慌了神,不敢掉以轻心了。好在经过一段时间的卧床休息,疼痛慢慢消失了,但重度骨质疏松还需要长期服药治疗。

骨质疏松早期症状轻微,容易被忽视,此时积极干预治疗效果很好。一旦发展到重度骨质疏松,骨折风险大幅升高,治疗起来事倍功半。

老年人应该在每年体检中将骨密度作为常规检查项目,关注自己的骨质水平,尤其是高危人群,不能因为自己没有什么不舒服的感受就心存侥幸。

日常生活中，老年人切记不可固执逞强，牢记容易造成骨折的危险动作。生活中动作幅度小一些、速度慢一些，觉得确实有困难的动作，别嫌麻烦，要在其他人的协助下完成。

## 脖子上是富贵包还是夺命包

脖子不舒服去做按摩，有人会说，看！你脖子长了富贵包！抓紧时间治疗，否则轻则供血不足、血管堵塞、神经压迫，重则四肢瘫痪！

富贵包瞬间变成夺命包！真的有这么恐怖吗？

可能是因为长富贵包的人大多看上去比较富态，所以老百姓俗称它为"富贵包"。富贵包外观很容易辨识：在脖梗后面，也就是大家常说的大椎穴那里，能看到鼓起来个拳头大小的包，按上去软软的，没什么不舒服，很多人是被家人朋友提醒后才来看病的。

富贵包不光富贵的人才有，没钱的人也会拥有。医学中凡是名字中冠以"富贵"二字的病，不但不意味着大富大贵，还要警惕身体出现了严重问题，像结核病、糖尿病就都是以前老百姓嘴里常说的"富贵病"。

富贵包是人体脊柱疾病的外在表现，它的成因有两种。

一种和肥胖有关。颈椎从侧面看生理性弯曲凸向前方，而胸椎弧度则正好相反，凸向后方。在两个弧度交界拐弯的地方会形成明显的骨性突起，并有厚厚的脂肪层保护着里面的骨性结构。肥胖或脖子短的人，这里沉积了更多的脂肪，就会形成包块样结构。曾经有个脊柱外科医生在朋友圈发照片，展示手术时切开的富贵包，发现里面除了厚厚的脂肪外别无他物。富贵包其实就是个脂肪球而已。

另一种和长期低头或伏案工作有关，在年轻人中非常多见。颈椎、胸椎长期处在不良工作状态，生理性弯曲逐渐消失。严重时颈椎甚至反屈造成脖子前伸，形成向前探头的外观，胸部后凸加大形成罗锅，富贵包就形成了。富贵包对人的外观影响很大，含胸低头会让整个人看上去萎靡不振，缺乏精气神儿。

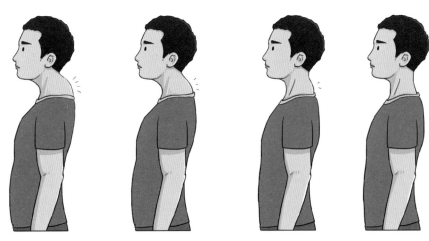

**长期低头伏案工作造成颈椎曲度变差，甚至会形成富贵包，富贵包常位于颈部和胸部交界的区域，向后方突出**

既然富贵包是个脂肪球，可不可以不管它呢？

答案是：必须管！不但要管，而且还得抓紧管！赶走富贵包最好的方法就是"抬头做人"！逆着导致富贵包形成的原因，反其道而行之。改变长期低头的恶习，让脖子后方的肌肉韧带得到休息放松。平时看书、用电脑、玩手机，只要是需要长时间专注低头干的事情，一律把头抬起来！书可以举着看，玩手机不妨把手机举到和双眼平齐的位置，电脑屏幕用纸箱或废旧书本垫起来，保持工作时双眼平视屏幕，笔记本电脑可以用专门的支架抬高，网上随处可以买到。

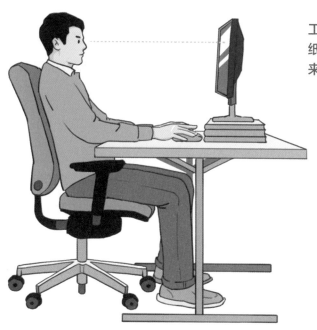

工作时电脑屏幕可用纸箱或废旧书本垫起来，与眼同高

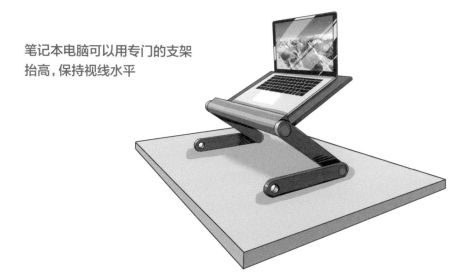

笔记本电脑可以用专门的支架抬高，保持视线水平

此外，太胖的人要尽快减肥，燃烧掉多余的皮下和内脏脂肪。逐一改正生活中点点滴滴伤害颈椎的习惯，让颈椎生理性曲度得以慢慢恢复，富贵包自然会消失不见。

有一年我出差到江西，晚上在一家烤肉店里吃饭，店主人老李在桌间来回穿行端菜沏茶，他脖子上高高隆起的富贵包不由得吸引了我的视线。

老李 48 岁，在和他攀谈中得知，他年轻时在工厂制衣车间干了二十多年，负责把做好的衣服用电熨斗熨平，工作性质需要常年低头，不知不觉就长了富贵包。年轻时浑然不觉不当回事，上了岁数后，富贵包对他的颈椎造成了不小的影响。现在只要低头炒菜时间长了，就感觉脖子发紧，像是头上顶着一口锅，疲惫不堪。

我建议老李先把店里的活放一放，抽时间去医院拍个颈椎 X 线片，了解一下颈椎目前的状态，抓紧时间调整治疗，避免出现更大的问题。

还有些年轻的富贵包患者，长期久坐低头看手机、玩游戏，年纪不大颈椎却磨损严重，不少人出现了胸闷、心慌、失眠、心跳加快、心律不齐、胳膊和手麻木、血压升高等交感神经兴奋症状，对生活和工作造成极大干扰。这类颈椎病表现将在下文和大家详细介绍。

富贵包虽不至于成为夺命包，但要提前预防，等到出了问题再补救就来不及了。

## 另类颈椎病时刻潜伏在身边

颈椎病，大家并不陌生。印象里脖子痛、手发麻或走路不稳等都是常见的症状。其实，颈椎病的表现远远超出我们的想象，有时想一下子就诊断清楚并不那么容易。

颈椎结构异常复杂，很多重要的神经、血管会从这里通过。神经受压后表现出的症状多种多样、五花八门，很多看似和颈椎八竿子打不着的问题，竟然都是由颈椎问题引起的。

有人心慌、胸闷、气短，有人腹胀、食欲不振，有人视物模糊、眼睛容易疲劳，甚至还会有人出现牙痛或乳房疼痛等表现。很多人病因没搞清，光顾着四处投医问药，跑了冤枉路，花了冤枉钱，治疗效果可想而知。

这些表现另类的颈椎病就像亡我之心不死的特务，时刻潜伏在我们身边，寻找机会挑起事端，引起症状。如果出现以下表现，别忘了查一查自己的颈椎。

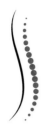

## 披着伪装的交感神经型颈椎病

人体有些动作可以主动控制，有些又不受人体自由支配。比如我们可以随意控制四肢的活动，轻松完成系扣子、写字、切菜、打字等精细动作。但我们却无法随意控制内脏和腺体分泌等活动。看到好吃的食物，会不由自主地流出口水；看到喜欢的人迎面走来，就会心跳加速、血压飙升；从明亮的地方突然进入黑暗的环境，瞳孔会自然开大让更多的光线进入以适应黑暗变化，这些活动我们都无法主动控制，它们自然而然地发生。

支配这些活动的叫做自主神经系统。

自主神经系统是体内异常复杂的控制系统，很大程度上在无意识地调节身体的多种功能，如心率、呼吸速率、瞳孔反应、排尿、性冲动等，充当着人体内的应急指挥部。

自主神经按功能不同分为交感神经系统和副交感神经系统。两套系统互相制约、互相平衡，没事就在体内推手打太极，平衡各项生理活动，让人既不能太激进变得精神亢奋，也不能太消极变得呆若木鸡。

交感神经像体内的消防员，接到火警电话后迅速出动，专门应对紧急状况。上课趴在桌子上睡得正香，冷不丁飞来个粉笔头儿打在头上，被老师拎起来回答问题，这时人的交感神经一下就兴奋起来，紧急动员全身各个部位，出现瞳孔散大、心跳加快、皮肤及内脏血管收缩、冠状动脉扩张、血压上升、小支气管舒张、胃肠蠕动减弱、膀胱壁肌肉松弛、唾液分泌减少、汗腺分泌汗液、立毛肌收缩等反应。大脑也飞速运转，想着如何回答老师的提问。

这本来是好事，能让人体更好地适应复杂危险的外部环境。可如果交感神经在本该休息的时候还持续兴奋，人就吃不消了。颈椎病刺激交感神经后会导致持续兴奋，引起一系列不典型症状。这些症状稀奇古怪，经常让人摸不着头脑，诊断起来非常困难。这些不典型的症状大致可以分为四类。

第一类是头部症状，包括头晕、眩晕、视物旋转以及头痛，有些患者还会出现入睡困难、失眠。更有甚者，部分患者会出现记忆力减退、注意力难以集中的情况。

第二类是眼耳鼻喉症状，常见的有眼胀干涩、视力下降、眼窝胀痛、耳鸣、视物不清，有人抱怨嗓子眼儿总像有东西卡着非常难受。很多患者反复就诊眼科、耳鼻咽喉科，检查了视力、眼底，做了眩晕试验、迷路试验都没发现任何异常，最后才发现是颈椎病在作怪。

第三类是胃肠道症状，包括恶心、呕吐、腹胀甚至腹泻，有的患者长期消化不良，辗转于消化科却找不到真正的病因。

第四类是类似心血管症状，包括心悸、胸闷、心前区疼痛、心律失常，很多年轻患者的血压会突然莫名其妙地升高，并且药物治疗效果不佳。还有些人因此做了冠状动脉造影后放了心脏支架。

这些症状很难让人联想到颈椎病。其病根在于颈椎失去了应有的稳定性或椎间盘突出刺激周围交感神经末梢，造成了神经调节功能紊乱。绝大多数表现为交感神经兴奋状态，有时也会呈现交感神经抑制状态。

不仅如此，供应大脑血流的椎动脉也归交感神经支配。交感神经"短路"会造成椎动脉舒缩功能异常，干扰大脑重要的血液灌溉系统——椎-基底动脉，导致大脑供血不足，出现记忆力下降、精神异常或头晕恶心等症状。

几年前有位博主发过一个名为《交感神经型颈椎病是怎样一种体验》的帖子，详细叙述了她犯病时的感受。她在帖子中写道："到医院的时候租了轮椅，全程都是我爸推着我做检查，期间病情达到高峰期，后来医生都给我做手电照瞳孔和做手指比数字让我念的测试了。等检测结果的时候我突然眩晕感加重，然后浑身发冷，后来和医生借白单子盖。两只脚全麻，脑袋后面一根筋抻着头痛，感觉这根筋随时要断。明显口渴，眼球后面胀胀的还干燥，感觉眼睛要突出来了，头沉有睡意，这个阶段持续了一个多小时，最后开了一盒止晕药回家等结果。"

这个女孩虽然很年轻，但颈椎磁共振显示已有多个节段椎间盘突出。从她的描述来看，极有可能是得了交感神经型颈椎病。

交感神经型颈椎病的发病机制目前还不是很清楚。

目前认为可能和椎间盘病变导致的神经压迫有关，也可能和颈椎不稳定有关。患者的颈椎 X 线片和磁共振常会有些共性表现，比如颈椎生理性曲度变直或反屈、椎间孔变小、椎间隙变窄、椎间盘突出、颈椎间盘后方高信号区（HIZ）、颈椎不稳定等。看到这些表现，有助于医生结合患者症状判断病因。

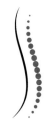

## 交感神经型颈椎病最喜欢的易感人群

颈椎病早就不是中老年人的专利了。

特别是交感神经型颈椎病，特别钟情于年轻人，尤其是那些长时间伏案工作或低头看手机的人，以及不注重保养、频频透支使用脊柱的人，都属于易感人群。

颈椎生理性曲度变直、椎间隙高度下降、椎间盘突出，这些以往只在中老年人身上才有的表现，在这些人中屡见不鲜，造成神经受压迫也就是大概率事件了。

当然，并非每个交感神经型颈椎病患者都会一次性出现所有症状。门诊最常见的症状是眩晕、恶心或呕吐。有些患者把交感神经型颈椎病称为"最痛苦的颈椎病"，因为一旦眩晕发作，不少患者还会伴有焦虑、濒死、恐惧等剧烈情绪变化，给患者造成极大的心理负担。

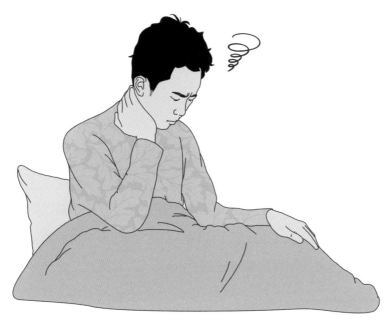

**有些颈椎病患者会出现头晕、头痛、视物旋转等症状**

有人形容这种"眩晕"是天旋地转，没有任何防备突然出现，整个人无法站立，并伴随强烈的恐惧感。即便躺在床上，头也不敢随意活动，稍微一动,症状紧跟着就来了。不少患者到医院时嘴边放着接呕吐物的塑料袋,双目紧闭不敢睁开,在医生的反复鼓励下,眼睛也仅仅敢微微张开一条小缝,痛苦万分。

有的患者眩晕症状不重,反而以恶心、呕吐为主。2008 年北京奥运会期间,在外企工作的初中女同学海霞找到了我。海霞同学皮肤很白,个子中等,脖子修长,身材看上去非常匀称。她每次出现都是一身职业套装,显得非常干练。她是公司财务部门的负责人,工作烦琐,责任大,压力更大。从早到晚一刻不停地面对电脑,加班熬夜也是家常便饭。

当她出现在诊室门口时,我是有些没想到的。在同学们眼里,她属于精力充沛、有事业心的女强人,没想到她也会有难言之隐。她的症状就是吐,而且吐得非常"离奇"。

没有任何诱因,也找不到任何原因,每个星期指不定什么时候就会突然犯病。发作前会觉得恶心,马上就得去卫生间,哇哇把胃里的东西全吐出来,找个地方躺一躺,歇上十几分钟后就像还魂儿了一样恢复正常。海霞的症状断断续续持续了三年,每个月都得发作好几回,搞得她精神压力非常大,到了几近崩溃的边缘。

鉴于症状复杂,在我的建议下,她住院进行了详细检查。脑部磁共振结果正常,颈椎磁共振只显示颈椎呈反屈状态,多个椎间盘轻度退变老化,但并没看到明显的神经压迫。2008 年,大家对交感神经型颈椎病和颈椎生理性曲度改变的认识远没有今天深入,磁共振没看到神经压迫,就觉得颈椎基本正常,没什么大问题,肯定另有其病。

既然排除了"神经病",有没有可能是"精神病"导致的?

于是我带她来到心理科进行咨询,看看是不是因为精神紧张或工作压力过大出现了癔症。心理科根据病情开了一些促进睡眠和稳定情绪的药，可海霞吃了一段时间症状没有任何好转的迹象，只好先回家休息，继续观察。

出院后她的症状依旧断断续续出现，休息几天后就能缓解，可工作一紧张又会频繁发作，直到出院后三年，症状才像潮水般慢慢退去。

近些年，越来越多的低头族前赴后继地加入了交感神经型颈椎病的大军，不少人的症状和海霞同学非常类似。寻根溯源不难发现，症状的发生发展都和过度使用颈椎有关，每个到医院就诊的人都不是"无辜"的，背后都存在长期不健康的生活、工作和娱乐方式。

有人说过，自愈是最好的治疗方式。随着时间推移，出问题的颈椎也在不断自我调整，甚至长出骨刺增强稳定性。症状虽然慢慢消失，但身体也付出了很大的代价。

关爱和养护脊柱，必须从年轻时就开始，这样才能在中老年时少出甚至不出问题。

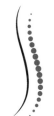

## 遭遇头晕，去医院看哪个科

每次在门诊遇到来看头晕的患者，毫不夸张地说真是"患者头晕，医生头痛"。

让医生头痛的原因在于能引起头晕症状的疾病太多了。大多数患者来脊柱外科就诊之前已经看过神经内科和耳鼻咽喉科，排除了可能的脑梗死和前庭功能异常，心内科会诊后认为血压正常，因此建议患者就诊脊柱外科排除颈椎病导致头晕的可能性。

没有哪个医生第一眼看到头晕的患者就能作出明确的诊断。因此，患者得有心理和时间的双重准备，一般首诊不会获得明确答案，往往在经历了数个科室的"轮转"后才有最终定论。

初诊时，对症状严重的患者，医生会开一些治疗眩晕的药缓解症状，但为了进一步明确诊断，不同科室的医生都会要求患者去做一些相关检查，所以要想得到明确的诊断，除了付出时间和精力外，看病的花费肯定也少不了。

神经内科、心内科、耳鼻咽喉科和内分泌科的疾病容易引起头晕。

常见的引起头晕的疾病包括脑梗死、脑供血不足、脑动脉硬化、脑干和小脑病变、高血压、低血压、心律失常、心功能不全、低血糖、耳石症、前庭功能异常、梅尼埃病、贫血等。不仅如此，一些和眼睛相关的疾病也能引起眩晕，如屈光不正、眼底动脉硬化、出血或者眼肌麻痹。

对年轻患者，要先询问他以前有没有特殊的慢性病，如果平时身体健康，我会建议他拍颈椎 X 线片；对中老年患者，尤其是老年患者，即便眩晕症状发作确实和颈椎活动关系密切，而且发作前经常有颈部酸胀、疼痛等症状，我依然会建议患者在检查颈椎的同时去神经内科、耳鼻咽喉科和心内科看看，听听其他专家的意见后再做进一步治疗，别耽误了病情。

第一次眩晕发作，要引起足够的重视。该看病看病，该休息休息，别抱侥幸心理，觉得没事。眩晕症状往往在第一次出现后短期内还会再次光临，如果从事高危工作，可能带来灾难性后果。

碰到头晕频繁发作的患者，医生一定要反复叮嘱防跌倒！

有时医生多说一句话，能给患者带来巨大的帮助，甚至免除不必要的手术。比如有的老年人眩晕发作时正在切菜，眼前突然一黑，短暂意识丧失晕倒在地，这时手中锋利的菜刀掉落的话则非常危险。还有的老年人在路上行走时突然发病，整个人像板砖一样直挺挺地向后栽倒，后脑勺重重磕在马路牙子（路缘石）上，造成颅内出血危及生命。

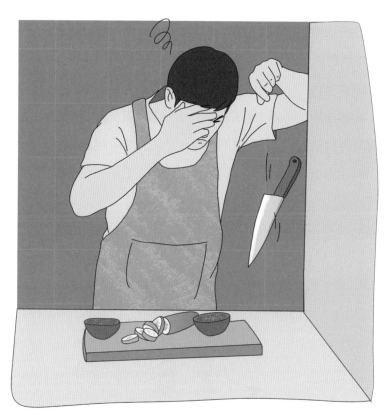

**眩晕发作时，有的患者会出现意识短暂丧失，非常危险**

因此，如果感觉近期头晕频发，要尽量减少不必要的外出活动和家务劳动，确保充分休息。如果外出，必须有家人或朋友陪伴。

## 交感神经型颈椎病有"特效"的治疗方法吗

治疗方法肯定有，但特效方法并不存在。常用的治疗无非是保守治疗和手术治疗。

先说手术治疗。颈椎间盘射频消融术是针对椎间盘退变的微创治疗方式。局部注射麻药后，医生把一根细针准确扎入病变的椎间盘内，细针尖端带有微电极，可以根据不同需要释放出高频能量作用于椎间盘组织，对椎间盘内部的组织进行消融、固化和皱缩，降低局部炎症因子，发挥治疗作用。

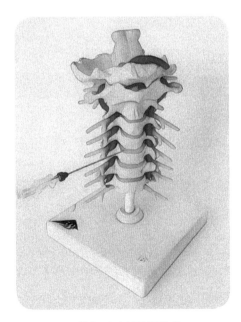

颈椎间盘射频消融术

整个治疗过程持续大约 15 分钟，不会有明显的疼痛或不适。治疗结束，当医生掀开蒙在患者面部的无菌单时，有些人睁眼的一瞬间会不由自主地喊道："哇！看东西亮了！变清楚了！"还有人术前总感觉脖子发硬不舒服，说"脖子上像 24 小时骑着个孩子"，治疗后就明显松快了。除了颈椎间盘射频消融术外，颈部星状神经节阻滞术效果也不错。

做微创手术并非进了保险箱，选择时需要谨慎考虑。再微创的手术也是有风险的。颈椎射频治疗虽然无须开刀，做完后皮肤上只留个针眼儿，贴个创可贴就行，但在手术过程中针尖从皮肤到达病变的椎间盘，这一路会经过很多重要结构，如神经、动脉、静脉、气管、食管、甲状腺，这些"祖宗"哪个都惹不起，一旦损伤后果很严重。

本以为是个"小"手术，结果造成血管损伤出血、椎间隙感染或脊髓损伤，最终迫不得已开刀做融合手术的病例并不少见。还有患者因为术中食管被扎破，嘴里吃进去的食物经过破口跑到气管后方，感染后形成脓肿几乎危及生命，甚至还发生过射频刀头断裂留在患者体内的意外。

保守治疗相对微创手术虽然温柔很多，但也要避免"大刀阔斧"和"大操大办"导致椎间盘损伤，加重病情。

牵引是最常见的保守治疗方法。它通过沿身体纵轴施加牵引力，增大椎间孔和椎间隙高度，同时可以降低椎间盘内压力。一部分人经过牵引还能改善颈椎的不良曲度，降低脖子后面肌肉的张力，解除痉挛状态，一两个疗程后，患者会觉得颈部轻松多了。

保守治疗一定要避免进入"颈椎有问题，锻炼来治疗"的误区。很多人头还在发晕，就开始运动了，结果症状加重，卧床不起。所以要牢记一句话：有症状时严禁任何形式的锻炼！

不仅不要锻炼，医生还会建议患者买个颈托，只要从床上起来，就把颈托戴好。通过颈托限制脖子各个方向的活动，使受激的神经有机会休息放松，待炎症消退后症状才能逐渐缓解。

只有症状完全消失后，才是恰当的颈部锻炼时机。颈部锻炼把握四个字：自我对抗。简单说，就是用自己的双手跟脖子较劲来加强肌肉的力量。强有力的肌肉可以帮助维持颈部力线，加强稳定性，更好地保护颈部。

锻炼时要把握好运动强度和力度，否则可能适得其反，加重损伤。对于不懂医学知识的人，最好听从专科医生的指导。

在诸多锻炼方法中，游泳是大江医生强烈推荐的运动方式，安全有效，缓和不激烈，也无须对抗，适合各个年龄段的人群。

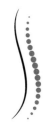 ## 落枕只是颈椎病的表象

落枕是引起脖子疼痛的常见原因，几乎每个人一生中会经历至少一次落枕。晚上睡觉前没觉得什么不舒服，早上醒来发现脖子不会动了，尤其转头时感到钻心的疼痛，这是很多人有过的感受。

落枕的常见诱因包括外受风寒（夏天吹空调、天气变化）、疲劳（加班、熬夜、精神紧张、注意力高度集中）、长期颈部姿势不良（看手机、伏案工作）等。因为症状消失很快，很多人觉得是"小事儿一桩"。

落枕看上去似乎不是个严重的疾病，但要知道，正常的颈椎是不会落枕的。落枕往往是在颈椎本身已经存在病变的基础上，一个看似并不起眼的诱因成了压倒骆驼的最后一根稻草，从量变发展到质变，就会出现落枕。门诊来看落枕的患者中，基本上没几个人的颈椎是完全正常的。

一旦出现落枕，要好好寻找病因。有一年冬天正赶上降温，门诊来了个 26 岁的年轻人，是个外卖骑手，走进诊室时甚至还没来得及摘掉头上的标志性头盔。他说自己刚完成了一单外卖，寻思送货地点正好离医院近，看着接近中午估计门诊人少，赶紧过来看看。

几个月前他曾经有过一次落枕，很快就恢复了。可最近两周出现了反复落枕的情况，他觉得心里没底，赶紧来医院看看是什么情况。当他坐下后我发现，他的两只手总是不由自主地交替反复掰手指处的关节，左一下右一下，发出"嘎巴嘎巴"的脆响。时不时还猛地一仰脖子，脑袋快速向两边哆嗦一下，很像电影里壮硕的男主角撸起袖子准备挥拳打人前做的左右甩头的动作。伴随着脖子快速转动，里面也传来"咔咔"的声响。

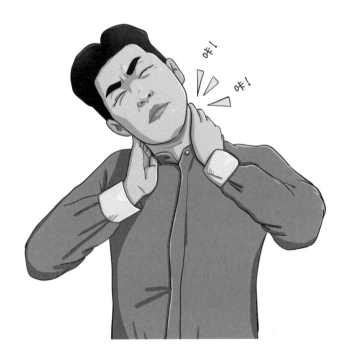

转动或扭动脖子时经常听到"咔咔"的响声，提示颈椎出现了问题

我问他："你明知道脖子里面响，为什么还老这么转脖子？"他说："这么转转觉得舒服，转完了响一声，脖子就感觉轻松了"。他的情况在我看来是颈椎不稳定的表现，说明小关节或韧带比较松弛，因为正常人脖子转动时不会发出类似的声音。

果不其然，从他的颈椎 X 线片上看，不但颈椎的正常生理性曲度消失，还有明显的不稳定表现。究其原因和他的职业习惯密切相关。外卖骑手骑摩托车送外卖，日常工作强度大、时间长，沉重的头盔对颈椎的压迫不容小觑，加上最近天气变化等多种因素的综合作用，是他近期反复出现落枕的根源。

以前从来没有过落枕，突然出现症状一般不会是空穴来风。及时寻找并去除诱因，可以有效地避免落枕再次发生。比如有的人是因为枕头高低不合适，睡觉时导致颈椎曲度不佳；有的人是因为晚上喝醉了，回到家往床上一倒就迅速进入酣睡状态，头部或仰或伸或歪向一侧，经过一晚上的"折磨"，早上起来后就发病了；还有人因为近期曾有过极度转头的动作，如猛地转头取东西；甚至还有些人是因为过度的颈部锻炼造成的。

及时寻找并去除诱因，可以有效避免落枕再次发生。

赵大妈今年 65 岁，平时除了在家带孙子、为家人准备一日三餐外，日子过得波澜不兴。一天晚上，她忙完了手头的活儿后坐在沙发上打开电视观看养生节目。电视里出现了几位鹤发童颜、穿着艳丽的老人，在广场上跳探戈舞。悦动的舞姿，飘逸的裙子和激烈的音乐让人不禁回到了年轻岁月。

主持人现场采访大家，一位老年舞者现身说法："我退休后开始练习探戈，已经很多年了。这个运动既能起到锻炼身体的作用，还能拉伸筋骨,别看我 65 岁,大家都说我比同龄人看上去要小 10 岁!"。

　　赵大妈看过后不禁被节目中的舞者们深深感染了,第二天就让女儿给自己报名学探戈。她坚持锻炼了 3 周后,突然一天早上起来脖子没法灵活转动,还伴有颈部疼痛的症状,急忙来到医院看病。在医生的建议下,通过佩戴颈托减少颈部活动,同时辅助外用药物治疗,足足一个星期后症状才慢慢消失。

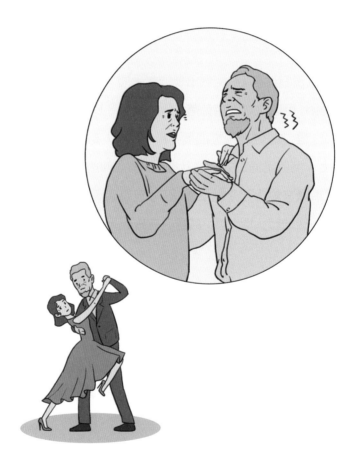

老年人尽量不要采用太过激烈的运动和锻炼方式

探戈是一种较为激烈和紧张的舞步。随着舞步的前进后退，舞者还需要作出频繁、快速拧身转头、左顾右盼等动作。作为老年人，头部这样频繁转动肯定吃不消。赵大妈从那以后逢人便讲，锻炼要悠着点儿，可别练出毛病来。

落枕的患者去医院可以就诊脊柱外科。口服或外用缓解症状的药物能大大缩短康复时间。如果症状短期内反复出现，或者疼痛时间越来越长，说明颈椎病变有所进展，要引起患者的足够重视，尽快查明病因。

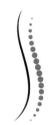

## 你是否拥有脊柱易损的"潜质"

脊柱像块精密的手表，平时百般呵护就不容易出问题，如果每天尝试各种耐磨试验，就会大大缩短使用寿命。

生活中有些人的脊柱和别人比起来特别容易出问题。原因在于他们都有容易造成脊柱损伤老化的潜在因素，比如从事特殊的职业或者是患有肥胖症。

**一些特殊的职业习惯会加速脊柱的损伤和老化。**这些职业基本和久坐、频繁弯腰、搬抬重物或剧烈活动有关，包括教师、财会人员、专职司机、办公室白领、程序员、裁缝、厨师、售票员、收银员、重体力劳动者等，尤以专职司机、财会人员、厨师和重体力劳动者居多。

**久坐最伤脊柱，早已是不争的事实。**原因很简单，坐着时脊柱承受负荷最大。从事金融或财会工作的人，每天坐在电脑前，弓着腰、眯着眼睛、探着脖子，屁股上像是抹了 502 胶水，忙起来不知不觉几个小时就过去了，直到吃饭时才起来活动一下。久而久之，脊柱不堪重负，迟早要出现问题。

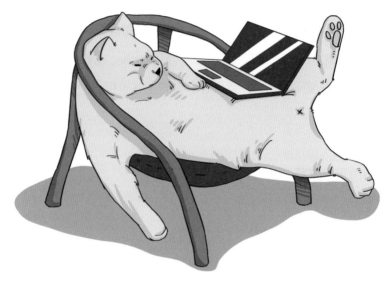

**久坐是脊柱保养的大忌**

31 岁的阿方看上去又瘦又小，细细的脖子上顶着个大脑袋，发际线像退潮后的沙滩，露出了亮亮的大脑门。眼睛虽然不大，但眼袋却又黑又重，看得出是由于长期盯着电脑熬夜的缘故。

第一次见到阿方，是他老婆用轮椅推着来的。阿方学的是金融专业，大学毕业后选择在家创业，和老婆专职做股票生意，醉心于股市行情分析和股票买入卖出。夫妻俩在北京打拼了十多年，折腾下来大有斩获，在东四环买了三套房，早早就实现了财务自由。

自由的代价就是腰椎早早地报了警。因为炒股的缘故，阿方大多数时间是在电脑前度过的，从早到晚屁股就像长在了板凳上一样。几年下来，原本 30 多岁的人却拥有了 60 岁的脊柱，成了脊柱外科的"老"患者。

这次要不是因为腰椎间盘"爆胎"后压迫了神经，疼得龇牙咧嘴，他还在争分夺秒地趴在床上炒股，以致来医院时因为神经压迫时间过长，脚踝和脚趾的活动都不太灵活了。

阿方不像其他人手术前都关心会不会损伤神经、手术多长时间、会不会很疼。他只关心一点："我什么时候才能用电脑？你知道我这一天损失多少钱吗？"阿方沮丧地说。看得出来，他对人民币的感情远超对自己健康的关心。

微创手术进行得非常顺利。虽然我反复强调，术后三个月是特别容易复发的阶段，尽量不坐或要少坐。可术后第二天，阿方已经迫不及待地在床上半躺半坐，架着笔记本电脑开始工作了。金钱不是万能的，求财也要张弛有度，讲究方法。千万别前半生拿命换钱，后半生再花钱买健康，到头来竹篮打水一场空。

和做金融财会的人比起来，专职司机的脊柱更容易出问题。白领们虽说也要久坐，但至少可以选个合适的座椅分担躯干重量。没事的时候，随时可以站起来舒展筋骨，可职业司机可就没这个待遇了。司机驾驶车辆时只能佝偻着腰，双手抱紧方向盘，脖子前伸，双眼紧盯前方，随时观察路面情况。跑车时保持这个姿势动辄几个小时，下车后都会感觉腰痛腿酸脖子困，苦不堪言。

更要命的是，除了久坐外，坑洼路面造成的颠簸会通过轮胎和底盘传递到驾驶舱，司机的腰部也会随之震动，像在椎间盘上安装了自动打夯机，简直就是伤害椎间盘的涡轮加速器。

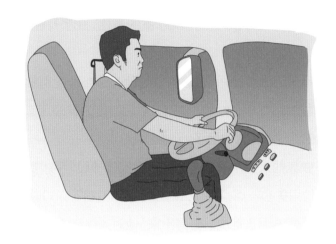

**职业司机的颈椎和腰椎长期承重、过度使用，没有几个是健康的**

除了专职司机外，厨师的脊柱也在劫难逃。饭店工作很辛苦，择菜、切菜、炒菜、刷碗、拖地，都得长时间猫着腰，腰部的受力成倍增加，再加上端锅、颠勺、翻炒等动作的推波助澜，一天下来，没几个敢说自己腰上没事的。

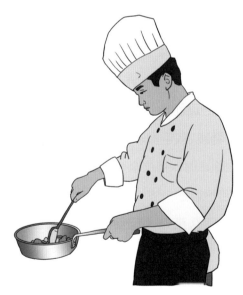

**厨师工作长期低头弯腰，也容易引发脊柱问题**

另外，厨师里胖子可不少。他们的腰痛大部分属于"工伤"。成天面对各种美食，每个菜出锅都得尝尝味道和咸淡，不知不觉中经常能量摄入过剩，加上他们平时运动少，特别容易发胖，老话常说"饿死的厨师三百斤"就是这个道理。不良的工作姿势和庞大的身躯，都是脊柱健康的潜在杀手。

重体力劳动者也好不到哪儿去。水电工、泥瓦工、搬运工、装卸工，每天上上下下、钻里爬外、搬抬重物对他们来说都是毛毛雨。腰部像把被反复开启、闭合的弹簧刀，过度活动透支了脊柱健康。

滴水穿石、磨杵成针的道理大家都知道。脊柱就像一根铁棍，不会一下就能掰弯或折断，但如果每天持续、反复地弯折，要不了多久再硬的金属也会疲劳，总有断的一天。

相比其他行业的就诊人数，在医院见到重体力劳动者的机会并不多。不是因为他们中得病的人少，而是因为很多人能忍能抗，没大事不往医院走。他们挣钱不易，所以花钱更是小心翼翼。有不舒服的时候，宁愿去药店买药吃吃、躺一躺，也不舍得去医院。可是他们没有想过，一旦延误了病情，可能意味着更大的开销。

虽然绝大多数人没条件重新选择职业，但至少在日常生活中可以少做一些伤害脊柱的动作，对脊柱温柔一些。

**除去职业病，肥胖也在不断消耗着脊柱健康。**肥胖虽然不会直接导致椎间盘出现问题，但体重过大，相当于普通人每天扛着两袋白面上下班。要知道，椎间盘不会因为你长胖了而随之变得又粗又大。无论胖瘦，椎间盘大小是一定的，不会发生任何改变，但胖人的脊柱受力却成倍增加。

最近十几年，感觉大家天天都在喊着减肥，但超重或肥胖的人却越来越多。除了生活水平提高和饮食结构改变外,各种方便快捷的"送到家服务"也在一定程度上起到了促进作用,让人可以完全实现足不出户吃遍天下的梦想。

"真是太胖了",这是我第一次见到26岁的小杜时的感觉。

小杜的爸爸是出租车司机,妈妈没工作,平时靠打零工挣钱。小杜贪玩不爱学习,高中成绩马马虎虎,高考成绩不理想,复读一年后勉强上了大学,学的是计算机专业。

家里条件不算好,父母起早贪黑地工作,为了孩子能吃好的、用好的,不被别人家孩子比下去。可辛苦的付出并没有如期转化成小杜上进的动力。大学还没毕业,他就迷上了电脑游戏,毕业后更是变本加厉,天天沉溺于游戏中,两年没出过家门。

据小杜爸爸说,他每天玩游戏到凌晨两三点,中午睡醒了爬起来吃口饭,坐下又玩一下午。吃过晚饭一抹嘴儿,把碗一推又继续坐在电脑前攻城略地。年轻人食欲好、饭量大,每天光吃不动,体重越来越重不说,弯腰一坐一天,椎间盘突出终于不请自来。

小杜坐着轮椅,他爸爸在后面有些吃力地推着。因为体重严重超标,他歪斜着身子,整个人深陷在轮椅中,右半个屁股半抬半坐。肚子上的脂肪,因为轮椅靠背的挤压,在宽大的衬衣里形成一个个轮胎的形状。在绷紧的衬衣扣子间,圆滚滚的肚皮若隐若现,露在短袖外面的皮肤显得很粗糙,还有明显的色素沉着。他脚上没穿袜子,趿拉着一双拖鞋,表情看上去很痛苦,连喘气都显得有些费力。

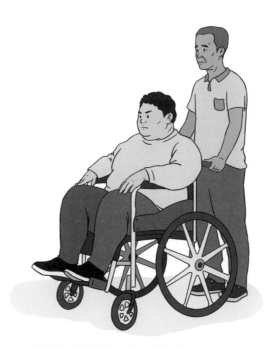

**肥胖、体重超标会造成脊柱提前老化**

我转头看了看他爸爸问:"孩子体重多少啊?"没等爸爸回答,小杜抢着说:"270 斤吧。"他爸爸回头扫了他一眼说:"什么 270 斤,咱家的秤到头一共就 270 斤!"听到这里,我心里不禁暗暗吃惊,这样的话,他的体重估计接近 300 斤了。

椎间盘整天超负荷工作,难怪时间长了罢工抗议。小杜来的时候,整个小腿感觉发木,脚趾活动不灵活。说实话,病情有点儿耽误了。

看着坐在轮椅中的小杜,我也陷入了深深的思考。这么大的体重,微创手术充满了各种不确定性,难度不小。

腰腹部厚厚的脂肪加大了从皮肤到椎间盘的直线距离,甚至超过了术中使用工作通道的长度,手术器械能不能到达突出部位是需要考虑的问题。另外,手术时患者需要趴在手术床上,保持一个固定姿势约 1 个小时,这么大的肚子能不能坚持住?小杜平时坐着喘气都费劲,趴着会不会影响呼吸?所有因素术前都必须考虑周全,手术才能顺利完成。好在经过多个科室联合会诊评估,小杜最后顺利完成了手术。

**肥胖是百病之源,一点都不夸张**。肥胖不仅加速脊柱损伤老化,也时刻危害着全身健康。有人说,我胖我的,关你们什么事?其实不然,肥胖不仅看上去不美观,让人显得油腻、缺乏精神气,它还和很多疾病的发生密切相关,甚至有可能缩短寿命,如心脑血管疾病、糖尿病、脂肪肝,甚至某些癌症,在肥胖的人群中都更容易出现。

减肥,形势紧迫,刻不容缓!要把减肥和控制体重提升到治疗疾病和维护身体健康的高度才行。

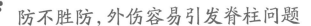

## 防不胜防,外伤容易引发脊柱问题

别受伤!别受伤!千万别受伤!真是怎么提醒大家关注都不为过。

生活中日积月累的慢性劳损都能成为伤害脊柱的元凶,更别说高能量外伤造成的打击,如运动中摔伤、搬抬重物不慎扭伤、汽车追尾被撞伤或从高处坠落摔伤,都会对脊柱造成严重伤害。

那些看似不起眼的外伤,没过几天就不疼了,让人不由得放松了警惕。可你哪知道,脊柱在受伤的瞬间就已经发生了不可逆的损伤。疼痛消失有时候并不意味着痊愈,半年、一年,甚至更长时间后脊柱出现问题,回想起来当时确实受过伤、有过疼痛,但早已于事无补。

高先生不久前陪着 18 岁的女儿，从安徽过来找我看病。小姑娘再有两个月就要高考，正是紧要关头，却患上腰椎间盘突出症。别说和同学们一起复习冲刺了，坐的时间稍长点儿，就觉得腰酸腿痛，慢慢发展到连起床都费劲了。别看她年龄不大，腰上一共五个椎间盘，竟然有三个都突出了。

因为老来得女，高先生和爱人对孩子宠爱有加，女儿平时习惯了饭来张口、衣来伸手的生活。一来二去，女儿越吃越胖，身高虽然只有 1.6 米，体重却将近 80 千克。小姑娘学习成绩一般，刻苦程度远逊于班上的其他同学，因为体重超标的缘故，平时也极少参加体育锻炼。

仔细看她的腰椎磁共振片子，会发现和绝大多数人的腰椎存在不少差异。正常的椎间盘上下缘光滑平整，像一个完整的松子表面，而她的椎间盘边缘却显得毛毛糙糙，像虫子啃过的青菜。形态异常导致功能不完善，因此活动时椎间盘受力不均，比别人更容易发生损伤。

仔细追问她的父母得知，她小时候曾经不小心从树上掉下来，摔下来时仰面朝天，腰部正好硌在水泥台阶上，一时间动弹不得，疼得哇哇直哭。躺了几天见女儿慢慢不疼了，父母也就把这事忘在了脑后。

通过这个例子不难看出，如果恰好脊柱在先天发育时"略有遗憾"，后天再不多加注意，遭遇外伤后很容易造成脊柱损伤。

前面提到各种职业病会造成脊柱损伤。但你有没有想过一个问题，同样的职业、同样的工作环境、同样加班熬夜、同样的运动量、同样的久坐、同样的伏案工作，你的同事、朋友、同学没准儿坐的时间更久，通宵达旦加班熬夜，每天两场篮球，晚上再加四组器械练习，结果就是你的椎间盘突出了，人家怎么都没事儿呢？

原因在于，人与人之间存在着巨大的个体差异。

举个简单的例子。身边有的人吸了一辈子烟,每天两包,一直活到99岁。如果你因此简单地认为吸烟对寿命没有影响甚至可以延年益寿的话,就大错特错了。有人如果尝试和他一样吸烟,很可能不到50岁就得肺癌了。有的人一天喝三顿酒,但每次查体各项指标都正常,有的人仅一次饮酒过量,就会出现重度胰腺炎,差点儿命丧黄泉。这些就是个体差异导致的。

脊柱在发育过程中难免会出现一些"小瑕疵",这些问题可能出现在椎体、椎间盘、韧带或小关节上。拿椎间盘举例,椎间盘类似馅饼,遭受同样的外力,对正常人都不叫事儿,但有些人椎间盘外面的纤维环发育薄弱,就像擀饺子皮儿时擀得薄,特别容易被撕裂。

遗憾的是,我们无法提前预知自己是否存在上述问题。谁也不会没有症状就无缘无故跑到医院从头到脚做个磁共振玩儿。

我们能做的,唯有预防!不是每个人都是骨骼清奇的练武奇才,绝大多数人普普通通,无论骨骼硬度还是肌肉韧性都仅限于完成日常工作和生活。因此,没事的时候不要轻易去挑战自己的极限,不要试图通过"试错"的方法来加深对自己身体的了解。外伤导致的机体"零部件"的损伤常是不可逆的,对身体的影响长久且深远。

2017年,一个远房亲戚受伤后连夜从老家赶到北京。他的受伤纯属偶然,其实完全可以避免。一天晚饭后,他陪儿子玩电动滑板车,看孩子玩得开心,突然自己也想试试,心里琢磨着这东西还不简单,站上去往前走就行。可等他两只脚站上去,滑板车猛地启动往前一蹿,人立刻失去平衡往后栽,他下意识地伸出右胳膊肘一撑地,只听得"咔嚓"一声,心里暗叫"不好!"就这一下造成了右肘关节粉碎性骨折。医生急诊手术,用钢板把碎骨头一块块对起来固定好,等骨折长好了又来北京二次手术取钢板。前前后后花钱不说，来回折腾就够人受的。

肘关节粉碎性骨折，虽然把碎骨片接起来也无法恢复原样。就像被打碎的镜子，即便一片片粘起来，根本不可能恢复原状。直到手术后两年，他的肘关节活动仍然没有完全恢复。

前不久，还有个中央电视台的朋友，也是因为童心未泯出了问题。牛哥不到40岁，身体壮如牛，全是腱子肉。虽然不姓牛，岁数也不大，但因为人缘好、江湖地位高，大家都习惯喊他牛哥。去年的六一儿童节，牛哥陪孩子在商场玩蹦蹦床。看孩子玩得很开心，他童心未泯，不由得摩拳擦掌上去蹦了几下。因为体重太大，一下子被弹起来飞得很高，没想到下落时，身体不受控制地在空中自动转了180°，大头冲下脑袋先着地，当时听到脖子里"嘎巴"一响，心想大事不妙！

果然从蹦床上下来，他的脖子就动弹不得，稍一转头就觉得后脑勺那里撕心裂肺的疼。在商场掏出电话和我联系，我让他赶紧来医院拍个颈椎CT。好在急诊CT没看到颈椎有骨折脱位，总算松了一口气。

CT结果没有异常只能代表骨头没事。受伤时听到脖子里的异常响声，表明肯定某个部位有损伤。因此，我强烈建议他按颈椎骨折处理，"宁可错杀一千，也不放过一个"，费城围领至少戴三周，观察病情变化。

围领戴了没三天，牛哥又来电话了，他说早上起来突然觉得左胳膊发木，而且只要头往左一偏，症状就会明显加重，跟过电似的，心里没谱，整个人都焦虑了。

我让他来医院做个颈椎磁共振。从磁共振片子能看到颈椎的第4/5节有新鲜的椎间盘突出，这就完美解释了他的症状。受伤瞬间椎间盘纤维环撕裂出现破口，在随后几天内，里面的髓核从破口中慢慢被挤出来压迫了神经。

虽然通过颈部制动加上药物治疗再辅以充分休息，症状很快能完全缓解，但外伤造成的不可逆损伤会像影子一样伴随终生，随时都有加重的可能性。

年轻人新陈代谢快、修复能力强，影响可能不大。中老年人身体各项功能迅速下降，遭遇外伤的后果很严重，必须打起十二分精神防止受伤。

创伤骨科经常会提到一个令人印象深刻的名词——"人生最后一次骨折"，说的就是老年髋部骨折。骨折原因很简单，老年人不慎摔倒，髋部着地后受到外力冲击，加上本身骨质疏松，这个地方就骨折了。

为什么叫"人生最后一次骨折"？是因为老年人髋部一旦发生骨折，一年后的死亡率高达 50%！换句话说，发生髋部骨折的老年人有一半在一年后去世了。死亡率高的主要原因是这类骨折造成的并发症非常多，老年人一旦没法下地走路，排痰困难就会出现坠积性肺炎，血流变慢会造成静脉血栓，排尿不畅会出现尿路感染、长期卧床会引发皮肤压疮等，随便哪种情况都能给脆弱的身体带来致命打击。

后文还要聊到日常生活中很多看似不起眼，但特别危险的动作。它们时刻蛰伏在身边，稍不留意就会给我们带来严重伤害，一定要多加防范！

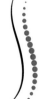

## 老年人不要轻易打破脊柱的"病态平衡"

身体的每个器官都会随着年龄的增长逐渐退变老化，这是衰老的自然现象。胃肠蠕动减慢、肺活量下降、肌肉萎缩、韧带松弛等，都是人老了的表现。

脊柱变老会出现弯曲、驼背、椎间隙高度下降、骨质增生等一系列变化，当然也有可能产生疼痛。很多疼痛来得突然，消失得也快，这都和脊柱在某一特定时间下的老化改变有关。

人的身体是"活"的，具有不可思议的自动纠错和调整代偿能力，会主动消除导致身体不适的负面因素，疼痛慢慢就会缓解、消失。换句话说，人生就像走钢丝，前进过程中难免会短暂失去平衡，但通过自我调整，身体又能达到新的平衡状态——病态平衡。处在哪种平衡并不重要，只要平衡在，症状就不会出现；平衡被打破，疼痛就会再次出现。

创伤就像从天而降的石头，可以轻易打破人体来之不易的病态平衡。

有一段时间，每天上班路上，隔着车窗，我都会看到一位瘦瘦的老人，满头银发，穿着红色运动背心和红色运动短裤，无论天气如何变化，都会沿着通惠河跑步锻炼。

老人的两条腿看上去有些异常，有膝内翻，也就是老百姓常说的"罗圈儿腿"。正常人两腿伸直并拢后，膝关节基本能靠上，但如果有膝内翻，做这个动作时两腿中间至少还能放下一个半拳头。关节畸形这么严重还能坚持跑步，说明疼痛并不厉害，至少对跑步没有太大影响，关节达到了病态平衡。

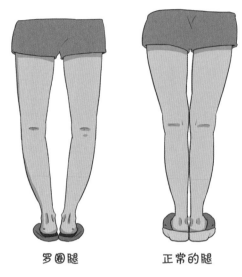

罗圈腿　　　　　正常的腿

**膝内翻和正常的膝关节**

多少次我开车经过他身边时，都特别想摇下车窗和他说一句："大爷，别跑了！"跑步锻炼对于如此严重的膝内翻而言，无疑会不断加重关节损伤，打破多年形成的病态平衡，进而引发疼痛。对他而言运动不但不会带来任何健康获益，还会带来无尽的伤害。

果然，不到半年时间，河边再也见不到那位老人跑步的身影了。

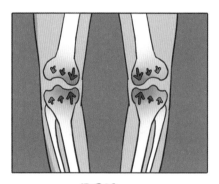
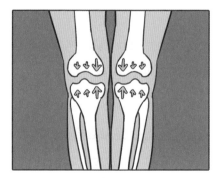

罗圈腿　　　　　　　　　正常的腿

**膝内翻会造成内侧关节面过度磨损而提前出现疼痛**

对我们影响最大的不是疾病本身，而是疾病带来的生活质量的严重下降。身体退变老化并不可怕，就算病理状态下的平衡也足够维持日常的生活所需，所以不要轻易去打破现有的身体状态，因为形成新的平衡有时需要很长时间，而很多人未必能坚持到新平衡到来的那一天。

有句老话说得好"人要服老"，什么年龄做什么事，不要挑战那些身体条件不允许或超出自己能力范围的事。感觉干不了的事千万别硬撑，找人帮忙好过受伤遭罪。

日常生活别逞能。很多老年人固执地认为要老骥伏枥、永不服输，这就是典型的不服老。不服老其实是一种防卫心理，要向其他人证明"扶我起来，我还可以。"不能说这一定不对，也许有一天当我们步入老年，会和他们一样对那些不再适合这个年龄段做的事情跃跃欲试。但无论干什么，做之前不妨先花几秒钟评估一下，自己是否还能老当益壮、身体力行。

很多老年人来看病，如果多和他们聊一会儿，就会发现基本每个人都有自己的"故事"，都能说出来近期有这样或那样的造成疼痛出现的外伤史。本来初衷是不愿意给家人添麻烦，结果变成全家总动员。

令人印象深刻的例子真是不胜枚举。有对老夫妻都七十岁多了，两个孩子定居国外。春节前老两口坐十多个小时的飞机去看望外孙。本来挺好的一件事，结果下飞机到家后，老爷子就出现了严重的腰腿疼痛。

老人以前腰上就有老毛病，这些年一直保养得不错，基本不疼了。但长途飞行久坐加上旅途颠簸，腰椎原有的平衡再次被打破，疼痛就杀了个回马枪。对这位老人而言，十几个小时的久坐就是"外伤"。

如果没有保险，在国外看病的花费就是天文数字。老人没辙只能靠吃药凑合。老人的女儿提前和我电话沟通了病情，两个老人一直坚持回到北京后才来看病。住院后，根据病情我给老人的腰上打了一针封闭，疼痛症状就完全消失了。

我还碰到过一位老人，子女经济条件不错，为了孝敬老人，给他在北京郊外买了一处小院安度晚年。老人平时喜欢养养花草。一早起来拿着小铲子，弯腰蹲在地上锄锄这儿，翻翻那儿，时间不知不觉过去了。快到中午准备直腰起立时，突然出现腰部剧烈疼痛，沿着右腿一直窜到脚后跟。去医院检查，发现是腰椎间盘急性突出，最后不得已做了微创手术。别小看长时间弯腰，对老年人而言这也算外伤。

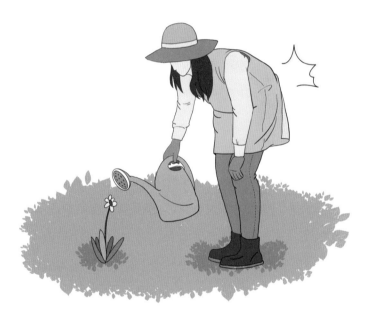

浇花除草等看似平淡无奇的动作，实则容易伤腰

不久前，急救车送来了一位 78 岁的老人，以前他有严重的颈椎后纵韧带骨化，神经压迫严重，好在病情进展缓慢，逐渐达到了病态平衡，所以症状不算重，但每次去医院开药，医生都会强调，脖子千万别受伤！这

天他发现家中客厅的电灯泡坏了，孩子们还没下班，老伴儿在厨房做饭，于是自己踩着小板凳换灯泡。就这么小个事情，没想到脚下一滑，板凳翻了，整个人仰面腾空而起，后脑勺重重磕在地板上。

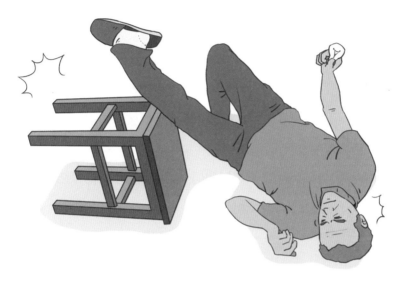

**不慎摔倒后造成颈部神经损伤，导致四肢瘫痪的严重后果**

就这一下老人的整个胳膊腿都动不了了，还出现了大小便失禁。送到医院磁共振显示颈部脊髓损伤。老人前后经历了两次大手术，四肢活动不仅没有任何改善，连呼吸功能都受到了影响，不得已转到重症监护病房，三个月花了 100 多万。从目前情况看出院依然是遥遥无期，代价可谓异常惨重。

年轻人信手拈来的事情，对老年人而言可能就是外伤。有位老人家79 岁，快过年了，儿子从批发市场买了四箱进口橘子给他送到楼下。因为有事急着要走，老爷子就亲自下楼取。老旧楼房没电梯，他上下走了两趟，才气喘吁吁地把四箱橘子搬上五楼。当时没觉得有什么，下午一觉起来,后背出现严重疼痛。床上躺了几天都没好转还有些加重,一翻身就疼,疼痛时不时还直往肚子上窜,别说走路了,连起床都费劲。没办法,老人只好去医院看病,磁共振发现是胸椎骨质疏松性椎体压缩骨折。

节前抓紧时间入院做了微创手术,医生向骨折的椎体里打了骨水泥。虽然手术完老爷子就能下地活动了,可一家人这个年过得肯定就没那么舒心了。

脊柱病态平衡一旦被打破,就像不小心踢倒了一张多米诺骨牌,会触发一系列连锁效应,引发疼痛、导致症状反复,不但生活质量大幅下降,有人还被迫需要接受手术治疗。

只治不防,越治越忙。所以,我们一定要重视疾病的预防。

## 破译那些搞不懂的检查和吓人的报告单

我的手机里经常收到这样的信息："帮忙看看这张报告单是什么意思?""这项指标这么高是不是得了什么病?""报告上说孩子有脊柱侧弯,下一步该怎么办?""骨刺这么多,要不要把它们去掉?"

在医院看病,永远看不懂两样东西:一个是医生写的处方,另一个就是各种各样的检查和报告单了。

处方还好,虽然认识的字儿没几个,但只要交给药房拿药就万事大吉。报告单可就不同了。每个字都认识,连起来却不知道说的是什么意思。上面时而是"结节",时而是"生理性曲度变直",时而是"条索""阴影"等名词,经常还伴随着"信号异常"等字样,搞得人一脸茫然,血压飙升。

脊柱外科医生工作中需要和各种各样的影像学检查打交道。影像学检查分为很多种,随着科技的进步,还不断有新的检查方法问世并加入进来。每种检查方法都有自己长处和短板,医生会根据患者的病情选择不同的检查方式。

患者总感觉医生开出了太多"没用"的检查。按照剧本,难道不该是我一说怎么不舒服,医生马上就告诉我得了什么病吗? 其实看病远没有想象中那么简单,一问一答那是说对口相声,医生看病要想提高诊断的精确度,可不能光靠问诊。

现代医学影像技术的发展，让医生练就了孙悟空一样的火眼金睛，对很多疾病的诊断更加精准，如 CT 和磁共振的发明，宛若把人的大脑和脊柱打开后仔细观察。不仅技术进步，医学理论和思维的更新也让医生不断更新诊疗思路，提高诊疗效率和准确度。

因此，以前老百姓看病熟悉的那些常规检查，有些现在可能早就不用了，取而代之的是效果更好、精度更高的检查。而这一过程，非专业人士并不了解。

请相信，医生绝对比患者更想既快又好地解决问题。现在医疗资源这么紧张，做每项检查都得排队预约，医生也不想花很长时间只为一个患者解决问题，因此，那些可做可不做的检查医生肯定首选不做。既然到医院看病，就应该听从医生安排，该做的检查别犹豫。

各种检查报告为医生们的诊疗提供了依据。放射科医生不直接接触患者，写诊断报告时，他们会严格遵循"片子上看到啥就写啥"的原则，而判断"同病异影"或"同影异病"那是临床医生的事。

有时候光看报告，感觉已经病入膏肓，实际上大多数变化只是正常老化的表现，即便有一些异常改变，也要结合患者的具体情况得出结论。因此，放射科医生经常会在报告最后谨慎地加上一句"请结合临床"。

大家没必要太纠结报告上的个别名词，有不明白的地方可以随时向医生咨询。

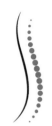

# 脊柱生理性弯曲消失、变直或反屈是怎么回事

就诊过脊柱外科的朋友很可能有过这样的经历，因为颈肩或腰腿疼痛去拍Ｘ线片，拿到报告后会看到诸如"生理性弯曲消失""曲度变直"，甚至"反屈"等字样。这是怎么回事？会不会很严重呢？

这首先得从脊柱的外观说起。脊柱不是金箍棒，像一根棍子，直来直去。颈椎、胸椎、腰椎和骶尾椎都有不同的弧度，以适应人体各种活动的需要，并起到缓冲减震的作用，这种形态被称为生理性弯曲。完美的生理性曲度让肌肉韧带保持适度张力，既无须额外做功，又足以维持身体姿态。

脊柱生理性曲度减小、变直，甚至反屈都属于非正常状态，用来描述脊柱"生病"的不同阶段，代表脊柱病变的轻重程度。其中最需要关注的是反屈，一旦到了这个阶段，说明病情已经很严重了。

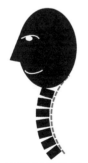 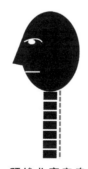 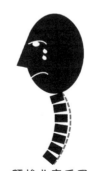

正常颈椎曲度　　　　颈椎曲度变直　　　　颈椎曲度反屈

**颈椎生理性曲度的存在非常重要**

看似无关紧要的脊柱生理性曲度改变，实则是引发颈肩腰腿痛的背后推手。当脊柱生理性曲度消失后，组成脊柱的关节、韧带、肌肉和椎间盘会在高张力状态下超载运行，进而导致颈肩疼痛、酸胀不适，腰腿疼痛或麻木，甚至有人会出现头晕恶心、视物不清、心前区疼痛等不典型症状。

脊柱生理性弯曲改变不是独立的疾病，它反映出脊柱曾经或正在经历加速老化，是内在病变的外在表现。因此，当你在报告单上看到类似字样时，可不能视而不见嘿嘿一笑。它提示你的脊柱已经出现问题，要及时改正错误的姿势和不良习惯以避免脊柱受到进一步的伤害。

有人说，我回家多躺躺不就行了？有人说，我每天使劲儿往后仰头，管不管用？还有人说，我回去没事多放放风筝！可以说这些做法意义都不大。治病的关键是去除病因，而非靠着外力改变生理性弯曲！矫枉过正不但起不到治疗作用，还有可能加重损伤。就像考试没考好，想提高成绩不能靠涂改分数，努力学习才是正道。

一口吃不成胖子，脊柱曲度改变也不是一两天形成的。因此，想要恢复也是个漫长的过程。这里没有捷径可走，只有时刻注意改变不良习惯（如长期伏案工作、久坐、低头看手机、搬抬重物、枕头过高、睡姿不良、报复式锻炼、吸烟酗酒等）才是根本。

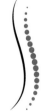

## 椎间盘膨出、突出、脱出有什么不一样

椎间盘膨出、椎间盘突出、椎间盘脱出都是什么情况？有什么区别？

哪种情况更严重？都需要马上治疗吗？很多人盯着报告单，一脸懵懂搞不清楚。

其实这三种情况很好分辨。

如果把椎间盘比作汽车轮胎，椎间盘膨出就像轮胎不慎蹭到马路牙子，导致胎壁变薄向外轻度膨隆；椎间盘突出则像因为车技欠佳，每次开车时都会把轮胎蹭到马路牙子上，最终导致轮胎鼓包。

不难看出，椎间盘膨出和突出是递进的关系，椎间盘膨出没有及时干预可能就会变成突出。等发展到椎间盘突出这一阶段，就会挤压旁边的神经出现疼痛症状。

椎间盘脱出和突出的区别在于轮胎是破了还是没破。轮胎已经鼓包，但司机浑然不觉继续长途跋涉，一路颠簸轮胎突然爆胎，就是椎间盘脱出，属于椎间盘病变最严重的类型，对神经的伤害最大。

为什么叫椎间盘脱出，是什么东西脱出来了？

椎间盘只是外观像轮胎。轮胎里是空气，而椎间盘内部则充满弹性胶冻状的髓核。箍在椎间盘外面的"轮胎"一旦破裂，具有强烈刺激性的髓核沿着破口蜂拥而出进入椎管，牢牢顶住神经。此时的神经就像被板砖猛砸后的手指，迅速出现严重的炎症反应，人很快就会感到火辣辣的疼痛，严重时还会出现大小便失禁，甚至瘫痪。

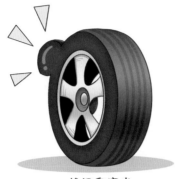
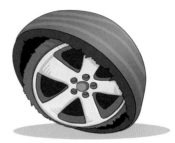

椎间盘突出        椎间盘脱出

椎间盘突出类似轮胎鼓包,而脱出相当于轮胎爆胎

由此可见,椎间盘膨出、突出和脱出,是同一种病变在不同时期的表现。就像轮胎随着使用时间的延长会出现磨损,椎间盘随着年龄增加也会有日常磨损,甚至会出现椎间盘膨出或突出的情况,但只要老化程度与年龄段相符,没有临床症状,就算报告单写着"椎间盘膨出"或"椎间盘突出"都无须过度担忧。

需不需要进一步治疗,关键看有没有症状。

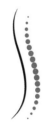

## 脊柱血管瘤是个什么瘤

不久前,一个朋友拿着他爸爸的体检报告单忧心忡忡地找到了我。

原来朋友爸爸因为腰痛做了磁共振,报告单上赫然写着"腰 2 椎体血管瘤可能,建议进一步检查和临床随访"。出报告的医生总是非常严谨，却把患者吓得够呛。

因为长了瘤，老人家思想压力很大，最近两周茶不思饭不想，整宿睡不着，两眼瞪着天花板直到天亮，整个人都瘦了七八斤。再上网一查，很多恶性肿瘤晚期伴有体重明显下降，心里更加忐忑不安。

我接过磁共振片仔细一看，腰 2 椎体里确实有个圆形的异常区域，直径大约 1.5 厘米，信号表现均匀。于是我和他说，实在不放心可以再做个腰椎 CT 确认一下。从 CT 结果看，整个病变区域像一排排列整齐的栅栏，诊断椎体血管瘤成立。

椎体血管瘤多局限生长在脊柱椎体内，虽然名字里带个"瘤"字，但其实是良性的血管畸形或生长紊乱，一般不会造成骨质破坏，甚至可以认为是一种"相对正常"的表现。

大多数人是在体检时偶然发现椎体血管瘤的。看到报告里有"瘤"字就害怕得了癌症或出现转移，食欲缺乏、精神萎靡造成体重持续下降，更加剧了恐惧。有人一辈子不体检，也不做脊柱磁共振，永远都不知道自己的椎体里还有个血管瘤，活得反而轻松自在。

普通椎体血管瘤一般不需要任何处理，如果涉及范围较大，也仅需要定期观察。血管瘤和腰痛没有太大关系，也别轻信部分人提出的积极治疗椎体血管瘤的建议。

但有一种情况例外，那就是侵袭性血管瘤。侵袭性血管瘤很讨厌，它的生长方式类似恶性肿瘤，会造成骨质破坏，甚至造成椎体骨折或神经压迫。患者可以根据病情严重程度选择局部放疗或手术治疗。侵袭性血管瘤和普通椎体血管瘤在磁共振或 CT 上的表现截然不同，诊断起来并不困难，治疗方法也有天壤之别。

对偶然发现的脊柱血管瘤，要放松心情，完全没必要谈瘤色变。

# X 线、CT 和磁共振有什么区别

门诊经常遇到一些患者,一进门就说,"医生,我腰痛,给我开个 CT!"开始我总是疑惑地问:"是哪个医生让你来做 CT 吗?"他说:"没有啊,我自己想做个 CT 看看!"真是令人哭笑不得。

医生看病时,会根据患者病情开出不同的检查项目。它们之间有什么区别?有没有哪种检查能一步到位,医生看了就能马上知道是什么病呢?

大家想象中一锤定音的检查方法,在现实生活中并不存在。

X 线、CT 和磁共振是脊柱外科医生常用的"三板斧",每项检查都有各自的优缺点,都是不可替代的。如果哪项检查能被完全替代,早就被医院淘汰了,不会用到现在。患者没必要搞清楚每种检查的复杂原理,只需要了解以下几个关键点就足够了。

首先,疾病不同,检查方法不一样。

医生在听完了患者关于病情的来龙去脉后,大脑中对病因已有了初步判断,但由于疼痛产生的原因很复杂,可能有多种选项,要确定到底是哪种,就需要进一步的检查来逐一排除。

比如说,都是来医院看腰痛,有人是因为脊柱骨折,有人是因为椎间盘突出,还有人是因为肌肉扭伤。医生想要了解不同组织结构的情况,选择的检查项目当然也会不同。排除脊柱骨折的最佳检查方法是 CT;怀疑椎间盘突出导致的腰痛,腰椎磁共振是不二选择;若是考虑肌肉拉伤,则暂时无须做任何检查。

其次,X线、CT和磁共振各具特点。

三者可以说各有各的"绝活儿",且无法互相取代。有人说那干脆一次把所有检查全做一遍,省得麻烦。这不现实,即使不怕花钱,有些检查具有辐射,患者的身体也不一定能承受。多次接受X线产生的电离辐射会破坏人体内某些大分子结构,损伤细胞,从而损伤人体。X线和CT都属于这类检查,不建议短期内频繁做,儿童和孕妇更得谨慎选择。

拍X线片不是去照相馆照全家福,正面拍一张就够了。放射科医师会先从正面拍一张,然后让你转身再从侧面来一张,一次检查最少得拍两张。有人说,简直多此一举!只拍一张还不够吗?

肯定不行。只有正侧面图像结合起来,才能客观、全面地进行评价。想全方位解析脊柱病变的细节,仅从一个角度看肯定不够,欺骗性太大,不能说明问题。不仅如此,有时为了看一些特定结构,还要加拍"斜位"或"开口位"等特殊角度。

X线最大的优势就是快,不用预约,随去随做,一般半个小时就能全部搞定,非常适合门诊对患者进行快速初筛。骨头因为结构致密,X线无法完全穿透,就会在底片上显影成像,而软组织会被X线轻而易举地穿透,因此片子上很难看清它们的存在,如肝脏、肾脏和肠道等器官。不难看出,X线片无法显示丰富的人体细节。

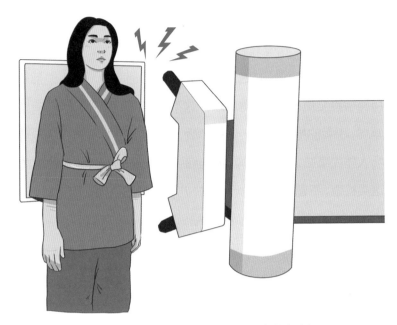

**拍摄 X 线片简单易行，但有一定的辐射**

CT 克服了 X 线的弊端，对各种组织的表现力更加细腻。如果把人体比作一条法棍面包，CT 相当于把面包切成一片一片的，单独拿出来仔细观察。每切一片都需要重新曝光一次，所以 CT 又叫计算机断层扫描（computed tomography）。

目前有些医院将脊柱 CT 作为常规检查项目。不管颈肩痛还是腰腿痛，来了就安排 CT 检查。虽然 CT 能显示更丰富的组织信息，但每次曝光都意味着接受了一次辐射，做一次 CT 的辐射量相当于拍了几百张胸部 X 线片。

除此之外，CT 检查时间略长于 X 线。医生会在获取足够信息的前提下，选择伤害最小、检查时间最短的方法。因此，不建议将 CT 作为常规检查项目，短期内也不能频繁检查。

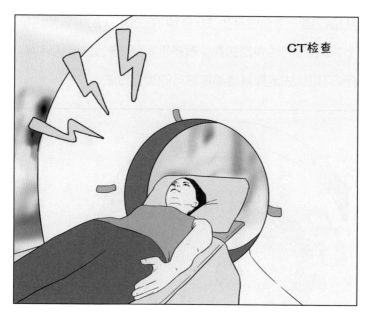

**CT 检查相对比较快速，影像较为清晰，但辐射量也相对较大**

磁共振是三种检查中唯一对人体没有任何伤害的，尤其在大脑、脊柱脊髓检查方面，磁共振与 CT 相比具有巨大优势。这项检查是把人体放在强大的磁场内，让身体内部原子核重新排列组合并显像的方法。

以常吃的果仁面包为例。光从面包外面看，不知道里面放了哪些果仁。如果把面包放入强磁场中，在磁力的作用下，面包里的面粉、水分、葡萄干、核桃仁等因为各自结构不同，重新站队组合并被"染"上不同颜色，就能清晰地展现在我们眼前，这就是磁共振检查的魅力。

磁共振虽然好，但它的缺点也很明显，一个是贵，另一个是慢！

磁共振机器日常养护复杂、开关机成本高，所以多数医院夜间不提供该项检查服务。此时 CT 可以发挥其快速扫描的优势，尤其适用于急诊患者，短时间进行全身扫描，辨别伤情。在很多医疗剧中能看到伤员到达急诊后被医生推到一个中空的机器里做检查，十有八九是 CT。

磁共振扫描一个部位至少 15 分钟,在三甲医院需要预约排队很久才做得上,不利于门诊快速初筛。很多患者病史短暂、症状轻微,也无须手术治疗,可以优先选择其他简单易行的检查方法。

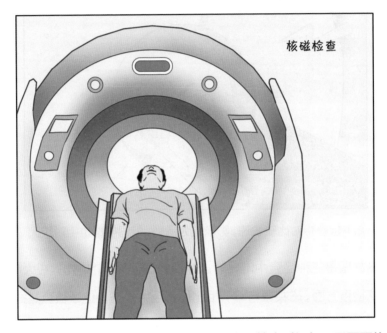

核磁检查

**磁共振检查没有任何辐射,图像清晰,缺点是检查时间长且需要预约**

磁共振片子打印出来有好几张,它们什么不同? 很多人搞不清楚。

其实很简单,就像拍 X 线片要正面一张、侧面一张一样,磁共振检查也需要从不同平面、分批次对脊柱扫描后再成像。最常见的是矢状位和轴位横扫。这么说估计还是搞不懂,那么可以把脊柱想象成一根章丘大葱。矢状位扫描就是切葱丝,沿着大葱纵轴一刀一刀切下去,得到的每根葱丝就是一张矢状位图像。还是同一根葱,把刀横过来切,得到的每个葱花就是脊柱的轴位横扫图像。无论横切还是竖切,目的和拍 X 线片一样,是为了从多个角度更加清楚地了解病变情况。

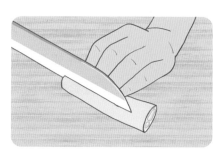
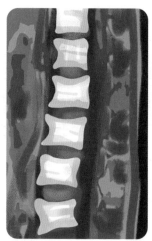

脊柱磁共振矢状位图像相当于切葱丝

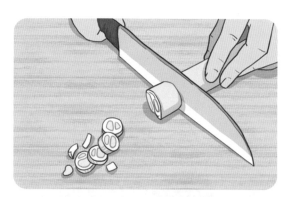

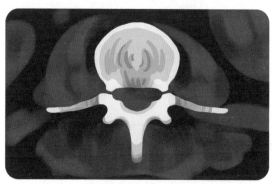

脊柱磁共振轴位横扫图像相当于切葱花

说了半天,既然磁共振这么好,为什么医生不让患者直接做磁共振呢?

因为磁共振也不是万能的!磁共振虽然细节显示更加清楚,具有其他检查无可比拟的优势,但磁共振对肺和骨头的表现力不如CT;磁共振与CT虽然都着眼于细节,但要想从大局着眼,宏观地看脊柱的话,那它俩都不如X线来得简单直接。

有人形象地比喻,X线好比站在楼下看大楼的整体外观,了解楼盖得歪不歪、层高多少、外立面做得怎么样;CT是走进大楼里面,看电梯间在哪里、每层有几种户型;磁共振看得更仔细,相当于入户查看各种细节,如开关位置和水电线路布局。

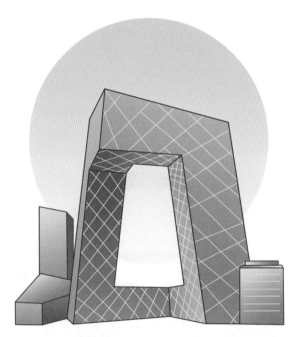

拍X线片相当于站在外面看整个大楼的外观

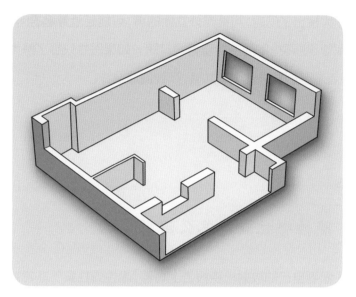

CT 检查相当于进入大楼内部看户型

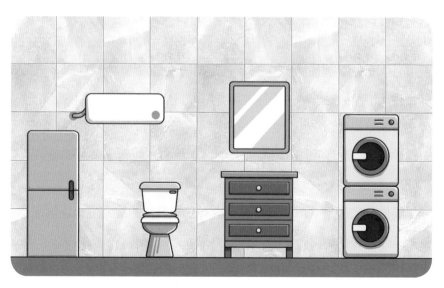

磁共振看得最细致，相当于进入房子内部看细节

一栋大楼出了问题，可能是外立面的事，可能是承重墙的问题，也可能是内部管线断裂，不同的检查各司其职。如果医生只想了解大楼的外观，而患者却强烈要求做个磁共振，那纯属浪费钱。

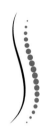

## 隐性脊柱裂是怎么回事

有人看到自己的放射检查报告上写着"隐性脊柱裂"，非常害怕有一天会突然瘫痪，其实不必太紧张。大家对于隐性脊柱裂的常见问题包括如何治疗、能治愈吗、对生活有什么影响、怎么运动才好……要回答这些问题，首先要了解隐性脊柱裂是一种怎样的疾病。

人体的第 1 骶椎和第 5 腰椎，是隐性脊柱裂椎弓不愈合较常发生的部位，因此大家常说的隐性脊柱裂通常指的就是腰骶椎隐裂。

腰骶椎隐裂是一种先天性发育异常。有报道称每五个人中就有一人存在腰骶椎隐裂，说明这种疾病的发病率很高。很多人并不知道自己患有这种疾病，因为平时它不会引起疼痛。从名字能看出来，"隐性"很像"隐形"，一般不容易被发现。

隐性脊椎裂是人体在发育过程中脊柱该合拢的地方没有正常闭合，就像家里搞装修，本来该安门的地方，最后却忘了装。装修结束了，墙上还剩个门洞。从 X 线片上能清楚看到腰骶部敞开的"门洞"。

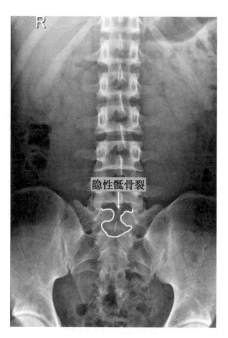

**X 线片能清楚地看到本该闭合的"门洞"——脊柱裂**

绝大多数隐性脊椎裂，类似前面提到的脊柱血管瘤，是体检时被偶然发现的。很多专业运动员存在隐性骶骨裂，却依然可以从事剧烈运动，可见它对日常生活影响不大。

虽说这种发育异常不会引起太多症状，但由于它的解剖结构确有异常，本应是骨头连接的地方被软骨组织代替，强度肯定不如正常骨头坚硬。

工作中也会发现，有腰骶椎隐裂的人脊柱上会同时存在其他 1~2 种"无伤大雅"的轻度发育异常，如椎板发育宽大、腰椎骶化或者骶椎腰化。

说这些改变无伤大雅，是指对日常活动一般没什么影响。但如果长期从事重体力劳动或剧烈运动，则很容易造成损伤。还有些人因为椎板发育宽大，造成椎弓区域薄弱、受力不均匀，外伤后在这个地方会发生骨折，这就是临床常见的腰椎峡部裂。

每个腰椎节段像个铁环，强度很大不易形变。如果锯开一个地方（单侧峡部裂）并不会影响腰椎的稳定性，但如果再锯开一处，铁环有两个地方都断了（双侧峡部裂），腰椎的稳定性就会急剧下降。

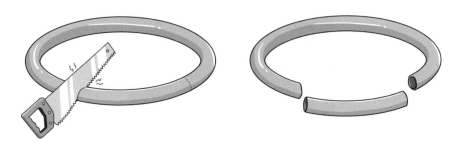

铁环如果同时锯开两个地方则会彻底失去稳定性

峡部裂中的"裂"字就是断裂的意思，是指在腰椎峡部这个特殊的结构出现了骨质断裂，其实就是骨折。双侧峡部裂造成腰椎失去稳定性，早期可以出现疼痛，如果不在意甚至还过度使用腰部，有些人会出现椎体错位、滑脱，不但累及椎间盘出现变性突出，还会压迫神经导致生活质量下降，这时就需要外科手术治疗了。

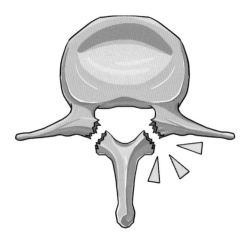

腰椎峡部裂就是腰椎峡部骨折，双侧峡部断裂后腰椎将失去稳定性

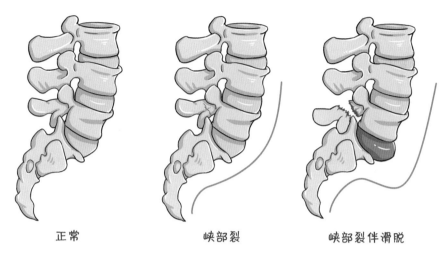

| 正常 | 峡部裂 | 峡部裂伴滑脱 |

严重的峡部裂会导致腰椎滑脱、错位、椎间盘突出，压迫神经引发疼痛

绝大多数腰骶椎隐裂会伴随终生。它既无须治疗，也没什么好的治疗方法，治愈更无从谈起。与其琢磨怎么治疗腰骶椎隐裂，还不如多花点儿时间关注脊柱健康。

值得注意的是，一些腰骶椎隐裂可能合并脊膜膨出或脊髓拴系综合征，患儿很早就会出现神经功能异常，如儿童时期尿床时间比别的孩子长。有些患者腰骶处的皮肤表面也有异常表现，如局部毛发增多变密、皮肤凹陷、皮肤色素沉着，发现类似情况要及时到神经外科就诊。

锻炼身体与治疗腰骶椎隐裂没有一丁点儿关系。锻炼身体不会让腰骶椎隐裂发生任何改变，错误的锻炼还可能引起新的腰痛。建议有腰骶椎隐裂的人提前对自己的脊柱做个全面评估，做到心中有数、提前预防。如果发现合并脊柱其他发育异常，最好告别剧烈运动，以防受伤。

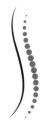

## 脊柱弯了会不会以后就完了

报告单上看到孩子有脊柱侧弯，家长们都格外紧张，担心病情继续发展影响日常生活，甚至到了需要手术的地步。脊柱"弯了"，孩子的未来岂不也就"完了"？其实很多时候不必大惊小怪。

正常情况下，人体脊柱从正面看是笔直的，从侧面看有四个生理性弯曲。在有些孩子的脊柱 X 线片上却看到本该笔直的脊柱偏向了一侧，甚至弯成了 S 形。

**脊柱侧弯导致身体偏斜，
双肩看上去一高一低**

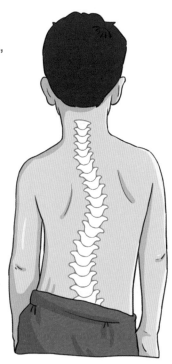

该弯的地方不弯，不该弯的地方却出现弯曲，都是不正常的表现。脊柱异常弯曲的成因非常复杂，治疗方法也不尽相同。

常见引起脊柱侧弯的疾病有特发性脊柱侧弯、先天性脊柱畸形，或因脊柱肿瘤、结核、创伤、退变，以及一些炎症和神经肌肉方面的问题引起的侧弯。上述原因引起的脊柱侧弯，通过病史、体检和专业的影像学检查比较容易确诊，这里暂且不谈。

儿童出现脊柱侧弯，要引起家长的足够重视。脊柱侧弯早期，不痛不痒毫无症状，孩子也不会和大人说。如果家长马马虎虎，不关注孩子的生长发育，就很难在早期发现。

当孩子后背已经看到明显畸形，这时着急去医院就诊，可能已经错过最佳的治疗时机。脊柱侧弯不仅会造成人体外观失衡，还会干扰胸廓、骨盆和下肢的正常发育，重者还能影响心肺功能、缩短寿命。与此同时，身体外观畸形造成的心理障碍也不容忽视。所以，对儿童脊柱侧弯，早诊断、早治疗至关重要。

抛开复杂的疾病，如果偶然因为腰背疼痛去医院拍片或体检发现脊柱侧弯，则不必太担心，因为青少年中最常见侧弯是姿势性脊柱侧弯。

这类侧弯大多由不良坐姿引起。长时间歪着身体坐着看书，骨盆会渐渐倒向一侧，造成身体两侧肌肉拉力不对称，就会出现侧弯。长期用一侧肩膀背书包，也会造成脊柱受力不均衡，形成姿势性脊柱侧弯。

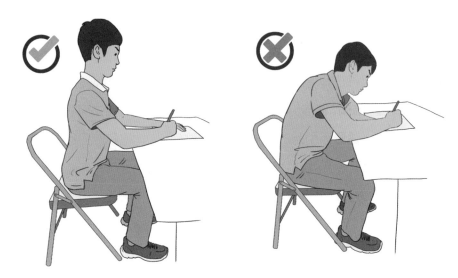

青少年阶段养成良好的坐姿将一生受益

几年前，一个朋友给我打电话说，"能不能给我儿子打个石膏?"我问怎么了，哪里骨折了吗? 她说:"不是! 我儿子上高中，整天歪着身子坐着看书。冬天没看出来，夏天孩子的衣服单薄，整个脊柱明显是歪的!"

她苦口婆心地反复劝说孩子也不听，依然我行我素。实在没辙想起来给我打电话，准备从头到腰给他打个石膏纠正一下。开始我还以为她在开玩笑，听到最后她竟然是认真的，让我哭笑不得。

虽然能充分理解这位老母亲的焦虑与无奈，但因此打个头颈胸石膏绝对是小题大做，过度治疗。正常人打上这种大型石膏，缠得里三圈外三圈，跟木乃伊似的，还怎么正常生活工作?

想纠正姿势性脊柱侧弯，还得靠家长督促和孩子自己去正确认识。平时注意培养良好的坐姿，书包别太重，尽量使用双肩背书包。从孩子小时候起就关注点点滴滴良好习惯的养成，别等到脊柱弯了，才想起来要给孩子"打石膏"。

还有一种常见的脊柱侧弯，叫疼痛躲避性侧弯。人类天生就有躲避疼痛的本能。出现疼痛时，身体会找到一个不太疼的姿势来缓解症状。最常见的是腰椎间盘突出患者，整个躯干偏向一侧，受压的神经随着躯干偏移而发生位移，压迫减轻、神经张力下降了，疼痛就会缓解。当身体习惯了这种躲避行为，脊柱慢慢也就"歪"了。这种脊柱侧弯是一过性的，可以纠正。待病因去除、疼痛消失后，过一段时间脊柱就会恢复原貌。

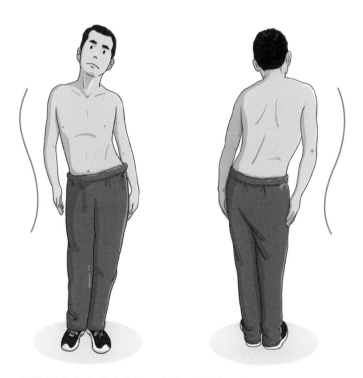

**腰椎间盘突出症患者为了缓解疼痛会不由自主地歪斜身体**

人体是一个整体，各部位之间会相互影响。有人脚踝骨折或膝关节韧带撕裂，瘸着腿走路会不由自主歪着身体，一段时间后可能出现腰痛甚至椎间盘突出。

颈椎、胸椎、腰椎只是人为划分的结果，脊柱实际是从上到下的一整根，中间并无分隔。如果腰椎长期处在歪斜状态，势必会影响到其他节段，甚至造成不可逆损伤。

病情至此，需要尽早手术治疗。

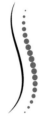

## 被严重误解的"骨刺"

骨科门诊每天都有几位患者是奔着切骨刺来的。无辜的骨刺，恐怕是被误解最深的人体正常表现了，简直比窦娥还冤。

骨刺不是真正的刺，只是因为在 X 线片上看上去尖尖的，像是刺而已。这个名字让人轻易联想到刺扎进肉里，疼痛难忍。自从被喊成"骨刺"后，它就背上了沉重的黑锅，成了人人喊打的过街老鼠。

骨刺就是老百姓常说的骨质增生或骨赘。骨质增生不是单独的疾病，它只是放射科医生对 X 线片中看到的增生骨赘的客观描述。

世间本无骨刺，路走得多了，自然就慢慢形成了骨刺。人体根据需要，可以在不同时间、身体的不同部位长出形态各异的骨刺，可能出现在颈椎、胸椎或腰椎，也会出现在肘关节、膝关节和踝关节，甚至是脚后跟。

足跟痛是人到了一定年龄很容易碰到的问题。平时躺在床上没事，一下地或走路时间长了，脚后跟就会出现疼痛，疼得厉害时脚都不敢着地。

如果去医院给脚后跟拍张X线片，即便不学医，也能从片子上清楚看到在跟骨下面翘着一根"倔强"的骨刺。

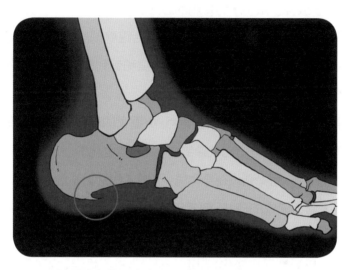

**骨刺属于身体退变老化的表现，没必要大惊小怪**

有的医生会指片子说："你看看这里，长骨刺了，能不疼吗。可以考虑做个手术切除骨刺！"患者一看确实是这么回事，那必须得切掉才行啊。

但足踝外科医生很可能建议患者先回家试试保守治疗，比如少走路、不负重、选择合适的鞋子（尽量穿着软鞋），必要时用一些特殊的鞋垫。

于是很多人惊奇地发现，一段时间后的某一天，走了好久突然回过神儿来，"咦，脚怎么不疼了？"无声无息，这病就翻篇儿了。

脚后跟痛要开刀治疗？连我妈都差一点儿相信了。2013年，我妈63岁，有一段时间走起路来脚后跟总是疼，于是到楼下一家诊所去看病。医生看过后，严肃地指着X线片里脚后跟的位置说，"看到没，这么大的骨刺，你考虑一下，可以做个手术把它切掉。"

老妈回家后，思来想去拿不定主意。我听说后和她讲，"脚后跟上切一刀，骨刺是切掉了，可以后走路天天踩着这个伤口不会疼吗？"听到这里，老妈终于放弃了做手术切骨刺的想法。

果不其然，经过几周的保守治疗，脚后跟就彻底不疼了。如今几年过去了，再也没疼过。回想起来，就算疼痛和骨刺有关系，看来也没有手术切掉的必要。

通常情况下，骨刺长在活动度大、负重大的部位，如脊柱、髋关节、膝关节和脚后跟等部分。它就像皱纹，是人体老化的表现。只不过皱纹长在脸上看得到，而骨刺长在身体里，不拍X线片看不到。

年轻人脸上紧致的皮肤，随着年龄增长会慢慢松弛下坠。脊柱也一样，年轻时稳定性好，随着年龄增长稳定性会不断下降。

当身体感受到异样变化，判定出现了脊柱不稳定，为了保证身体还能随时站得起、坐得下、跑得动，就会毫不犹豫地启动骨刺形成的预案，不知不觉中骨刺就长出来了。

脊柱的骨刺生长方式有"绝活儿"。总的原则是上面的往下长，下面的往上长——上位椎体下缘骨刺往下长，下位椎体上缘骨刺往上长。这是因为"北上"和"南下"的骨刺最终要在中间"会师"，形成一个叫"骨桥"的东西。

骨桥一旦形成，就相当于用电焊把原本能活动的节段彻底焊死。因此当脊柱不同节段间架起了骨桥，医生也会把它叫做自发融合，原本不稳定的脊柱通过牢固的骨桥得以加强。

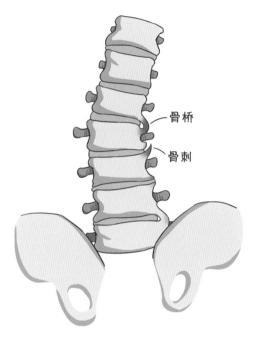

骨桥

骨刺

**骨刺一旦融合形成骨桥，脊柱的稳定性会再次恢复**

脊柱稳定性虽然恢复了，但付出的代价是节段活动度降低。这是人体老化过程中悲壮的"自我救赎"之路。

不是每个人的脊柱都那么"幸运"，可以及时形成骨桥自我加固。有些稳定性不好的脊柱，靠一己之力难以长出足够的骨刺形成骨桥，因此疼痛症状会反复出现。不得已只好接受手术，打钉子固定外加植骨，这个手术的名字叫"脊柱融合术"。听上去是不是很熟悉？实际上，它就是身体自发融合失败后的人工替代方案。

不难看出，多年来"忍辱负重"的骨刺，恰恰是一片铁血丹心。如果可以靠身体的"原生"骨刺融合减轻症状，那何必还要开刀做手术进行人工融合呢？

骨刺会引起脊柱疼痛？大江医生认为两者之间没有必然联系。脊柱外科手术目录里没有叫骨刺切除的手术。骨刺生长速度慢得就像蜗牛爬行，神经可以慢慢悠悠不慌不忙地对骨刺产生足够耐受，一般情况下根本不会产生疼痛症状。切骨刺，太冤枉！

引起疼痛的原因很多，冤有头债有主，要搞清楚主要矛盾和因果关系。脊柱老化稳定性丧失后产生疼痛，这是因；骨刺生长增加脊柱的稳定性，这是果。切除骨刺治疗疼痛，完全是不分因果，本末倒置的行为。

骨刺是人体骨组织的一部分，本身不是病，没必要手术切除。

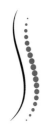

## 化验指标多高算是病

晚上9点30分，手机突然"滴"的一响。仔细一看，原来是一个很久没联系的朋友发来一张化验单，"有时间帮我看看呗，我们这里医生说没事，可这个指标不正常，怎么治疗？"

打开图片定睛一看：甘油三酯 1.8mmol/L（正常参考值 0.15～1.7mmol/L）。在 1.8 后面还标着个向上的箭头，表明它超出了正常范围。

很多人想必有过类似的体验。手里捏着一堆化验结果，看着上面上下乱窜的箭头，茫然不知所措，不禁发出灵魂三问：是什么？为什么？怎么办？

这些指标的检查结果算不算异常？需不需要进一步治疗？会不会危及生命？是大家特别关心的问题。

每项检查结果都有正常范围，这是科学家们用统计学方法计算出来的，适用于绝大多数人。但也有小部分人虽然指标不在正常范围内，也可能是正常的。所以即便有些数值上升或下降，只要在正常值附近徘徊，都算基本正常。

因此上面这位朋友甘油三酯 1.8mmol/L 的结果，在医生眼中与正常结果无异。

数值轻度上升或下降虽然不必过于担心，如果能和以前的化验结果做个比较会更有意义。因此，建议大家保存好自己以前的各项检查结果，别轻易丢掉。

如果某些指标持续降低或升高，甚至超过了正常范围上下限的数倍，要引起足够重视。这时可能真有问题。但如果只是小数点后的微小变化，则大可不必惊慌失措，没必要盲目猜测结果，更别给自己乱扣疾病的帽子，不放心就拿给医生看看。

有时候不能光看数值高低，也要结合临床症状。

我见过肝脏生化指标显示转氨酶 200U/L 的人就出现了黄疸，还见过转氨酶飙升到 4 000U/L 还在喝酒且没有任何不舒服的人。一旦出现临床症状，无论指标高低，哪怕都在正常范围内，也要及时到医院就诊治疗！

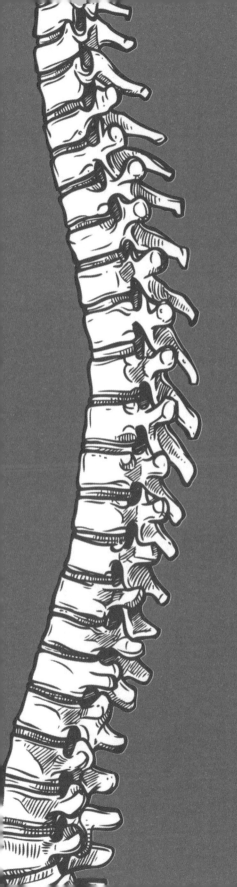

# 第二章

## 病去如抽『丝』

　　四十岁后，我渐渐发觉爸妈以前说的很多老话是对的，如"春捂秋冻，不生杂病""站有站相，坐有坐相"等。

　　春天到了，晚一点儿脱秋裤；冬天来了，棉衣要早一点儿上身。寒冷是很多疾病的主要诱发因素，包括脊柱疾病。天凉了，脊柱外科门诊就热闹起来。很多老年人因为受寒受凉后出现颈肩或腰腿疼痛。

　　年轻时没有养成良好的坐姿，长大了长期伏案工作，回到家后继续窝在沙发里，就是所谓的"坐没坐相"。经年累月，自然会造成脊柱慢性损伤。

　　近些年，随着微信、抖音等新社交媒体深度融入日常生活，诞生了大量低头族。有时坐地铁回家，在车厢里我喜欢观察身边的人。大多数人或坐或站，低着头认真地盯着手机，很少有人做声。偶尔有几个人在一旁兴高采烈地聊天，在整个车厢显得尤为突出。

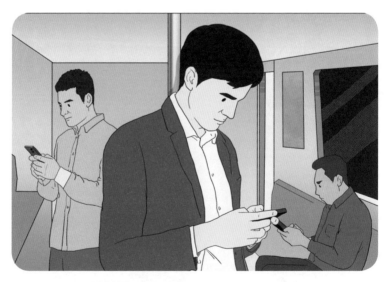

**地铁里随处可见低头族盯着手机屏幕**

手机屏幕发出的亮光投映在他们的脸上，光线随着播放内容的变化忽明忽暗。有的在看小说，有的戴着耳机追剧，还有的一路刷短视频，直到"前方到站"的声音响起，才恋恋不舍地抬起头，慵懒地向外扫一眼，举着手机低着头边看边往外走，这就是所谓的"站没站相"。

很多人脊柱突然出现问题，还在纳闷：怎么回事？为什么是我？我什么也没干啊？实际上，没有谁是被冤枉的，过度消费脊柱健康早早为"脊"病埋下了伏笔。

前两天和同学聊天，她的小舅46岁，年初就因为心肌梗死放了三个支架。偏偏祸不单行，两个月前又因为脑出血抢救，现在意识都不太清楚了，住在ICU病房里。同学说走到今天这一步都得怪他自己，20年里每天抽两包烟、一顿饭至少喝一瓶白酒，长此以往把身体折腾坏了。

"事出必有因，无风不起浪。"

英语里有句话说得好，"You are what you eat"，意思是你怎么吃、吃什么，你就会变成什么样的人。

很多人自言自语，"我怎么突然就这么胖了？""怎么体重总是减不下去？"实际身上的每一斤肥肉都是自己一口一口吃出来的。长期暴饮暴食造成体重飙升，现在想和脂肪说分手就分手，哪有那么简单。

疾病大多是慢性损伤累积后的集中暴发。

晚上临睡前好好的，早上起来突然就感觉不行了。平时欠债太多，结果有一天债主们一起上门讨债就吃不消了。所以老话常讲"病来如山倒"就是这个意思。

2014年，我在重庆第三军医大学新桥医院骨科学习。

重庆是逛吃的天堂，充满浓郁的烟火气息。新桥医院对面有一排街边小店，也就是俗称的"苍蝇馆子"。每天夜幕降临，在简陋的霓虹灯下，麻辣鳝段、乌江烤鱼、重庆老火锅，各式各样的美食对视觉和味觉进行着双重冲击，再配上冰镇啤酒对咽后壁的强烈刺激，用当地话说就是"巴适得很"。

进修时间还没过半，一天早晨醒来，我突然感觉胃里隐隐作痛，以为到下午就缓解了，结果一直持续了好几天没有好转，疼得受不了就在医院做了胃镜，发现是糜烂性胃炎在作怪，后来好长时间不敢碰辣的、凉的东西。

当体内的有害因素蓄积到一定程度，会像火山一样喷发，这时再慌忙补救为时已晚。开刀手术，是脊柱外科医生经常采用的补救方法，但它可没有想象中的那么完美。

长期以来，大家对手术的印象依然停留在急性阑尾炎一切了之的水平。天真地认为得病不怕，大不了开一刀就能解决问题。

手割破了，会在皮肤上留下明显的瘢痕。有人说，不就留个伤痕嘛，没有什么影响！其实伤口看似长好了，瘢痕的强度与正常皮肤却相去甚远，功能上更无法媲美。皮肤原有的新陈代谢和抵御外界病菌的功能都不复存在。只不过皮肤伤口小，对于人体影响微乎其微，可以忽略不计罢了。

骨科手术动辄伤筋动骨，对人体活动影响极大，需要很长的恢复时间。

2008 年我不慎受伤，右脚胫前肌腱完全断裂。胫前肌腱主管抬脚动作，人走路时脚要往上抬，这一步才能迈出去。胫前肌腱断裂后，我突然发现不会走路了，没法往前迈步，只能拖着脚倒退着往后蹭。急诊做了肌腱缝合修复，因为中间还经历了些小插曲，最后小腿总共打了 8 周石膏。

中医认为人体有元气，元气是生命之本，生命之源。元气充足，人体免疫力就比较强。生病的话，元气会受到损害导致人体免疫力下降。以前我不太相信元气的说法。结果在手术后，整个人像泄了气的皮球，没过几天还得了带状疱疹，疼得死去活来，说明手术后身体抵抗力明显下降了。

拆完石膏，我自信地认为有两三周就能完全恢复。谁知脚刚一着地，脚踝和脚后跟争先恐后地出现疼痛，只能瘸着脚走路。直到伤后两年，这事儿才算基本过去。

脊柱的功能可比肌腱复杂多了。脊柱手术对人体的影响深远悠长，也远非肌腱修复手术能比。

外国人写书或讲课时，总喜欢把脊柱比作帆船的桅杆，咱们则习惯把脊柱比作房屋大梁，来凸显它的重要性。脊柱出问题，活动受限自然不用说，严重的还能引发肺脏、心脏跟着出现功能异常，可谓牵一发而动全身。

前面反复说，"脊"病发生是条单行道，无法逆行。就算做了手术也千万别有侥幸心理，想着这病能翻篇儿了。手术充其量是"敲敲打打"或"修修补补"，脊柱不可能恢复到原装状态，更不存在灵丹妙药一吃就好，或世外高人吹口仙气就满血复活的事情。

所以，还是那句老话——病来如山倒，病去如抽丝。平时多加小心，自己的脊柱省着点儿用，没错的。

## 原装的最好——保守治疗是首选

我国著名医学教育家、胸外科奠基人之一的黄家驷教授曾经说过，"外科医生的头条戒律是能用非手术疗法治疗的疾病，就一定不要拿起手中的手术刀。"

黄老的话通俗易懂，告诫外科医生治病的第一选择不应该是手术治疗。很多问题不仅做手术解决不了，还存在风险，有时甚至要付出巨大的代价。

生病很难受，很多人实在痛苦，希望医生赶紧来一刀，仿佛刀到病除，自己就能马上复原了——这是对手术疗效的期望值太高了。

做生意讲究风险收益比，要看投资回报率如何。看病也一样，也得强调性价比，术前谈话时手术风险会满满当当地呈现在两页A4纸上，患者一定要考虑清楚，到底值不值得冒那么大风险去做手术。

人类是自然界中的高等动物，和大自然保持着千丝万缕的联系，治疗疾病当然也要顺应自然规律。在解决问题的基础上，对人体结构"修改"最少的方法才是最合适的方法。

简单的治疗肯定比复杂的治疗好。外用药对身体的伤害肯定比口服药要小。保守治疗的代价也大大低于手术治疗。循序渐进，就顺应了自然规律。

循证医学告诉我们，超过 70% 的椎间盘突出症保守治疗 3 个月后症状可以完全消失；20% 的腰椎峡部裂（骨折）患者可以终生不手术而没有任何不适。

大自然赋予我们的原装的东西永远都是最好的。不到迫不得已，不要轻易选择手术治疗。

## 保守治疗"治标不治本"，能管用吗

当然管用！

常有患者发微信问我："医生，我能扎针灸吗？""我可以烤电吗？""我能牵引吗？"——当然能！所有的保守治疗方法，你都可以尝试！

除了手术治疗，所有其他的治疗方式都属于保守治疗的范畴，包括卧床休息、针灸、正骨推拿、牵引、理疗、功能锻炼、口服或外用药物治疗，甚至有些微创手术也能划到保守治疗中，如针刀筋膜松解、局部封闭注射、射频治疗。

2012 年，我在德国西南部城市乌尔姆的军医院进修学习。乌尔姆市位于多瑙河畔，是一座安静而又美丽的城市。军医院坐落在城市北部的半山腰，是德国五所部队医院中规模最大的一所。我在这里度过了整整一年的进修时光。

军医院马路对面隔着 200 米，有一所名叫 RKU 的地方医院，是德语 Universität und Rehabilitation Kliniken 的缩写，从名字不难看出，这是一家康复医院，总的床位数大概 200 张，这就算是德国的大医院了。

虽然和国内动辄 3 000 张病床的医院无法相提并论，但 RKU 一年骨科关节置换的手术量可达到惊人的 800 台。脊柱外科的 Frau Latig 教授，是位 50 岁出头的女性，没结过婚，一心扑在工作上，她曾对我说，"脊柱外科就是我的全部。"

平时和她一起出门诊，总会在放射科碰到一位名叫 Mauer 的男医生，30 多岁，一头红色头发，非常健谈。他是骨科医生，在门诊负责给患者进行封闭注射，治疗各种各样的脊柱、四肢急慢性疼痛。

在德国看病要提前预约，门诊不接待非预约患者。每天早晨，Mauer 医生提前就知道今天哪些患者要来，准备做哪些治疗。每位患者都会被提前安排好精确的就诊时间。患者提前到了医院，都会安静地坐在候诊区的沙发上，低头看书或读报纸。因为都是提前预约，这里看不到人声鼎沸的排队场面，医院也没有挂号处和收费处的设置。

治疗室里摆着很多机器：便携式可移动的床旁 X 线机、超声诊断仪，也有大型 CT 机。根据封闭部位不同，Mauer 医生会选择不同的机器，门诊护士会提前根据患者的病情准备好注射药物。这里就像局部封闭治疗的流水线，一个医生每年治疗患者 3 500 人次，除了休假，算下来每天也得治疗二三十人。由此可见国外对保守治疗的重视程度。

很多脊柱疾病通过保守治疗就能治好。这个"好"不一定是 100% 复原，只要症状消失、生活质量提高，就达到了临床治愈的目的。

保守治疗效果千差万别。有人扎针灸管用，有人外用膏药好使，有人对热敷敏感，有人推拿后症状缓解。这是因为各种治疗方法的机制不尽相同。要结合患者的体质、所处环境、疾病特点，因人而异、因病施治。严重皮肤病和过敏的患者不适合外用药物，而有过消化道出血的患者则不建议使用非甾体抗炎药。

每种疾病都有自然病程。得了感冒，打喷嚏、流鼻涕、嗓子痛，要想好利索最少也得 5～7 天，这就是病程。病程决定了保守治疗过程大多异常缓慢，需要几个疗程后炎症才能消退，症状才会缓解。有的患者刚治了半截儿，自己就失去信心，半途而废。

我常和患者开玩笑说，治疗"脊"病不能急，记住两个字，一个是"忍"，一个叫"等"。只要不是要命的病，给自己点儿时间，疾病都有发生、发展到最终消失的过程。

作为患者，无论选择何种保守治疗方式，前提是要去正规医院，在医生的指导下进行。有些患者压根儿还没有搞清楚得的是什么病，或明知道神经压迫很重，心怀侥幸尝试正骨和大力按摩，导致病情加重。现在就算是正骨科或中医科医生，也得先看患者的脊柱片子，才能进行治疗。

作为医生，选择治疗方法要有敬畏心，强化风险意识。以前听说有的医生给患者做颈部针刀治疗时，患者突然出现休克倒在地上，被紧急抢救；还有的医生给患者按摩造成皮下出血形成血肿；甚至还有因拔火罐，造成患者皮肤大面积烧烫伤。在正骨过程中，使劲儿一扳脊柱造成椎间盘髓核急性脱出，患者症状突然加重的例子在临床上更是屡见不鲜。

所以，保守治疗虽好，也要根据自己的病情和身体条件谨慎选择。

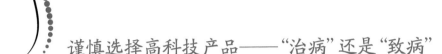

## 谨慎选择高科技产品——"治病"还是"致病"

前两天，一个很少联系的初中女同学在微信里冷不丁发来一句话："你看看，这个管用吗？"

伴随着这句前不着村后不着店的话，她发来一段视频。我打开一看，是个号称专治腰椎间盘突出症的仪器，广告词是"矫正弯曲，在家治疗腰椎间盘突出症。"视频走得还是老套路，找个大众比较熟悉的二线明星，还不能是太年轻的那种，前半段视频里卧床不起，痛不欲生，后半段里仪器一上立马就好。熟悉的笑容，熟悉的桥段，不一样的只是产品。

我知道这位同学的妈妈患有腰椎间盘突出症很多年了。既然她问，肯定是动了买来试试的心思。商家也很体贴，"只需 999 元，温暖送到家"，不仅免费送货上门，前 100 名抢购者还送两盒鸡蛋。

于是我回复她："保健而已，没有太多治疗意义。"

"颈椎病一用就好！腰椎间盘突出两个疗程搞定！骨质增生一吃就灵！祖传秘方根治强直性脊柱炎……"，各种广告铺天盖地、应接不暇，思想稍有松懈，立马就被"套路"。其中有些虚假广告表演者简直就是百变星君，从北京大学专家、蒙古族传统医学第五代传人，到祖传老中医等，演啥像啥。

近些年，大家都有了一定的防范意识，老套路不灵了、卖不动了。随着科技进步，商家开始主攻人体工程学设计、纳米治疗、清理血液垃圾兼顾促进身体排毒，广告语更是五花八门：健康交给 XXX，畅想百岁又何妨;科技引领时代,XX健康未来;牵手XXX,健康永相随。主治疾病大到四肢瘫痪、骨折脱位,小到抑郁失眠、焦虑头晕,甚至同一款仪器上可治疗脱发、头痛,下可改善便秘、静脉曲张。

早些年的时候,在马路上随处都能看到很多"野"广告。讲究一点儿的拿张纸打印出来贴在电线杆上,不讲究的直接像写标语一样刷在墙上。

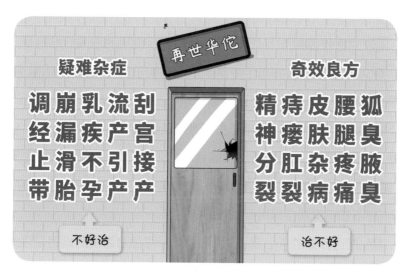

再世华佗

疑难杂症　　　　　　奇效良方

调崩乳流刮　　　　精痔皮腰狐
经漏疾产宫　　　　神瘘肤腿臭
止滑不引接　　　　分肛杂疼腋
带胎孕产产　　　　裂裂病痛臭

不好治　　　　　　治不好

号称包治百病,实际上什么病也治不好

我把这些小广告宣称主治的疾病分为两大类:一类是治不好,另一类是不好治。

治不好的疾病包括各种癌症、糖尿病、银屑病(俗称牛皮癣)、尖锐湿疣、精神分裂症等。不好治的疾病包括颈肩疼痛、腰腿疼痛、各种椎间盘突出、围绝经期综合征、前列腺炎、肛瘘、各种痔疮和妇科杂症等。

商家早早洞悉了目标客户的心理,有时利用患者病急乱投医的心理,有时打着孝敬爸妈的旗号,还有利用患者对手术的恐惧,号称"不开刀,不住院"几个疗程就能根治。长期病痛折磨让患者产生了消极的情绪，这时哪怕看到一丝希望，就像浇了汽油的火折子碰到火星，立刻就点着了，很容易上当受骗。

这些东西很难说一点儿作用都没有，但光鲜的广告词背后一定是被严重夸大的治疗效果。试问如果效果真的这样好，那么多三级甲等医院为什么不买几台给患者用呢？因此我们在打开钱包付款前，先要搞清楚医疗器械和保健用品的区别。

国家对医疗器械准入有严格的标准，而保健品的准入标准则宽泛得多。不少商家钻空子，打着治疗甚至治愈的幌子宣传保健品，招摇撞骗，迷惑性极强。

还有些人专门赚白领的钱，主打治疗亚健康状态，如浑身无力、容易疲倦、头脑不清爽、思想涣散、眼睛疲劳、视力下降、鼻塞、眩晕、颈肩僵硬、睡眠不良、心悸气短、手足麻木，这么多症状总有一两款产品击中目标用户，不知不觉就会掉进商家挖好的陷阱。

客观描述疗效的未必是正规产品，但号称包治百病的肯定是江湖郎中！一台仪器少则几千元，多则几万元，成本却少得可怜。这些号称"金杯银杯不如患者口碑"的东西，既没经过国家相关部门的安全检验，更缺乏必要的临床试验验证，一不小心就把"治病"变成了"致病"。

为什么仍有很多人明知真假难辨，还愿意花钱尝试呢？

最大的症结在于到医院看病，医生会客观地说，这个病治疗难度在哪里、需要多长时间、治疗效果怎么样，对一些难以治愈的疾病，也会明确告诉患者容易复发、手术并发症多、风险高等。和一针见效、一吃就灵的广告比起来，对患者的吸引力显然更小。

江湖郎中最大的优势在于拍胸脯。无论什么病，到他这里都会信誓旦旦地告诉你："包在我身上，保证你一个疗程缓解，两个疗程见效，三个疗程根治，无效退款！"如果我是患者，也愿意花几千块钱尝试一下。就像赵本山、范伟演的小品《卖拐》中展示的，很多人经不住忽悠，辛辛苦苦攒下的钱就这样白白打了水漂。

我们在生活中要对各种渠道获得的信息加以甄别，不轻信、不盲从、不跟风，才不会花冤枉钱。

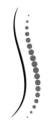

## 防病于未然不等于拿钱买健康

人们总是不自觉地关注某种疾病怎么治，而对如何防却鲜有关心。

门诊经常会遇到一些患者，捂着脖子，扶着腰走进诊室。见到医生就说："赶紧给我看看，有啥好方法给我治疗一下！"

大多数患者希望寻求一种短平快、见奇效的治疗方法，用过之后马上就可以恢复战斗力，该干啥干啥。暂且不说这种方法是否真的存在，如果患者只关心这次怎么治，不去好好寻找致病原因，那么这绝不会是症状最后一次出现。

走进诊室的人，都是病情发展累积到了一定程度，集中爆发产生了明显症状后才来就诊的。这相当于已经到了疾病的"晚期"或"终末期"，医生能为你做的已经很有限。

这个很像是讲到交通安全的时候，我们的主要精力不能放在教大家如何在翻滚的汽车里保持稳定不被甩出来、如何打破车窗玻璃爬出来，或是腿撞断了如何包扎自救，而应该把重点放在如何聚精会神地开车、如何提高车技处乱不惊,这才是我们应该做的事情。

治疗只需要一段时间,而预防则贯穿生命的始终。其实,我们更应该关注的是如何预防疾病。

"上医治未病"说的就是要有防患于未然的意识。与其花那么多金钱和时间做治疗,还不如多关注下如何健康地生活。

都知道生命在于运动,说说容易,做起来是真的难。生活中,更多人宁愿躺着,也不愿意起来运动。都知道肥胖会带来一系列的疾病,糖尿病、心脑血管疾病,但很多人会说"不吃饱了哪有力气减肥""工作压力太大,需要晚上和朋友好好放松一下。"美好的夜晚约三五好友,喝啤酒、吃烧烤直到凌晨,体重严重超标依然停不下来……不健康的生活方式会带来短暂的满足和快感,让很多人忽视了它对健康的危害。

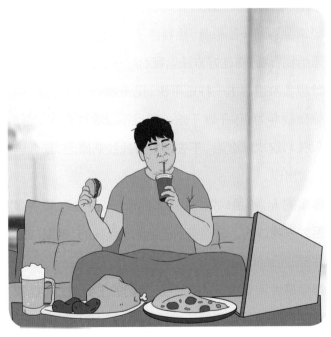

无节制暴饮暴食和缺乏锻炼是引起肥胖的罪魁祸首

每个人都有惰性心理。既舍不下啤酒烤串儿的美味，又怕肚子一天天鼓起来；既不愿花时间去进行枯燥的锻炼，又怕身体出问题，因此滋生出很多奇葩的保健方法。

不用控制饮食，靠吃药的减肥秘方；躺着不动，按摩点穴就能瘦身的秘诀；售价几千元改善睡眠、治疗颈椎病的枕头；动辄好几万元的具有各种保健功能的按摩椅……这些虚假广告连标点符号都不能相信，但无奈受众广泛，仍不乏跃跃欲试的购买者。

不久前，一个亲戚花2万元给他妈妈买了某品牌乳胶床垫。广告上说该床垫根据人体生理曲线和各个部位受力情况采用差异化弹簧分布，能与人体贴合得更加紧密。

应该说设计初衷不错，但实际应用却出了严重问题。和棕榈床垫比，它最大的问题是不透气。老年人夏天很少开空调，北京最热的时候躺在上面，像在铁锅里烙饼，睡在上面满身是汗，一晚上翻来覆去哪还顾得上什么人体工程学。这还没完，没几天身上又过敏起了好多小疹子，简直是苦不堪言，实在用不下去只好换回了棕榈床垫。

有句老话讲"年轻时拿命赚钱，年老时拿钱换命"。随着国人健康意识增强，在健康方面越来越舍得投入。但令人遗憾的是，花钱并不能取代健康的生活方式，用钱更买不来健康的身体。如果花钱就能续命，也不会有那么多富豪过早离世了。

与其等着大病来临倾家荡产治病，还不如平时多注重健康的生活方式。

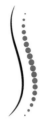颈椎病做牵引管不管用

颈椎牵引是一种有效缓解颈椎病症状的方法。

颈椎牵引利用外界牵引力和患者体重的反牵引力相互作用，既能限制颈椎活动，减少刺激物对神经的反复摩擦，又能通过增加椎间隙和神经出口的高度，起到减轻神经刺激和消除水肿的作用。

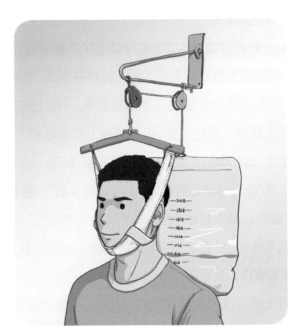

**颈椎牵引是常用的治疗神经根型颈椎病的方法**

是不是所有颈椎病都能牵引呢？答案是否定的。人的颈椎看似强大，其实是身体的薄弱点，很容易受伤。

动作电影里经常能看到主人公偷偷绕到坏人背后，双手放在对方脑袋上使劲儿一拧，只听得脖子上发出类似木棍折断的"咔嚓"声，坏人立刻瘫倒在地。

　　治疗颈椎病，有时也能看到类似的扳颈手法。很多人感觉脖子里"咔"的一响，症状就缓解了。扳颈可不是在按摩房里做大保健，这是个技术活儿，有一定风险。操作时讲究力道，不能用拙力、暴力和僵力，扳的方向也很重要，扳好了叫治疗，扳不好就成了关节错位、神经压迫。

　　正是因为颈椎的薄弱，车祸中容易造成颈椎外伤，有个词儿经常被提到，叫"挥鞭样损伤"。

　　司机遇到紧急路况时猛踩刹车，头部先是跟随车速快速往前冲，随即因为汽车戛然而止速度归零，又迅速被甩向后方。整个过程就像扬起的皮鞭在空中猛地一甩，一瞬间就会造成颈脊髓损伤，严重时人当场就会四肢瘫痪，大、小便失禁。

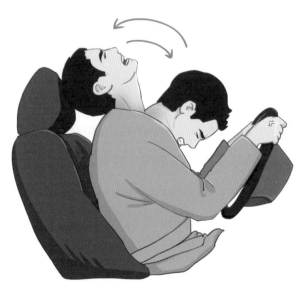

**急刹车或者被追尾时会造成颈椎挥鞭样损伤**

147

所以你看，我们的脖子如此脆弱，可不是个想牵引就能随便牵引的地方。

不少患者得了颈椎病，一次次到医院治疗，麻烦不说，时间也耗不起。看到电视里推销居家颈椎牵引器，号称"有事儿没事儿牵一牵，从此告别颈椎病"，听上去特别吸引人，足不出户在家轻松搞定颈椎病，于是兴高采烈买回家开启自我治疗模式，结果不但没起到治疗作用，病情还加重了。

颈椎病不是简单的"一牵了之"。

牵引看似简单，实则需要丰富的实战经验。技师会根据患者的年龄、耐受程度、疾病种类来选择重量，可能是 2 千克，也可能是十几千克，每个人都不一样。有人牵引没几分钟，就会出现头痛、恶心症状，此时就需要医生根据患者的反应随时进行调整。

也不是所有的颈椎问题都能用牵引解决。

神经根型颈椎病，神经压迫导致胳膊又疼又麻，牵引效果不错；严重的脊髓型颈椎病，四肢动作不协调、走路不稳像喝醉了酒，甚至感觉脚底像踩着棉花、深一脚浅一脚，牵引意义就不大。还有人的疼痛是类风湿关节炎或强直性脊柱炎引起的，牵引会造成颈椎失稳或脱位，导致脊髓损伤甚至肢体瘫痪，所以牵引前至少要先搞清楚病因是什么。

近年来网上还有一种气囊式的牵引脖套，类似老式血压计，一头连着个皮球能往里面打气，对颈椎进行牵引。这种方法也有一定的危险性，不仅牵引力量无法控制，更无法控制牵引方向，平时拿来缓解颈部疲劳尚可，治疗颈椎病建议三思而行。

颈椎是人体非常重要而又异常薄弱的部位，无论做什么治疗，都必须在专业人士的指导下进行。

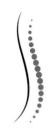

## 普通颈托和费城围领有什么区别

1998年7月22日晚上6:00左右，在美国纽约长岛体育馆里，女子跳马比赛即将开始。我国女子体操队队员桑兰正在进行比赛前的热身活动，她选择了自己很熟悉的热身动作——前手翻直体前空翻转体180度。这个动作结束时本应双脚落地，但桑兰完成腾空转体落地时颈部撞在垫子上，强大的冲击力造成颈部骨折，导致高位截瘫。

从现场录像看，急救人员在第一时间就用双手和前臂固定住了桑兰的头颈部，在抬出比赛场地时已为她佩戴好了费城围领，堪称专业。

2012年5月12日，在全国体操锦标赛女子平衡木决赛中也发生了惊险的一幕。广东队选手吴柳芳整套动作完成得不错，没想到在最后下马时，一步不慎踏歪，落地时肩颈部着地倒在了地上。急救人员迅速为她戴上了费城围领后抬离了比赛现场。

颈托是脊柱外科常用的限制颈部活动的支具。顾名思义，颈托像围脖一样，环绕脖子一周。颈椎不同于脊柱其他节段，它的活动度很大，在颈部损伤后，颈椎出现异常活动会损伤神经，因此，颈托的作用只有一个，就是限制颈椎活动，尤其是颈椎的异常活动。

颈椎病出现疼痛时，医生会建议患者戴颈托。车祸造成的颈部外伤，颈托是现场离不开的急救工具。交感神经型颈椎病，脖子一动就感觉头晕眼花、天旋地转，戴上颈托也管用。颈托一戴，脖子活动度就明显降低了，痉挛的肌肉得到放松，发炎的神经也逐渐消肿，症状就减轻了。

除了常见的颈托，上面桑兰和吴柳芳伤后戴的颈托还有个专门的名字，叫费城围领（Philadelphia collar）。

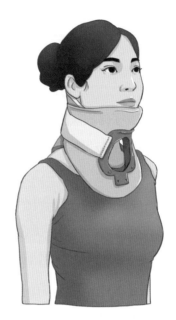

**费城围领对头颈部有更加确实的固定作用**

费城围领比普通颈托结构复杂，普通颈托可以减少脖子 50% 的屈曲动作，1/3 的侧屈动作和 2/3 的转头动作，而费城围领的固定效果远大于普通颈托，可以更加牢固地固定头颈部。

颈部受伤后，椎间盘破裂、骨折脱位、韧带撕裂等原因会造成颈椎不稳定，这时必须选择固定效果更强大的费城围领。因此我们在电视上和车祸现场看到出镜率最高的就是这种颈托。

费城围领分前后两片，中间用束紧带黏合固定。很多人不清楚如何佩戴，造成无效固定，不但起不到保护作用，还可能加重损伤。

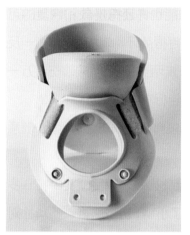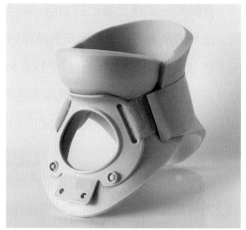

费城围领分为前后两部分，佩戴时上下前后不要搞错了

近些年，我注意到在一些新闻报道的现场照片中，不仅现场的专业急救医生会把费城围领戴错，有时甚至到了医院都不能得到及时纠正。组成费城围领的前片和后片不是被上下戴反，就是被前后颠倒，甚至还有上下前后全都搞错的情况。

费城围领的结构比较复杂，医生不能光和家属说一句："去买个颈托戴上！"别的就不管了。普通人既不知道医生所言为何物，更不知该如何佩戴，买回家胡乱一围，根本起不到任何固定作用。

颈部外伤合并脊髓损伤的救治是考验现场急救水平的试金石，因为要尽可能避免在急救过程中发生脊髓二次损伤。

脊髓平时在外周环绕的骨性椎管保护下不易受伤。意外发生时，高能量打击造成颈椎骨折脱位。此时伤者的脖子就像刚被飓风扫荡过的房子，岌岌可危，随时可能坍塌。失去骨性结构保护的脊髓就像根儿软面条，此时贸然搬动颈部，会造成脊髓不可逆的二次损伤。

脊髓第一次遭受猛烈打击后，神经功能也许还有挽救和恢复的可能。遗憾的是大多数人看到伤员躺在地上疼得龇牙咧嘴的时候，第一反应不是"赶紧固定颈部"，而是"先扶他起来走两步"。贸然搬动伤者万一对脊髓造成二次伤害，患者可就彻底告别"自行车"了。

因此，在没搞清楚伤情的情况下，一律按有颈椎损伤处理，禁止随意搬动！

2016 年 8 月 7 日，里约热内卢奥运会体操跳马项目预赛中，26 岁的法国体操运动员萨米尔·艾特意外摔断了小腿，伤势严重。新华社对这一突发事件进行了报道。现场图片可以看到，场上的急救人员虽然知道他只是小腿骨折，但搬运埃米尔下场时，依然用类似费城围领的设备固定住了他的头颈部，体现出过硬的急救专业素养。

普通颈托也有预防颈椎受伤的作用。有些严重的颈椎病，脊髓受压非常严重，在椎管内已经没有任何躲避空间，此时颈部受伤必然造成瘫痪。这类患者平时出门脖子上像顶着个炸弹，随时都有爆炸的可能。

虽然医生会反复强调，千万注意脖子别受伤啊！可现在马路上这么多快速行驶的车辆，患者出门就算自己不撞人，也得随时防范被其他车辆撞倒。平时要做好预防，坐车出远门，提前把颈托戴上，以防急刹车时出现严重后果。

还有些类似颈托的东西可以起到颈部保健的作用。U 型颈枕长得很像颈托，对长时间伏案工作的白领或是需要频繁出差、旅途奔波的商务人士具有很好的保护颈部的功效。

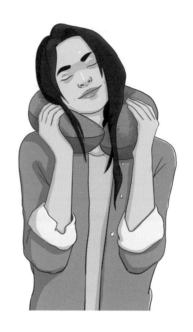

**颈枕用于日常休闲或旅途奔波时保护颈部非常理想**

　　长时间乘坐交通工具难免困意袭来，脑袋会不由自主向前或向两侧耷拉，此时颈部肌肉松弛，支撑力下降撑不住重重的头部，所以我们经常会看到很多人坐着睡着后会有一下一下"点头"的动作，此时要是没有个合适的颈枕托着脑袋，醒来后特别容易出现脖子痛。颈枕长得像环绕的双臂，戴上后环抱在脖子两侧起到支撑作用，可以有效预防颈部损伤。

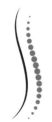

## 祖传的硬板床到底是什么

　　只要说起治疗腰椎间盘突出，大多数人十有八九第一反应就是睡硬板床。很多医生碰到腰椎间盘突出患者，经常也会说一句："回去睡硬板床!"患者出了诊室门一头雾水,到底什么才是医生说的硬板床? 于是便有很多人回家掀掉床垫后直接躺到木板上,还有些人图省事儿,在地上铺个单子就睡了。地面又凉又潮,一觉醒来腰痛得更厉害了。

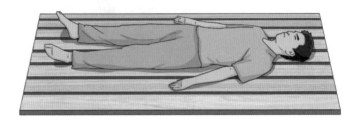

**医生说的睡硬板床并非让患者直接睡在硬床板上**

为了能更好地解释什么是硬板床,我专门在网络上进行了查询,没想到还真有明确定义:硬板床专指不柔软、不铺垫子的木板床。这个定义至少包括两层意思,第一不能铺垫子,第二是木板做的床。符合这两条标准,才是严格意义上的硬板床。不仅如此,在硬板床"作用"一栏,还写清楚了"对患者恢复病情有益"。

医生嘴里说的硬板床,是不是就是网络上说的这种木板床呢? 答案是否定的。实际上,硬板床是相对于早些年很流行的以席梦思为代表的软床垫而言的。

席梦思是个舶来商标品牌,因为名气太大,在国内一度成了弹簧床垫的代名词。这个牌子源自公司创始人的名字。19世纪末,美国有个叫扎尔蒙·席梦思(Zalmon. G. Simmons)的年轻人在威斯康星州开工厂做小买卖。一个客户因为经营不善,把一项技术交给席梦思用于抵债,这项技术就是钢丝网弹簧。

那时候全世界人民还睡在硬板床上,大家都抱怨床板太硬硌得骨头痛,睡得非常不舒服。席梦思灵机一动,把这项技术应用在床垫中,发明了软弹簧床垫并注册了专利。席梦思床垫的最大卖点就是软，人躺上去就像是进了沼泽地，深深陷到床垫里，舒适度比硬板床提高了好几个数量级，一经推出就受到世界各地人们的喜爱。

但软床垫躺久了，很多人发现会出现腰痛。后来通过长期观察才搞明白，原来人躺在软床垫上，无论采用哪种姿势，身体中段都会下陷，导致脊柱正常生理性弯曲消失，周围韧带和椎间盘负荷过重，时间长了自然会出现腰痛。特别是本来就有椎间盘突出的人，睡软床垫症状会加重。

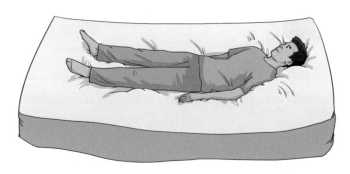

**软床垫非常柔软，人躺久了会出现腰痛**

席梦思公司意识到这个问题，在 1996 年推出新的护脊产品，不仅增加了硬度，还起了个吸引人的名字——睡美人床垫。很多人小时候看过一个广告，十个保龄球瓶放在床垫上，旁边一个人在两米多高的地方拿着保龄球，他手一松，球落在床上，但旁边的保龄球瓶却纹丝不动。变硬的床垫有效解决了躺久了腰痛的问题。

几十年过去了，现在无论是在酒店，还是在普通家庭里，早就难觅软床垫的踪影。只要家里有硬一点儿的床垫，就能完全胜任硬板床的角色。

那么硬板床是不是越硬越好呢？

当然也不是。过硬的床板相当于一条直线，与脊柱的四个生理性弧度无法贴合，导致全身肌肉整宿紧绷无法放松。不仅如此，硬邦邦的床板也会持续压迫身体上几个因为缺乏皮下脂肪显得"皮包骨"的位置（即骨性突起，包括髂嵴、鹰嘴、外踝、骶骨等）而造成疼痛。这样的硬板子拿来练功还行，根本不适合在上面睡觉。

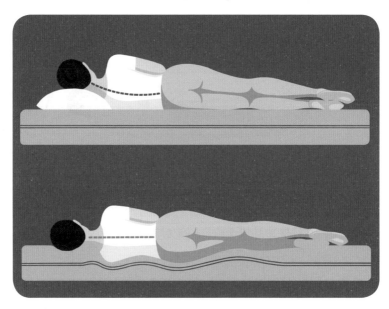

**过硬的床板无法贴合脊柱，软硬适度才能有助于睡眠**

高质量睡眠对消除疲劳、恢复体力非常重要。每个人的一生有超过1/3 的时间是在睡眠中度过的。因此，就算不为了治病，花钱投资一张好点儿的床也很划算。

天然棕榈床垫绝对是个好选择。棕榈床垫由棕丝编制而成，致密又透气。国内大厂的产品质量相对有保证，甲醛含量不超标，也没有特殊异味，价位也接地气，适合绝大多数家庭。

棕榈床垫有软硬之分，选购时亲自躺一躺、摸一摸，翻翻身感受一下。把握两个原则：①床垫躺上去没有明显的变形；②身体平躺，把两手插进腰间，看看腰部与床垫之间是否有空隙，如果空隙很大说明床垫偏硬。

理想的床垫在身体躺平时腰部可以完全放松并和床垫贴合。如果家里床垫太硬，不妨在上面铺层两指厚的褥子，也能达到非常好的效果。

现在大家应该搞清楚了吧，医生再让回家睡硬板床，千万别睡地上，他只是建议你选择一张硬度适合的床，最重要的是治疗期间要多躺躺，充分休息。

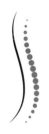

## 高枕真的无忧吗

很多成语都跟枕头有关，如枕戈待旦，枕着兵器等待天亮，形容提高警惕准备打仗；高枕无忧也和枕头相关，出自《战国策》"为大王计，莫如事秦，则楚韩必不敢动，无楚韩之患，则大王高枕而卧，国必无忧矣。"意思是大王您把心搁肚子里，踏踏实实地枕着高枕睡吧。

"高枕"真的可以无忧吗？

门诊常会碰到生活习惯截然相反的两类人。一类喜欢睡高枕头，另一类压根不用枕头或做一个小圆滚子塞在脖子下面，仰着头睡觉。

不能说哪种方式绝对正确。不习惯用枕头的，塞个枕头给他反而影响睡眠。虽然没有谁单纯因为枕头高低不合适得了颈椎病，但睡姿不好却很容易诱发颈椎病。

因此，选择适合自己的枕头非常重要！

枕头过高或过低都不好。高枕造成颈部屈曲、呼吸不畅、打鼾和落枕；低枕或无枕容易造成颜面充血水肿，肌肉疲劳。

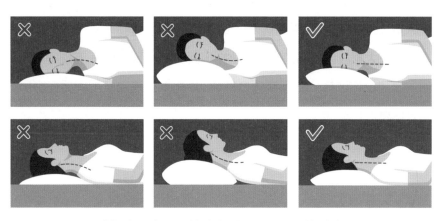

**选择高低合适的枕头有利于睡眠和颈椎健康**

有些人在医院做完 X 线片后发现颈椎曲度变直，于是为了改善颈部曲度，晚上睡觉特意在脖子下面放一个啤酒瓶子，整晚枕着瓶子睡。实际上，这个动作对脖子的危害也很大。

为什么这么说呢？

平日里我们挺胸抬头目视前方，这个姿势颈部耗能最少。如果夜间枕着个瓶子睡，可以想象整晚头部都处在极度后仰状态，就像白天从 8 点开始一直坚持仰着脖子工作 8 小时，脖子能感觉舒服吗？既然不舒服，那你为什么会认为晚上一直仰着脖子睡能起到改善颈椎曲度的治疗作用呢？

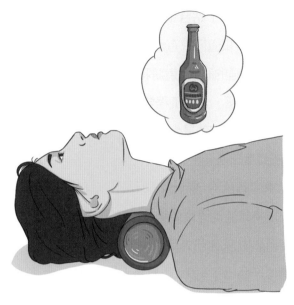

头枕啤酒瓶子睡觉，不但起不到治疗作用，还会损伤颈部

如何判断自己的枕头高度是否合适？

有个自测方法很简单：伸出手握紧拳头，拳头的高度就是你专属的枕头高度。合适的枕头既要关注高度，也不能忽视了长度和宽度。枕头足够长和足够宽才能满足翻身后头部的各种位置变化。太短小精悍了，半夜翻个身，脑袋就找不到枕头了。

**枕头软硬度也有讲究**。太硬了，头颈和枕头接触面变小，局部压力大，仰卧位硌后脑勺，侧着睡压耳朵；太软了，会削弱对头部的支撑作用，相当于枕着个缩小版的软床垫。

近些年随着人体工程学座椅的问世，又出现了人体工程学枕头。不用说，只要和"人体工程学"沾了边，立马就拥有了"华丽"的气质，价格高的令人望而却步。网站上搜索这类枕头，便宜的起步就要 200 多元，贵的 1 000 多元，进口的就要 2 000 元往上了。

这类枕头设计时为了贴合颈椎的生理性弯曲，外观多自带弧度，要说这也没错。就是不知道厂家有没有想过，这个弧度平躺时倒是符合人体工程学了，可侧身睡的时候，肩膀和枕头间就产生了落差，脑袋要不悬空，要不就得歪着头睡。人体工程学座椅固定弧度是没有问题的，因为人在椅子上只有一个动作就是坐着。可人在睡觉时总要翻身不断改变姿势，枕头固定的弧度无法调整，就失去了人体工程学的意义。

在市场需求的感召下，最近又有带记忆功能的加强版本功能枕横空问世。它号称能持续监测睡眠姿势并自动调整枕头的形态。听上去有点儿吓人，睡到半夜，枕头自己先动起来了。

这些年类似产品出了不少，靠着名人推荐赋能，大奖光环加持，不少人心甘情愿地掏出了钱包。但它们能比荞麦皮枕头强多少，只能仁者见仁，智者见智了。枕着几千元的枕头，自我感觉睡眠质量提高了，就像是掏钱买完健身卡后就产生了身体健康了不少的错觉一样，花钱买心安，都是心理效应在发挥作用。

大江医生推荐选购传统的荞麦皮枕头。纯天然植物制成，透气性好，湿气不容易集聚，可谓优点多多。荞麦皮软硬适中，冬暖夏凉，是非常合适的枕芯材料。枕头套里填充重量不等的荞麦皮，做成软硬可调、高低可控的枕头，翻身时拍一拍，很容易根据姿势和头部位置进行调整。

花钱买东西，广告再好也得看疗效。一款枕头到底好不好用，值不值得买，不妨选购时亲自试试，直观感受一下再买不迟。

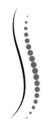

## 趴着睡到底好不好

不少人喜欢趴着睡。这里说的趴着睡特指躺床上睡觉时的姿势，不是在课桌上趴着睡。

平时聊天，大家很少说到自己的睡姿。但要是关注的话，你会发现，喜欢趴着睡觉的人还真不少。这似乎没什么大不了，但从身体健康的角度看，趴着睡弊大于利。

首先，趴着睡时人不可能脸冲下埋在枕头里，头部必然要扭向一边方便呼吸，时间长了脖子肯定不舒服。

其次，歪着脑袋睡觉，枕头会压迫一边的眼睛，造成结膜出血或眼压升高，一觉醒来感到眼睛非常不舒服。

最后，趴着睡时内脏器官无法放松。趴着睡英语说法是 sleeping on stomach ——压着肚子睡，多形象。腹部压力升高没什么好处，会影响内脏器官的血液循环，女性还会挤压乳房，造成乳房外观变形，回流不畅甚至出现疼痛。

趴着睡对正常呼吸也是个挑战。

在常规脊柱手术中，患者一般都会俯卧位趴着，胸腹部受压会限制胸廓活动，影响正常的呼吸动度，进而干扰气体交换，尤其对肥胖患者的影响更大。因此，麻醉师都非常关注患者的呼吸情况。

有人趴着睡纯属个人爱好，然而有人却只能"被迫"趴着睡，出现这种情况一定要及时搞清楚原因。

不久前，心内科一名护士来找我。小姑娘很年轻，刚 25 岁，个子不高，长得瘦瘦的。最近半年两条腿总感觉不舒服，尤其小腿后面有根筋"抻得慌"。我让她两腿伸直并拢，弯腰的同时双手摸地。按说这个年龄的女孩子，就算摸不到地面，指尖离地也不会差太远。可她手指尖刚过膝盖，腰里就像上了锁，再也弯不下去了。整个后背看上去也不像正常人那样是水平的，而是右高左低，像隆起的驼峰。此时我的第一反应就是——脊柱侧弯？

小姑娘抬起头告诉我："我平时只能趴着睡"，我问她为什么？她说，"没法平躺，只要面朝上躺着，脖子和腰就绷得特别难受，平时只能趴着睡，习惯了也就无所谓了。"

弯不下腰、后背一高一低、被迫趴着睡，三者必然存在联系，需要寻找病因。

在我的建议下，她拍了脊柱全长 X 线片，发现胸椎有明显侧弯，颈椎的情况也不容乐观，不但生理性弯曲完全消失，下颈椎还有明显反屈。腰椎情况也好不到哪去，正常曲度完全消失，基本变成了一根直棍。从片子上看，问题肯定不是一天两天了，拖到现在才看，就有些晚了。

其实身体出现异常表现，只要稍加留心，很多时候是有迹可循的。

绝经很多年，突然又出现阴道出血；近期突然出现口腔异味、食欲不振、体重下降；走路不稳，容易跑偏和摔倒；小便颜色突然变化或是大便习惯明显改变；突如其来的头痛、头晕甚至恶心、呕吐……这些都是身体发出的预警信号和疾病发作的前兆，要引起我们足够的重视。

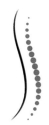

## 膏药品种琳琅满目，该如何选择

膏药在我国已有几千年的历史，从腹胀、腹泻、宫寒带下到疮毒肿痛、跌打损伤，应用非常广泛。很多老百姓生病不愿吃药打针，更容易接受贴膏药。因为治疗效果不错，近些年来，在国外也经常能看到膏药的身影。

去医院看病，面对种类繁多的膏药该如何选择？它们之间又有哪些不同？

目前市面上常见的膏药剂型有黑膏药、橡皮膏和巴布膏剂。

黑膏药看上去更像是传统中医流传下来的方剂，膏药中央有黑乎乎的一片药布，外观辨识度很高。黑膏药用起来略复杂，要先进行加热，平时可以在蜡烛或者酒精灯等微火上烤化，冬天也可以在暖气上烘烤，待药体软化后再贴于患处，抚平按实即可。制作黑膏药时，要把植物油或动物油和药材一起熬成胶状物质后再涂抹在药布上。因为药物膏层厚使用时直接接触皮肤，所以药劲儿来得猛烈、作用时间长、容易烧灼皮肤。有些患者复诊时，取掉膏药后发现皮肤表面已经有了水疱。所以选用黑膏药前，要先看自己的体质是否适合。

黑膏药另一个缺点是黑色药膏蹭到身上难以清洗，穿浅色衣服时要谨慎选择。黑膏药对痛风、跌打损伤、关节炎、肩周炎、颈椎病、腱鞘炎、腰腿疼痛都有一定的治疗效果。

橡皮膏是平时用得最多的膏药。

它采用现代工艺制成，黏合力异常强大，生活中往往将令人讨厌的人形容为"像是狗皮膏药一样，甩也甩不掉"。橡皮膏不用预热可以直接使用。不同于黑膏药，它不会污染皮肤和衣服，携带使用非常方便。和黑膏药相比，它载药量比较小，也无法重复使用。

橡皮膏一般味道比较浓郁，离得老远就能闻到它的味道，准备参加社交活动或者出席正式场合要谨慎选择。橡皮膏最大的缺点是容易引起皮肤过敏，皮肤瘙痒、丘疹、水疱等非常常见。如果出现过敏，要及时更换其他膏药或改变治疗方法。

伤湿止疼膏是常用的橡皮膏。使用时要注意：如果肌肉、关节、韧带急性损伤，不要马上使用。因为这类膏药具有活血化瘀的功效，人体组织遭受损伤后局部会发生血管破裂并产生炎症反应。此时马上外用膏药，药物不但无法发挥作用，还可能加重损伤部位的出血肿胀。因此，至少要在伤后 24 小时后再使用。一些橡皮膏含有麝香、乳香、红花等活血成分，孕妇应禁止使用。有皮肤破损、出血或局部渗出时，也不要选择外用膏药，容易造成伤口感染和延迟愈合。

最后说说巴布膏。

这是我常推荐给患者使用的膏药类型，在门诊，也是患者用过后再回来开得最多的膏药。巴布膏属于透皮吸收剂，通过皮肤贴敷发挥全身或局部治疗作用的一种新贴片。它的工艺更复杂，由背衬（常用无纺布、弹力布）、膏体、防黏膜（膏体表面的隔离膜）组成，制作时先将药物与水性基剂混合，再将其涂在背衬材料上。

和传统贴剂比较，巴布膏具有药量准确、载药量大、血药浓度稳定、皮肤亲和性好、使用安全方便、刺激性小等诸多优点，是极具市场潜力的新型制剂。巴布膏还有一个优点是可以重复利用，洗澡时候摘下来，洗完澡还能再贴回去。它的用法略有不同：每天两次，早晚要换一贴，而黑膏药和橡皮膏一般都是每天一贴就够了。

巴布膏的缺点是黏合力不如橡皮膏。很多人抱怨不注意或走路多了容易脱落。即便如此，它依然是对传统膏药过敏患者的最佳选择。

膏药种类和品牌非常多。就诊时，医生会根据经验推荐不同类型的膏药，患者也要根据自己使用后的效果来选择。

用好膏药把握四个要素：选药对症、方法正确、部位准确、兼顾禁忌。注意到这四点，就会找到适合自己的好膏药。

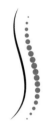

## 医生为什么总让我吃"止痛药"

因为疼痛去看病，医生常会开一些"止痛药"，并嘱咐患者回去按时服用。一般人听到是止痛药，就认为不是好东西，能不吃尽量别碰。

由于从小接受科普知识的局限性，让大家对吃镇痛类药物顾虑重重。主要担心三个方面的问题：首先，吃了会掩盖症状，病情加重了也不知道；其次，吃了也白吃，治标不治本；最后，常吃容易上瘾，不吃会更疼。

事实真是这样吗？

脊柱外科医生给你开的可不是传统观念中的"止痛药"，它们都属于抗炎镇痛类药，也是最容易被大家误解的一类药物。它们的另一个名字叫非甾体抗炎镇痛药。

"甾体"一词来自英文，是一种含有特殊分子结构的化合物。大家不用深究具体结构，只要了解但凡包含这样结构的药，基本上具有抗炎作用。

疼痛和炎症就像从小玩到大的亲兄弟。外伤或慢性劳损都会造成脊柱关节、韧带和椎间盘产生无菌炎症。炎症越重，疼得就越厉害。非甾体类药物的主要任务就是抗炎。从抗炎镇痛药的名字不难看出，抗炎排在镇痛前面，说明它是通过消除炎症而产生镇痛效果。因此，它可不是传统意义上的止痛药，而是现代医学中非常有效的治疗手段。

长期吃非甾体抗炎药，万一"上瘾"停不下来怎么办？这个担忧大可不必！这类药物和大家知道容易上瘾的那些药物完全就是两码事。

大家熟知会上瘾的药，如哌替啶、吗啡、盐酸曲马多，虽然对疾病没有治疗作用，但它们最牛的地方就是镇痛效果一流，并会让人产生欣快感，服用时间长了不可避免地会让人产生药物依赖。因此，这些"马力强劲"的药物一般用于术后止痛或帮助癌症晚期患者提高生活质量。

这些药在我国被列为特殊药品（毒、麻、剧、限）并进行严格管控。医院几毛钱一支的吗啡，到了坏人手里，转手就能卖大价钱。因此，医院里都是由专人专柜管理保存，只有一定职称的医师用专用处方才能开出来，使用后的安瓿也要清点回收，一般人根本拿不到。非甾体抗炎药在医院或网上药店就能轻易买到，压根不存在药物成瘾的问题。

非甾体抗炎药怎么吃也颇有讲究。

我在门诊给患者开药时总会强调再三：吃药要按时、按顿，中间不要停。碰上老年人，还会把服药的注意事项写下来，让家人或保姆督促他们。只有按时吃药，才能保持身体内有效的血药浓度，获得 24 小时不间断、马力全开的抗炎镇痛效果。

维持有效的血药浓度特别重要。每种药的用法和用量不是胡编乱造或拍脑门写的，都是经过严格的动物实验和临床观察后得出的。不同药物在体内的代谢速度不一样，有的快有的慢，代谢慢的一天吃一片就够了，代谢快的每隔几小时就得补充一次。

一旦药物代谢完后劲不足就无法继续发挥治疗作用。比如治疗高血压的药，一般每天早上起来吃一粒，才能发挥全天持续稳定降压的功效。如果擅自改成隔一天吃一粒，血压控制肯定不理想。

有人平时大大咧咧惯了，吃了一段时间药觉得治疗效果不好。你问他怎么吃的，他说想起来吃一片，想不起来就不吃了。三天打鱼两天晒网，炎症好容易有所消退，刚看到点儿胜利的曙光，自己先断药了，因此无论治疗时间再长，效果也是差强人意。

还有些人正好相反，生活中过于谨小慎微。为了能"有效降低药物的不良反应"，不按说明书服用，自己随意减量。本来应该每天吃两次，每次吃一片，改成每天一次，每次半片儿，这种自创的吃法还不如不吃，根本起不到治疗作用，纯属自我安慰。

药物是保守治疗中的重要环节，它不像保健品，吃不吃两可，怎么吃也无所谓。药物必须在专业医生的指导下，按时定量服用疗效才会好。

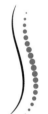

## 卧床休息要多久，姿势该如何拿捏

在诸多保守治疗方法中，"卧床休息"四个大字就跟"多喝热水"一样管用。无论采用哪种治疗方法，卧床休息都是治疗"脊"病的重要前提。

武侠电影中的主人公受了内伤后，都会找个深山老林"养"伤；普通人生病了也需要在家好好"养"病。早些年，住院的病号不叫"患者"，都叫休养员，意思就是要在医院通过休息来养病。

卧床休息到底管不管用？

当然管了！卧床休息是脊柱外科常用的治疗方法。就像脚崴了要缠上绷带固定，腿骨折了要打石膏固定一样，脊柱出现问题，无论劳损、扭伤、骨折、椎间盘突出，还是椎管狭窄，都需要充分休息才行。卧床看似简单，却能发挥奇效。

有人椎间盘突出甚至脱出，腰腿疼痛很厉害，但通过正确的卧床休息，症状慢慢就能缓解。甚至还有个别人几个月后再复查磁共振，脱出的椎间盘组织已经被人体完全吸收了。

人体像一部手机，过度使用后电量耗尽就会关机，此时需要插上电源充电。人劳累了一天后，晚上必须保证充足的睡眠来为身体充电。人在休息睡眠时，受损的 DNA 会在细胞内进行有效的修复，为第二天的工作做好续航准备。得病后，更需要严格的卧床休息，才能让病变或受损的组织消肿、修复、炎症消退，从而缓解疼痛。

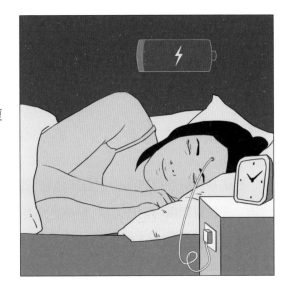

良好的睡眠有助于修复身体受损组织，对恢复体力、精力非常重要

如何卧床休息也有讲究。

得了椎间盘突出，很多人忧心忡忡担心会不会瘫痪，思想压力很大。医生说卧床休息三周，回家后就像木乃伊一样直挺挺地躺在床上，开启"冬眠"模式，连翻身都不敢，这就有点儿治疗过度了。

还有人听说要卧床就犯了难，这咋跟内科医生说的不一样？我有糖尿病、高血压，他们让我多运动、减肥降糖，你又让我卧床休息，到底该听谁的？

其实，这里说的"卧床休息"是指要减少腰部一些特定的动作，如频繁弯腰、扭腰、负重、久站和久坐等，除此之外，适当下地走动，包括吃饭或上厕所是完全可以的。

老年人在卧床期间鼓励适当下地活动。长期卧床危害很多，肺部感染、下肢静脉血栓、心肺功能降低、尿路感染等会接踵而来，绝大多数来者不善，甚至直接威胁生命，治疗这些并发症远比治疗腰腿疼痛要麻烦得多。

要注意的是，这里说的"适当下地活动"可不等同于"随便下地活动"。

有的老年人治疗几个月效果始终不好，你问他："在家有没有好好休息啊？"他回答："休息了好几个月了，就是不见好！"如果再刨根问底追问他怎么休息的话，他会告诉你："我在家没事就躺着，每天也不干啥特殊的，就是一天做三顿饭，早晚去接个孩子。"听到这里，你就会明白他为什么久治不愈、效果不佳了。一天做三顿饭外加接送孩子上学，这工作量对一个老人而言就够大的了，还谈何充分休息？所以，治疗期间诸如锻炼身体、买菜、做饭、拖地、接送孩子等活儿肯定是不能再干了。

除此之外，躺床上对姿势有什么要求吗？能侧着躺吗？能翻身吗？卧床多久合适？这些问题也时时困扰着患者。

只要躺在床上，上半身重量就不再会压在脊柱上，椎间盘受力也会锐减。因此在床上想怎么躺着都行，大可不必只保持一个姿势。翻身时要稍加留意，采用"轴向翻身"的方法。不同于平时上半身带动下半身的翻身动作，轴向翻身相当于在床上滚动身体，上半身下半身一起转，目的是保持腰部不要扭曲，防止在翻身过程中椎间盘承受过多剪切力造成疼痛。

还有人听说在腰下面垫个小圆枕，卧床时保持挺腰的姿势，治疗效果更好。尝试过就会发现，这是一个很难拿捏的动作。别说晚上睡觉了，平躺着能多坚持一会儿就不错了。有多少治疗作用不好说，影响睡眠却是一定的，因此并不建议使用。

卧床多久合适？

有的患者躺一周症状基本消失，也有人老老实实躺了三个月疼痛才缓解，还有人虽然卧床 1 周就好了，但下地活动没多久症状又反复了，那还得继续卧床休息。因此，这个时间长短要根据症状变化调整，一般来说 1~3 周就会有明显改观。

要想逃过手术这一刀，必须付出相应的代价，严格按照医生的吩咐执行。

有人病没养好就着急回去上班，感觉单位缺了自己，地球转得都不痛快了。只要回去上班，大家就不再把你当病号看待。你想着啥也不干光发号施令？没那么简单，很多事情自己硬着头皮也得做。你想干一会儿就找个地方躺会儿？纯属想得太多，老板都没这条件，别说大家都是普普通通的打工人。

病情反复，不禁想起歌曲《从头再来》，"昨天，所有的治疗，已变成遥远的回忆"，付出的一切全部归零，从头再来。所以，千万要等到症状完全缓解后再去工作。

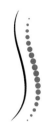

## 颈托、护腰一直戴着行吗

当然不行了！腿骨折了打石膏，是要限制骨折断端的活动，让骨折快速愈合。治疗脊柱疾病，有时也必须固定脊柱，颈托、护腰等外用护具就能起到这个作用。

但外用护具是把双刃剑，既有治疗作用，使用不当也可能带来新的问题。最常见的就是佩戴时间过长。

俗话说"伤筋动骨一百天"。骨折好了拆掉石膏，会发现胳膊、腿明显"瘦"了一圈，原因就是肌肉萎缩，石膏固定后肌肉长时间得不到锻炼，用进废退，自然就萎缩了。

颈托、护腰围佩戴的时间过长也会造成肌肉萎缩。

脊柱外观很像常吃的羊蝎子。当你啃骨头吃肉时肯定没想过，为什么在羊蝎子上会有那么多肉？这些肉就是椎旁肌。椎旁肌是环绕在脊柱四周的一组肌肉，两者的关系就像电线杆和拉在四周的固定钢索。椎旁肌对脊柱起到加固和稳定作用，它是人体核心肌群的重要组成部分。

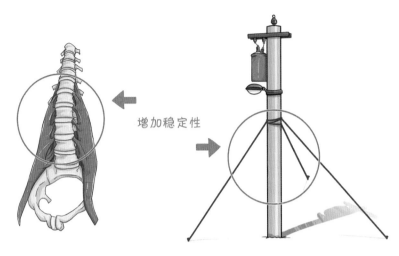

**强大的椎旁肌像电线杆四周的铁丝一样起到保护和稳定脊柱的作用**

椎旁肌对脊柱非常重要,肌肉力量越强大,脊柱的稳定性、平衡性和协调性就越好。护具佩戴时间过久,萎缩的椎旁肌就像松弛的钢索,失去了对脊柱的保护作用,让失稳的脊柱更加风雨飘摇。因此佩戴外用护具的时间可不是越长越好。

疾病不同时期,佩戴护具的时间各不相同。

偶尔有点儿症状,或症状很轻微,不建议佩戴外用护具。如果是急性发作期,疼得很厉害,可以持续佩戴护具。在床上可以取掉,离床活动需要提前戴好再下地。佩戴时间为1~3周,直至症状明显改善。当疾病进入平缓期,下地活动没什么特殊不舒服,此时可以改成间断佩戴,只需要在久站、久坐或出远门时佩戴,室内活动时可以不戴。

有朋友咨询网上和电视广告里推销的磁疗护腰、热疗护腰、分子纳米护腰能不能买,管不管用?护腰的主要作用是对脊柱的辅助支撑固定,至于是磁疗、热疗、超声还是短波,都属于锦上添花,可以根据自己的需求加以选择。

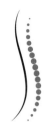

## "小燕飞"到底有没有用

很多医生会对有腰痛的患者说："回家好好锻炼腰背肌！"。如果你问怎么练？他十有八九会告诉你"做小燕飞啊。"

腰痛就练小燕飞似乎成了"规定动作"。小燕飞真有这么神奇吗？它对锻炼腰背肌究竟能起多大作用？

小燕飞，在国外这个动作叫 superman，像是超人在空中飞行时的动作。

网络上对小燕飞的解释是：人们模拟燕子飞行的姿势进行肢体运动，以达到锻炼腰背肌，缓解腰部、颈肩部劳损和保健的目的。小燕飞适用于腰肌劳损、腰肌筋膜炎、腰椎间盘突出症、腰椎峡部裂、轻度腰椎滑脱、腰椎术后等。

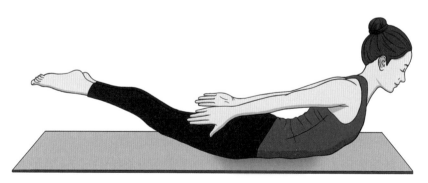

小燕飞动作看似简单，想做到位不容易

　　小燕飞看似简单，实则拥有较高的技术门槛。有一次我找了 10 个健康青年人，让大家试试能否完成标准的小燕飞动作。

　　出乎意料的是，十个人中只有三个能标准地完成。这些 20 岁左右的小伙子们每天摸爬滚打搞体能训练，身体素质很棒。即便是他们，想痛快利索地完成这个动作都很困难，更别提让患者回家自己练了。

　　绝大多数慢性腰腿疼痛的人，年轻点儿的五十岁左右，岁数大的七八十岁往上，走路都走不快，让他们练小燕飞根本不现实。不仅如此，从医这么多年，也没见哪个患者跑过来说："多亏练了小燕飞，现在腰也不痛了腿也不酸了。"

　　但小燕飞依然活跃在外科医生们的日常科普中。

　　腰背筋膜痛练小燕飞，椎间盘突出也练小燕飞，小关节紊乱还是小燕飞，就连腰椎滑脱的人也练小燕飞，可是世上哪有这样的万金油动作，练练就能解决一切问题。

　　锻炼腰背肌的前提是脊柱稳定性不好，此时可以通过锻炼来加强肌肉力量，稳定脊柱，缓解症状。但如果疼痛来源恰恰是肌肉、筋膜或韧带损伤导致的，此时锻炼腰背肌只能雪上加霜，痛上加痛！这相当于手指头被刀割伤后，不但不制动，还每天用手揉搓伤口，你说痛不痛？这啥时候才能好？

　　因此，没搞清腰痛的原因就开始盲目做小燕飞，不但不管用，还可能是有害的。

　　是时候和小燕飞说拜拜了。

　　就算要锻炼肌肉，大江医生建议也要采用些舒缓的方法，像平板支撑、卷腹、深蹲等都行，不但容易完成，而且效果也不错。

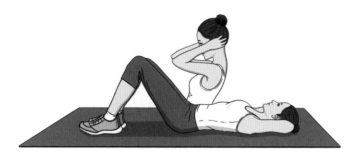

卷腹动作简单易行，长期坚持效果明显

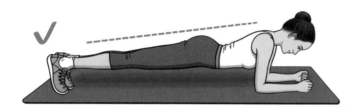

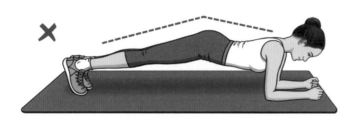

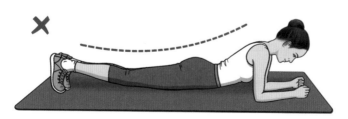

平板支撑是非常好的锻炼方式

很多平时喜好锻炼的人会发现，减肥相对容易，但锻炼肌肉则需要超常的毅力，长期坚持下去才能看到效果。锻炼肌肉的过程很单调，不容易坚持下去，此时不妨借助一些器械，可以显著提升锻炼效率和趣味性。当然如果条件允许，游泳是我强烈推荐的锻炼方式，对增强身体柔韧性、协调性，提高心肺功能都大有裨益。

## 上网搜索如何做到火眼金睛、去伪存真

搜索引擎的出现极大丰富了人们获取知识的途径，遇到不明白的事情上网搜索已成为现代人一件习以为常的事情。好多人身体有点儿不舒服，也喜欢立刻上网"查病"。

某天早晨起来突然觉得不舒服，到了单位掏出手机或打开电脑查一下自己的症状。20分钟过去，感觉自己已经病入膏肓，快不行了。因为很多症状，和网上说的某一种癌症很类似，吓得自己冷汗都出来了。

有些人得病后不相信专业医生说的话，反反复复上网查询各种治疗方法，沉浸在自我治疗中；还有些人遍寻网络就为了找到一种现实世界根本不存在的、零风险的治愈方法。

几年前，一个初中同学给我打来电话，说他家对门住着的一个编剧有腰椎的问题，想找我看看。

在约好的时间，编剧很准时带着片子出现在我的门诊。他37岁，身材匀称，戴着一副金丝边的眼镜，穿着运动套装，左肩右斜挎着一个帆布

通勤包，脚上穿着一双运动鞋，谈吐之间非常客气。

看过片子后，我认为诊断没问题，腰椎间盘突出压迫左侧神经造成左腿疼痛。因为编剧职业的原因，他平时久坐写剧本是常态，腰部得不到良好休息，因此症状经常反复。

我翻了翻他手中的片子，厚厚的有三十多张，X 线片、CT 和磁共振都做了不止一次。除了片子，袋子里还能看到北京多家三级甲等医院的挂号发票，说明他之前已经去过很多家医院了。

当我告诉他症状这么重，保守治疗一年多没见好，目前可以考虑微创手术治疗。他很谦虚地说，"别急，任老师，我能先向你请教几个问题吗？"说话间从身上斜挎的包里拿出个活页夹子，里面是厚厚一摞 A4 纸，白纸黑字打印的内容密密麻麻。

我一看这个架势立马有点儿上头，赶紧说，"你先别急着问，我能看看你写的是什么吗？"

接过来一看，纸上全是网上查询的关于腰椎间盘突出的内容。采用自问自答、一问多答的形式：这个病是怎么得的？保守治疗有哪些方法？手术治疗有哪些方法？不治疗的话会怎么样？会不会大小便失禁或影响性功能？各种治疗方法的优缺点是什么？每种治疗方法的并发症有哪些？神经损伤发生率各是多少……洋洋洒洒看上去得有五六千字。

看到这里，我苦笑了一下对他说，"你这功课做得很充分，对病情了解得非常深入。三甲医院去了不少，不知道有没有人敢给你开刀，我可是不太敢。"

从他的表情看得出来，我的话有点儿出乎他的意料。我又接着说，"你对手术效果要求太高，要不就不治，要做手术就必须好，不能出任何问题，不仅要求准确率 100%，还得零风险。"他点了点头，同意我的说法。

可关于做手术，谁敢拍胸脯说："放心吧，包在我身上！"别说手术了，发射卫星这么精密的事，都可能因为一个小螺丝没拧紧导致发射失败。手术风险发生率虽低，但客观存在，做手术不是变魔术，不是说切开了吹口气就复原了，任何手术都是有风险和代价的。

当上网不再是了解疾病，而是开始研究这种疾病，即便手术风险再低，你也不敢接受。决定做手术时，就要找个自己信得过的医院和医生，把自己托付给他，让他来为你制订合适的治疗方案。

网上搜索像是对着一群人大喊一声，"叫王强的请举手！"有 10 个人都举手说自己叫王强，可谁是真王强谁是假王强就很难分辨了。输入同样的检索词，得到的搜索结果既有想要的信息，同时一些鱼目混珠的广告也会偷偷混进来。

经营搜索公司光学雷锋做好事肯定不行，也得赚钱。各种广告业务和竞价排名是搜索公司收入的主要来源，说白了就是谁给的钱多，就把谁放在搜索结果的前几排，更容易受到大家的关注。

这些隐蔽的商业活动在链接的下方会有两个不起眼的小字——广告，同时字体也被设计成小号显示，甚至颜色都是淡淡的，很容易被忽视。

现在别说看病，就算家里想买个电器，上网一查十有八九先看到的也是广告，眼神儿稍有不济就会落入为你量身定做的圈套中。很多人生病后着急四处投医，轻信网络上虚假疗效的广告而受骗上当。

上网搜索必须得掌握点小窍门。

选择检索词不妨再加一些限定词。比如想查"腰痛"时，可以在"腰痛"后面空格，再加上一些比较专业的医学平台的名字作为限定词，得到的结果就会更加准确。如果总是按照"看颈椎病哪家好""治疗椎间盘突出最好的医院"等这样非常简单的关键词进行查询，就很容易上当受骗。

另外，要学会区分是顺利来到了正规医院的官方网站，还是误打误撞闯进了非正规医院的广告网站，这里面也有小窍门。

打开网站后，如果首先映入眼帘的是类似政策法规、援外医疗、科研教学、学术会议以及各种研究进展、填补空白，那打开的八成是正规医院的官方网站。

如果你点开的网站看上去杂乱无章，页面漂浮着像牛皮癣一样的小窗口，里面有个戴着耳机的美女头像微笑着频频向你发问"请问您需要什么帮助？"网页里充斥着重大突破、彻底治愈、永不复发、告别痛苦等夸张的词汇，那你肯定是走错了地方，赶紧退出来。越是难治的病，骗子们就越喜欢"彻底攻克"，腰腿疼痛、糖尿病、高血压、乙型肝炎、不孕不育、各种皮肤病等都是骗子偏爱的领域。

搜索引擎是个好工具，但要掌握正确的使用方法。平时没事多练练，争取练就火眼金睛的本领，具备在充满迷惑性的内容中快速分辨真正有价值信息的能力。

## 该做手术时也别太纠结

美国有个外科医生用一句话告诫他的同行们：一旦你给患者做了手术，你就跟他结婚了。

他的意思是说，一旦医生给患者做了手术，两者间就会有丝丝缕缕的微妙联系。"一刀定终身"虽然是句玩笑话，但医生制订手术方案要谨慎，患者接受手术治疗更要考虑清楚，毕竟刀要开在自己身上。

病情发展到需要做手术来解决，绝不意味着手术就是好的选择。选择手术是因为走到这一步，已经没有其他选择，矮子里面拔将军，这是最后一招。

当医生很多年，手术做了不少，按理说我应该是手术治疗的铁粉。但正是因为做了这么多年手术，患者的随访结果不断告诉我们，手术治疗结果最终只能达到能用或够用，而绝非好用，和自己原装的或哪怕就是出了些小毛病的"零件"相比，差的也不是一星半点儿。

正是基于上述原因，不少著名外科专家呼吁同行们"手下留情"，不要轻易给患者选择手术治疗，尤其对诊断模棱两可或可做可不做的手术，首选暂时不做。

做手术就像修理汽车，只能是修修补补，甚至连更换零件的方法都没有，所以不到万不得已别轻易选择。但如果病情不断发展，保守治疗无效或效果始终不满意，甚至到了严重干扰日常生活的地步。此时，为了提高生活质量、挽救神经功能，该做手术时也别过度纠结。毕竟人的一辈子很短暂，高质量的生活才会带来更多幸福感。

成年人的世界里，想得到什么东西，都要付出一定代价。手术也不例外，但和身体功能恢复相比，必要时承受手术可能出现的风险还是非常值得的。

对于一些急症或外伤，手术治疗依然是第一选择，此时更要听从医生的安排，别因为自己的固执贻误了最佳的治疗时机。

## 病情发展到哪一步该下决心手术

啥时候该做手术就跟打仗要发起总攻似的，也讲究个时机。

这个时机指的不是择良辰吉日动手术，而是要根据病情发展的阶段和程度，该出手时就出手。

生病一周，还没尝试做保守治疗，就被匆匆抬上手术床，这刀开得太冤枉；病得很重，在家拖了很久发现腿脚都不会动了才来医院，手术做完效果不满意，这就是耽误病情，贻误时机。

学医的人都有体会，无论是专业教科书还是老专家们言传身教，都要求大家特别关注一个叫适应证的东西。适应证就像家用电器的说明书，家里买了个数字电视，不认真阅读说明书就不搞清楚到底怎么用，就发挥不出它的最大效能。

　　适应证可不是某几个人随便写的，它是无数医生不断对自己工作经验总结、修改和提炼后形成的精华部分。哪些病需要手术治疗？病情发展到什么地步需要手术？什么时候可以等一等不着急做手术？什么时候刻不容缓马上就得做？这些问题在适应证里都说得明明白白。

　　说白了做手术就像炒菜，什么时候下什么料，要拿捏好火候。既不能操之过急，菜还没熟就端上了桌子，也不能麻痹大意忘了关火，菜在锅里都烧煳了，反而耽误了治疗。病情持续发展，正规保守治疗效果不佳，有时甚至越来越重，生活质量大幅下降，此时就得考虑接受手术治疗了。

　　外科医生被问得最多的问题就是："医生，你看我这个情况需要做手术吗？"

　　我总是说，这个问题与其让医生来回答，不如说该让患者决定做与不做。病在自己身上，有多难受、保守治疗有没有效果、对日常生活影响多大，只有自己最清楚。所以需不需要做手术，患者最有发言权。

　　当然，医生在治疗过程中会随时扮演"军师"的角色，参与决策。在分析病情后，给出几种治疗方案，向患者说明每种方案的利弊，提出自己的专业意见，供患者选择。

　　当然也有例外。如果出现了以下情况，该做手术就千万别犹豫。

　　比如神经压迫加重，出现了肌肉瘫痪：胳膊抬不起来，脚脖子往上勾或大脚趾往上抬感觉没劲儿，两手握力明显下降，拿筷子、系扣子等精细动作越做越费劲，走路脚底下像踩着棉花深一脚浅一脚，大小便出现问题（尿不尽、尿等待时间延长、大小便失禁等）等，这些表现都说明病情恶化，要尽快手术挽救神经功能。

　　去德国留学前，有个朋友来找我看病。他当时 47 岁，是一个招待所的负责人。他的主要症状是两腿发麻，走路总感觉脚底下踩着一床棉被，走着走着还容易跑偏不走直线。得病三年多，近半年症状明显加重。

从颈椎磁共振上能看到明确的脊髓受压，再结合他的症状，已经完全符合手术适应证，尽快手术肯定能获得不错的疗效。和他说明病情的严重性后，他却始终顾虑重重，迟迟不敢接受手术。因为单位同事说，脖子上开刀风险大，做完瘫了就麻烦了。症状不断加重，只好四处求医，尝试各种偏方。

两年后，我从德国学习回来又碰到了他。

不过这时他已经用上了助步器，步履蹒跚，连最基本的生活自理都很困难了。虽然现在他下了做手术的决心，可病情发展早已错过最佳治疗时机。手术做完三年后，他还是无法正常走路，50岁刚出头却始终需要家人照料，给自己和家庭都带来很大的负担。

我总喜欢举一个例子来说明手术时机的重要性。

神经压迫像一块大石头，柔弱的小草则类似神经。石头砸向地面，压住了小草，一开始问题还不大，压得久了小草营养跟不上会逐渐枯萎，此时再不及时搬走石头，小草就会被彻底压死。

外科医生做手术就是搬走石头的过程。搬走石头是为了给小草的恢复创造有利条件。但千万别认为医生搬走石头后，还会再种出一片新草地。

去除压迫后顺便再换上一段新的神经？对不起，现阶段全世界还没有这么先进的技术。手术过程中，神经压迫一旦解除，医生也就收工了。

石头搬走后小草能恢复到什么程度，取决于石头压得重不重、时间长不长。一些半死不活的小草努把力就活了，可那些被压得太厉害的，就再也没机会活过来了，给身体造成的损伤也无法弥补。

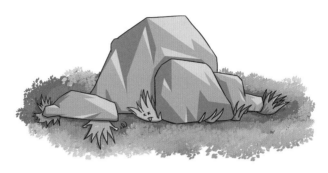

外科手术就像是搬石头，但已经枯黄的小草不会再复活

绝大多数疾病无须手术治疗，但病情严重到一定程度，则要把握最佳时机进行手术治疗，才能获得满意疗效。

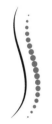

## 医生们说的不一样，到底该听谁的

去医院看病有点儿像菜市场买菜。除非你是老顾客，知道哪个摊位老板实诚，谁家的菜比较新鲜，你可以径直交钱拿货。如果是第一次去菜市场，很多人喜欢货比三家后再做决定。

有的患者走过几家医院后，就会发现一个问题：怎么医生们说的治疗方法不太一样？不仅如此，有时甚至连是什么病、吃什么药、怎么做手术都存在很大差异，这是怎么回事？

其实不难理解。很多病初期很难准确判断，尤其是第一次就诊，症状不典型，表现不明显，找不到病根很常见。

前些年，有个亲戚突然出现头痛症状，疼起来满地打滚儿。当地医院做了头部磁共振，医生说有脑膜瘤，建议马上做手术，把他吓得够呛，赶紧来北京住进了医院。

过了几天主任查房，问了病情，搞清楚头痛的特点和发作时间后，主任拿手在他头上一摸，摸到几个小疙瘩，扒开头发看小疙瘩都红红的，一碰就疼。主任说了句"带状疱疹，不用手术"转身就走了。结果按病毒感染治了几天全好了，根本不是脑袋里长瘤子的问题。

带状疱疹是病毒感染，老百姓都很熟悉，俗话叫做"盘腰龙"。病毒感染初期，大多数人不是马上出现皮疹，有人可能后背痛或者腰痛，被诊断成肋间神经痛或腰肌劳损；有人腰痛带着腿也痛，被诊断成腰椎间盘突出。随着病情发展，水疱发出来，就容易诊断清楚了。

其实有些病就算诊断明确，也会因为没有十全十美的治疗方法导致不同的医生的治疗方法不同。就像找媳妇，这个长得漂亮但学历不行，那个学历高工作不错但又不是你的菜。寻寻觅觅，兜兜转转，最后娶回家的，一定是最适合你的人。

医生看病不可能靠"一招鲜，吃遍天"，不管什么人、什么病，一个方法全包圆儿。每个人因为年龄、职业不同，工作性质和生活习惯也不同，因此个体差异极大，制订治疗方案时，这些因素都得考虑进去。医生要把每种方法的利弊、风险和效果，都掰开了揉碎了提前和患者说清楚，最终双方确定最合适的治疗方案。

比如前面说到的那位腰椎间盘突出的编剧。首先，久坐是他工作的重要组成部分，职业性质很难改变。他不可能因为得病，就换个不用久坐的工作。四十多岁正是撸起袖子加油干的年龄，不像七八十岁的老年人活动明显减少。不仅如此，他平时还经常去健身房做器械锻炼，对腰椎的功能要求比较高。此外，磁共振片上显示突出的椎间盘上下缘有明显的炎症反应，这是容易复发的先兆。

总结下他的病情特点：相对年轻、活动量大、久坐需求和易复发。因此，给他建议的最佳手术方法就不是椎间孔镜，而是神经减压加弹性固定。椎间孔镜手术虽然微创，但切除了神经压迫后，手术就结束了，后期缺乏对病变椎间盘长久的支撑保护。患者平时习惯久坐加上运动量大，非常容易复发，一旦复发，绝大多数患者只能被迫选择脊柱融合。

腰椎弹性固定可以有效弥补这一缺陷。

这种特殊的固定方式，既允许腰部活动，又能有效限制椎间盘的异常动度。椎间盘上下的四个钉子 24 小时持续发挥着辅助支撑和分散应力的功效，更适合他的年龄和工作性质，可以达到"长治久安"的目的。

这个患者如果非要做椎间孔镜行不行？当然可以。他的病情做完了椎间孔镜就会 100% 复发？那也未必，只不过是复发的概率相对于其他方法比较高而已。所以你看，同一个病会有多种治疗方法可供选择，没有绝对的对错，只有择优选择。

每个医生对疾病本身和治疗方法的认知和理解程度不同，也是造成患者就诊不同医生会得到不同治疗建议的原因。

人体是一个整体，只是被人为地分成头部、颈椎、胸椎、腰椎、下肢等多个部分，一个地方出了问题，时间长了会给全身带来影响。这有点儿像科学家提出的蝴蝶效应：南美洲亚马逊河流域热带雨林中的蝴蝶，偶尔扇动了几下翅膀，可能在两周后美国得克萨斯州引起一场龙卷风。

因此，治病需要有大局观。就像局部长了肿瘤，光盯着病变局部治疗肯定效果不佳。治疗要着眼全身，肿瘤只是全身免疫系统出了问题后在局部的表现而已。

脊柱疾病治疗时，医生的注意力不能光盯着指甲盖大小的突出椎间盘，要充分考虑患者的性别、年龄、受教育程度、工作性质、职业特点、生活习惯、业余爱好等方面，甚至有时候还需要考虑到患者的家庭和婚姻情况，经过全面评估后制订的治疗方案才能发挥最佳疗效。

大江医生建议看病也不妨货比三家。听听每个医生对病情的分析没什么坏处。最后根据自己的具体情况，选择创伤代价最小、收益最大的治疗方法。

## "开大刀"还是"做微创"，该如何选择

无论是"开大刀"还是"做微创"，两者都是互补而非对立的。

讨论两种方法哪个好，相当于纠结上班开汽车好还是坐地铁好？都是前往目的地的交通工具，各有各的优缺点，选哪个要根据具体情况而定。路上严重堵车，为了能快些到家，坐地铁是明智选择；外面下着瓢泼大雨，这时选择自己开车肯定更舒服。

因此，没有哪个更好，只有适合不适合。想做到恰如其分地选择，就得严格遵循前面提到的手术适应证。前人总结好的东西，后人照着来，成功概率就会大很多，治疗也就对症了。

开放大手术和小切口微创手术都是治病的方法，各有各的适应证。

当下不少医院把微创手术当成吸引患者的噱头，不管什么病上来都做微创手术，适应证把握不严格，治疗效果大打折扣，给患者带来无尽的痛苦。

应该肯定的是，微创手术的出现，无论是理念还是技术本身都是行业的巨大进步。微小的创伤、快速的康复对患者和医生都具有巨大的吸引力。

普通外科腹腔镜技术的发展就是很好的证明。

1987年法国外科医生发明了腹腔镜技术。1991年2月19日，经过充分准备，云南省曲靖市第二人民医院的荀祖武医生和助手首开先河，率先独立完成国内第一例腹腔镜胆囊切除术。在腔镜技术发展早期，大家都觉得腹腔镜切胆囊不如外科手术干净利索，但如果现在做胆囊结石手术，患者听到还准备切一个大口子，估计转身就跑了。几十年过去，即便目前国内已经可以开展40多种腹腔镜外科手术，但每一种手术方式依然有严格的适应证要求。

脊柱微创手术也经历了相同的发展历程。

随着技术发展，很多相对简单的脊柱疾病也能用微创手术方法解决。近些年流行的椎间孔镜就是治疗椎间盘突出症的利器。

局部麻醉后，切个直径不到1厘米的小口子把脊柱内镜精准放到病变位置，直视下切除突出的椎间盘。手术时间短，患者痛苦小，出血量可以忽略不计，手术后当天或第二天就可以下地活动。

**椎间孔镜手术可以将病变放大，更加精准地切除突出的椎间盘**

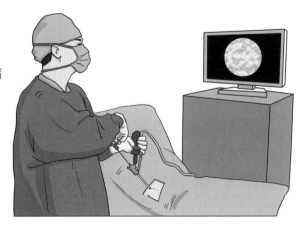

但绝不能因为脊柱内镜治疗椎间盘突出效果不错，就放大到治疗所有脊柱疾病。本该通过开放大手术解决的问题，却因为医生夸大了"微创"的作用，患者被小切口所吸引，最终选择内镜手术造成效果不满意，这就偏离了微创的本意。

不以切口大小论微创。

切口小可不一定就是微创手术。多节段重度腰椎管狭窄症，硬着头皮用内镜做，虽然切口直径只有几厘米，但小小的切口里却流出了500毫升血，手术从上午9点一直做到下午6点。术后患者不仅症状没有任何改善，还出现了严重的腰痛症状。这不但不是微创，对患者而言还是"巨创"。

我曾经在一家民营医院碰到一位当地医生，他把手术工具稍加改进后用于治疗腰椎间盘突出。器械设计很简单，甚至看上去都有点儿简陋，其实就是在外科手术常用的拉钩上焊了条光纤用于照明。手术切口直径不到4厘米，拉钩在光纤的加持下，把小切口内的每个角落都显露地清清楚楚，手术时间也只有半小时左右，出血量仅打湿一块纱布，手术做得又快又好，找上门的患者络绎不绝。虽然采用的不是现在最流行的微创内镜手术，但这是实实在在的微创手术。

无论医生为了微创而选择微创手术，还是患者不明就里一味排斥开放手术，相信微创能解决一切问题，都是要付出惨痛代价。

2018年，一位老领导因为腰腿疼痛了半年多，日常生活基本无法自理，实在受不了就来找我看病。根据症状和影像学检查结果，我发现他是因为腰椎不稳定导致的腰痛，随后为他制订了开放手术、神经减压同时进行内固定的治疗方案。

老人家当时80岁，个子高、体重大，平时保养得当，身体整体情况不错。从片子上看,病变非常局限,做开放手术创伤并不大,以他的身体条件,手术效果应该非常不错。但没想到的是,老人的家属齐刷刷地强烈反对开放手术,觉得岁数大了,要不不做,要做就必须选微创手术!

在家人的一再坚持下,老人最后在外院做了脊柱内镜手术,切口直径虽然只有 1 厘米,但手术破坏了腰椎残存的最后一点儿稳定性,加上体重大的原因,腰椎稳定性更差了,术后腿虽然不痛了,但腰痛明显加重无法下地。一年后我和他通电话,他基本还以卧床为主,上厕所下地都得家人帮助,生活质量比手术前还差。

微创指的不是某一项具体技术,准确地说它代表一种理念,即在最大程度去除病变的前提下,尽量减少对人体正常组织的损伤。一切现代医疗工具无不是围绕这一观念诞生的,内镜技术只是微创手术的典型代表。

北京大学第三医院骨科刘晓光教授说得好,外科医生选择治疗方法时,"既要勇于挑战极限,更要牢牢守住底线!"手术做完效果不好,对于医生来说只是术后效果不佳的名单中增添一个数字,但对于患者以及整个家庭来说,却是一辈子的事情。

患者也要搞清楚,微创手术只是治病手段之一,千万别勉为其难,尤其是"点菜式"选择手术方法最不可取,最后受伤害的还是自己的身体。

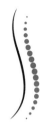

## 手术不是变魔术，疾病一不留神会复发

做手术可不是在变魔术，任何手术都有风险和代价。因此，外科医生总是在最大程度切除病变与最大程度保留功能之间找寻最优的解决之道。

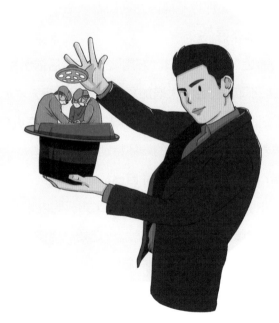

**手术都有代价，做手术不是变魔术，吹口气身体就会完好如初**

椎间盘突出手术不像切阑尾，切完没了，急性阑尾炎这个病就翻篇儿了，恰恰相反，在椎间盘手术中，主刀医生会尽可能保留更多健康、有

活力的椎间盘，尤其对年轻人，更不能随随便便一切了之，这其中是有原因的。

椎间盘是人体的重要器官，一旦切干净就只能和它永远说拜拜了，而它承担的缓冲和减震功能也随之荡然无存。手术中不但不能闭着眼"大刀阔斧、披荆斩棘"地切除椎间盘，还要尽可能保留椎间盘剩余的有功能的部分。手术虽然叫椎间盘切除术，实际只是去掉了压迫神经的"叛徒"，剩下的大多数"好同志"还留在原地。

正是因为术后大部分椎间盘还在，所以才有突出复发的可能。

手术后患者都怕复发。椎间盘突出复发概率很低，就像坐飞机赶上空难。危险永远存在，那也不能因为害怕就一辈子不坐飞机，绝大多数患者的手术效果非常好。

手术的目的是"够用"而绝非"好用"。如果术后依然我行我素，该干啥干啥，什么都不耽误，会大大增加复发的概率。有人术后几十年都好好的，对日常生活没有任何影响；有的人却三番五次"二进宫""再回炉"，除了存在个体差异外，术后养护的好坏特别重要。

养护靠谁？谁都靠不住，只能靠自己！

出院时医生会告诉你一些注意事项，比如三周内不要坐、三个月内少坐、不要频繁弯腰、不要搬提重物等，一定要严格按医生的交代去做，这些注意事项背后是大量经验教训的总结。

几年前，一位电视台女导演因为严重的腰 5 骶 1 椎间盘脱出找到了我，我们就叫她红导吧。

记得当时红导坐在轮椅上，由女助理小心翼翼地推着进入诊室。红导穿着一件长款的大红色羽绒服，40 岁出头，个子不高，看着很富态。头发一丝不乱地盘在头顶，眼睛不大却炯炯有神，说起话来像是开机枪，嗓门大、语速快,看得出来是个大大咧咧、什么事都能看得开的人。

她的病情有点儿特殊。除了椎间盘脱出,同时还有发育性腰椎管狭窄症,这属于先天发育问题,相当于别人的椎管天生拥有 120 平方米大户型,她的椎管却只有 60 平方米的小户型,神经本来就空间不足,椎间盘脱出后就更加拥挤了。因此,除了疼痛,她的脚活动也受到影响。

红导对常规开放手术特别抗拒,所以选择了微创的内镜手术。术后效果不错,复查腰椎磁共振显示脱出的髓核已被完整取出,神经完全松弛,关键是疼痛症状也全都消失了。

红导自己也很惊讶,这么小的切口就能达到以前要全身麻醉的外科手术才能达到的效果。她出院时,我也认为这应该是个完美大团圆结局的剧本。

没想到术后三个月的一天早晨,助理突然打来电话说红导不行了。我赶紧问怎么回事?助理像竹筒倒豆子一样,一股脑儿地说:"我们在新疆拍戏呢,上周剧组从北京开车到新疆拍摄外景,坐车来来回回跑了几个景点,今天早上红导突然觉得以前腿痛又回来了。坚持爬起来下楼吃完早点,现在躺床上完全动不了了。"

听到这里,我的心不禁一沉,于是建议她们赶紧找个附近的医院做腰椎磁共振。果不其然,磁共振片上显示椎间盘相同的部位再次脱出!红导还想着能坚持回北京再说,我告诉她们,目前这个情况,要在乌鲁木齐找个三级甲等医院先做保守治疗看看效果如何,实在不行再说手术治疗。

一周后她因为症状不断加重,影响到了大小便功能,不得已再次回到手术室,但这次手术可不像第一次那么"温柔",不仅完全切除了椎间盘、拧上了钉子,还做了腰椎融合术。

教训不可谓不深刻啊!

术后三个月坐长途车，一路上久坐颠簸、舟车劳顿，椎间盘里的髓核从破口挤出来导致复发。一旦复发就只有一条路可走，就是脊柱融合术，代价惨重。

第一次手术后症状完全消失，给她造成一种"病已经治好了"的假象。其实手术仅仅是减轻了神经压迫，不仅无法让破损的椎间盘"焕然一新"，相反为了实现充分减压，甚至还要在病变的椎间盘上开个洞，把突出的髓核切掉一部分。

症状完全消失不代表疾病痊愈，千万别掉以轻心。术后不注意养护结果吃大亏的例子随处可见。

小侯是北京某五星级酒店的厨师长。32 岁的他脸圆嘟嘟的，皮肤黝黑，身材结实，虽然体态略偏胖，但能看出来平时经常运动。

小侯工作很努力，也喜欢琢磨，平日里经常出去考察别家的饭菜，记下心得体会，不断改进自家菜品。老板很赏识他，刚过 32 岁就能做到大饭店主厨，也算事业有成了。

厨师做久了，椎间盘突出自然找上门来。突然有一天劳累后左腿痛得走不了路，保守治疗三个月没见好就做了微创手术，术后完全"好"了。出院没多久，虽然我再三叮嘱他多加注意，最好三个月后再上班，可在老板的反复催促下，术后两周小侯就赶回去开工了，又开始一如既往地在朋友圈晒各种美味佳肴。

术后刚半年，小侯又回来了。

这次左腿没事，右腿又开始从屁股到小腿窜着疼，带着脚面像通了电一样麻酥酥的，坐也不是站也不是。腰椎磁共振显示问题依然出在上次的节段，只不过上次偏左，这次又朝右边突出了。外科医生看到这个情况，相信内心也是崩溃的。

我问他："你不是恢复得不错吗？怎么突然就成了这个样子？有啥原因没？"

小侯有些懊恼地说，头三个月还一直特别小心。下半年赶上几家大饭店一起搞品牌厨师技能传承大赛，单位推荐自己参赛，也就忽略了腰上的问题，忙忙碌碌做了将近一个月的准备，比赛还得了铜牌，但人也累得够呛。

比赛结束没多久，公司又组织员工运动会，平时经常健身的他在大家眼里早就跟没事儿人似的，连自己都忘了是腰上做过手术的人了。结果在 800 米赛跑中他突然觉得腰上"嘎嘣"响了一声，到家腰就疼得下不来床了。

万幸的是复发的突出并不大，经过保守治疗和卧床休息，疼痛慢慢缓解了，避免了再次手术。这次之后，社交软件上看到他把昵称改成了"腿不痛"，半年后复查听他说，经过认真调养，腿痛的发作次数已经越来越少了。

手术目的仅仅是为了提高生活质量，保证患者能够正常日常。如果你还准备术后卖把子力气，以更大的热情全身心投入火热的工作中去，那要不了太长时间，我们还会在医院里再次相见。

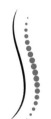

## 为什么有的手术打钉子有的却不需要

骨科医生，无论是搞创伤、关节还是脊柱专业，做起手术来，总会让人联想到木匠。经常和别人开玩笑，骨科手术的工具和木匠工具的唯一区别就是没有用来刨花的刨子，别的都差不太多。比如说我们有"七子"：锤子、凿子、钳子、刀子、锯子、锥子和钉子，除此之外，电钻也是骨科手术中常用的工具。

为什么骨科医生和木匠这么类似呢？

主要因为大家的工作对象差不多。木匠修理木头，骨科医生处理骨头。木匠要把木头打成一套家具，骨科医生要对各个部位的骨头进行塑形、连接、安装和固定。脊柱外科医生在对脊柱的骨头进行固定时，也要用到这些工具。打钉子就是脊柱手术中经常要干的事情。

为什么有的手术需要打钉子，有的就不需要？

这是由病情和手术方法决定的。打钉子有两个目的，一个是为了增加脊柱的稳定性，另一个是对脊柱进行矫形重建。

病变单一，手术操作简单，对正常组织干扰小，就不一定要打钉子，如腰椎间盘突出症手术。这就像小偷进入家中偷东西，警察来了从大门进去，把小偷拽出来就可以了，这个过程不用拆房子，对房子的稳定性没有影响，自然无须额外做固定。

如果病情复杂，比如腰椎管狭窄症或腰椎滑脱症，手术过程中需要去除大量的骨头、肌肉和韧带，此时用钉子加固脊柱的稳定性就必不可少。

这就像房主平时喜欢买买买，几十年下来屋里堆满家具，人在屋里连转身都困难了。想解决问题又不能把家具全扔了，没办法只能拆掉承重墙释放空间，承重墙没了会影响房子的牢固性，需要额外用钢筋水泥加固。这些钢筋水泥就是手术中要用到的钉棒系统，俗称打钉子。

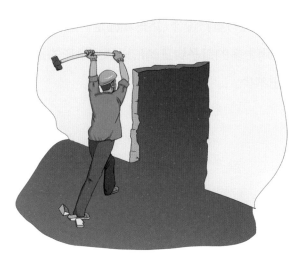

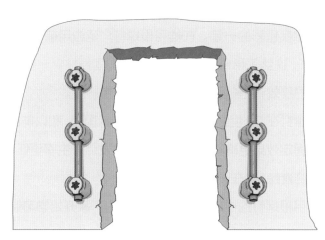

复杂的手术就像拆除了房屋的承重墙，需要用钢筋（钉子）来加固

还有些特殊的脊柱疾病和上面说的都不同，属于房子设计缺陷，结果房子盖出来歪歪扭扭，这就是先天性或特发性脊柱侧弯。

这样的房子不仅人没法在里面长住，还会对屋里的家具产生不利影响。因此要对房子进行重新设计、矫形和固定。这类手术一般会包括脊柱很多节段，要用更多的钉子纠正畸形以达到矫形的目的，因此花费也比一般手术高出不少。

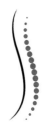

## 进口钉子和国产钉子，应该怎么选

手术方案定下来了，医生说手术用的钉子有国产的，也有进口的，该如何选择？有什么区别？会不会影响手术效果，很多人就搞不太清楚了。

脊柱外科手术中使用的钉子学名叫椎弓根螺钉，它的发明是脊柱外科发展史上浓墨重彩的一笔。在椎弓根螺钉广泛应用前，医生们曾使用过钩子、棒子、铁丝等稀奇古怪的固定材料加固脊柱。一些方法早期也取得了满意的疗效，但长远来看，总体效果非常一般。

椎弓根螺钉在 20 世纪 90 年代中后期传入国内，和以前的固定材料比起来它的固定效果更确实、操作更简单、并发症发生率更低，受到脊柱外科医生们的青睐，并在国内迅速风靡。

随着椎弓根螺钉的应用越来越广泛，国内厂家开始学习制作。目前医疗市场中，国产椎弓根螺钉的年销量不断攀升，呈现与进口产品分庭抗礼的局面。

经过几十年的发展，国内椎弓根螺钉厂家逐步划分为两大阵营：国内知名品牌和国内普通品牌。国内名牌大厂无论是在材质、品控、密封包装方面，还是在无菌消毒工艺等方面都在不断提高，质量稳定，有些产品甚至已经与进口产品难分伯仲。

和进口汽车卖得比国产汽车贵一样，进口钉子也比国产钉子的价格高出不少。如果手术节段不长，用的钉子不多，选择国产或进口的花费区别还不大。但要是做脊柱侧弯这类手术，固定节段长，需要的钉子多，花费差距就明显拉开了。

选钉子没必要像电影《大腕》中说的"只买最贵，不买最好"。钉子选国产还是进口，要根据患者自己的具体情况来定。

就像家里准备买个电视机，很多人会有选择困难。进口品牌性能出众，但价格太贵，国产名牌性价比超高，可以节约不少花费，足够满足日常需求。我自己家里前不久刚换电视，就买了国产名牌，物美价廉。

如果家里经济条件好、手头宽裕，那挑选的余地就更大些。如果对价格敏感，那就放心选用国产名牌，毕竟能进到三级甲等医院的产品，都经过严格的审查，有质量保证。

最新的一个好消息是，近些年国家组织了药品和医疗耗材的集中带量采购，这可以理解成国家出面组织大型"团购"，以很低的价格一次性向厂家购买大量的医药器材供老百姓使用。脊柱外科的钉棒系统经过带量采购后，国产和进口的内固定物价格均已大幅下降，并且目前看来，两者的价格已经非常接近，相信在不久的将来，老百姓做手术的时候会更容易选择合适的内固定物。

螺钉只是外科医生手术中的工具而已，虽然最后会留在患者体内，但并非影响手术效果的决定性因素。当然，对某些复杂的手术来说，更顺手的工具和高品质的钉子，确实可以达到更好的手术效果。

没有最好，只有更好。选择时量力而行，不必勉强。

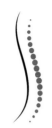

## 体内有钉子能做磁共振吗，能坐飞机吗

手术后钉子留在身体里，毕竟算个异物，大家疑惑不少可以理解，所以再多说几句。

随着科普知识深入千家万户，很多人了解到身体里要是放了东西进去，可能以后做不了磁共振检查。比如放了心脏起搏器的人就没法做磁共振，虽然目前安装了心脏支架的人可以做磁共振，但早些年某些心脏支架因为材料问题也没法做该项检查。

磁共振检查诊断率高，对身体还没有损伤，很多病需要磁共振来确诊，做不了的话会为以后看病带来很大的麻烦。

为什么有时候体内有金属就没法做磁共振呢？

磁共振中的"磁"指的就是磁场。如果你做过磁共振检查，一定会有类似的经历。医生会提前让你把身上所有东西都掏出来，尤其会仔细询问身上有没有带金属的东西。

磁共振检查过程中会产生强大的磁场，铁、钴、镍、不锈钢等具有铁磁性的金属在强磁场内会受到较大影响，在磁力的作用下产生移位甚至发热，会对人体造成严重损伤，因此体内植入过含有这些金属部件的人不能做磁共振。不具有铁磁性的金属，如金、纯银、纯钛、银汞合金、钛合金等，因为不受磁场吸引或受到的吸引很小，不足以引起金属在体内移动，做磁共振就非常安全。

那体内有椎弓根螺钉能不能做磁共振？

当然可以了！现在的椎弓根螺钉都是钛合金材质的，做磁共振一点儿问题都没有。如果还不放心，可以提前咨询医生，他会明确告诉你能做还是不能做。

有些人经常出差坐飞机或高铁，担心体内有金属异物不能顺利登机。要是过安检时，突然铃声大作多尴尬啊。

其实，体内有钉子，乘坐飞机、高铁也不成问题。

在经过安检门时，探测器会检测到金属并发出警告声，在征得本人同意后，安检人员会用手探查确认钢钉部位，只要确认体外没有其他金属物品，就可以正常乘坐交通工具。安检人员每天要对成千上万人进行安全检查，人家什么场面没见过，体内有钉子的情况对他们来说就是小儿科。

有些细心的患者为了避免这种情况，会随身携带一张诊断证明，证明自己曾经做过手术，体内有金属异物，这不失为一个好办法。更简单的办法是把诊断证明拍下来存在手机里随时调用。

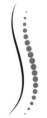 钉子会和身体起化学反应吗

有人手术后觉得后背发僵憋胀，怀疑是钉子和身体起了化学反应造成的，还有人担心金属钉子在体内生锈了可怎么办。

这些担心都是多余的。

钛金属与人体组织就像是两小无猜的好朋友，能够和谐相处。钛金

属具有良好的生物相容性与稳定性,对皮肤、神经和味觉都没有不良影响。人体中有很多不同成分的体液,钛合金具有能在这些体液中保持原有化学和物理形态的高超本领,不管环境如何,始终保持稳定本色。

纯钛金属很容易被氧化,所以人体内用的都是钛和其他金属组成的合金材料。除了钛金属外,很多物理性质稳定的材料都可以放入体内,如黄金,可惜黄金又软又贵,所以强度高、重量轻、性质稳定的钛合金就成了人造骨骼的最佳选择,放到身体里,人不会感受到它的存在。

有的人怕体内钉子像平时用的铁钉子一样生锈,这个担心也是多余的。钛合金里不含铁,当然就不存在长出"铁锈"的问题了。

还有人手术后在皮肤上摸到一个鼓包,按上去还有点儿痛,怀疑是留在体内的钉子硌的。其实正常人皮肤下面是脂肪层,脂肪下面还有厚厚的肌肉,而钉子头在肌肉下面,位置非常深,除非患者瘦得皮包骨,一般情况下从皮肤表面不可能摸得到,更不存在晚上平躺时觉得后背硌得慌的情况。

术后皮肤上局部的隆起,有时可能是切口内组织的瘢痕愈合,有时可能是小范围的淤血机化,只要经过一段时间观察没有继续变化,就可以置之不理。

大多数人在手术后平躺时会感觉颈部或后背有僵硬的感觉,这是因为安放在脊柱上的金属内固定改变了脊柱的曲线和活动度,当身体活动时,会感到和以前不太一样,这种不适尤其在刚做完手术的几周内更明显。脊柱内固定手术后都有个适应的过程,慢慢就会达到"人钉一体"的和谐状态。

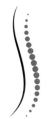

## 钉子会不会断，断了要不要取出来

植入体内的钉子当然会断。虽然发生率很低，但咱们要明白，再结实的钉子也是金属做的，就会出现所谓的"金属疲劳"。

把小指粗的铁丝一下掰断，没人做得到。但只要天天没事就来回弯折它，总有一天会断掉。这就是磨杵成针、滴水穿石的力量。

无论治疗四肢骨折用的钢板，还是脊柱手术时使用的椎弓根螺钉，要想不断，一定得等骨头长结实了，再恢复正常生活。大腿骨折做了手术，骨头还没长好就开始跑步，光靠一个钢板和几个小螺丝哪能承受住高强度运动，过不了多久，不是钉子拔出来，就是钢板折断了。

钉子拧到脊柱里，也一定要等脊柱融合长好了，再逐步过渡到正常生活。有了骨头的保护并分散身体重量，钉子就不那么容易折断了。

因此，脊柱手术后锻炼要适度，要循序渐进，不能过早参加剧烈运动或重体力劳动。术后要注意防止受外伤，摔倒的一瞬间，大脑失去对身体的控制，肌肉来不及作出反应保护脊柱，外力的冲击直接作用到骨头上，很容易造成内固定断裂。

另外，术后定期复查也很重要，别等出了问题才想起来到医院。本来是小事情，早期稍加注意就行，不要最后搞得一发不可收。

身体里的钉子还要不要取出来？

每个人的病情不一样，治疗方法也不同，是否需要取出钉子要根据具体情况来定。青壮年患者骨折做了手术，骨折愈合后钉子作用就不大了,可以取出来;老年人做了脊柱融合术,年龄大加上活动少,取钉子不但还得经历一次全身麻醉和手术,而且钉子此时还能改善脊柱的稳定性,就不建议把钉子取出来了。

不取的话,万一钉子断在体内会有很大影响吗?

问题不大,一般也不会产生什么严重后果。与肌肉中的异物会随着肌肉收缩到处乱跑不同,钉子断在骨头里,断端早就和骨头完全长在一起,想取出来都困难,别说到处乱跑了。

折断的钉尾或连接棒在体内处在"游离"状态,可能发生"不可思议"的迁徙,跑到身体很远的位置,刺激到神经或组织造成局部疼痛。比如腰椎上折断的连接棒会不知不觉"跑"到膝关节附近,造成关节疼痛,这时就要把它们取出来。

值得注意的是,钉子除了可能断裂外,还有可能出现松动。

骨头质量的好坏对钉子能否在体内"老老实实"待着有很大影响。年轻人骨质好,钉子把持力大,非常牢固;老年人往往存在重度骨质疏松,手术中往椎体里拧钉子感觉就像是往面包里拧螺丝,钉子在骨头里非常容易松动或拔出来。

建议大家从年轻的时候就要关注骨骼健康,尤其进入老年阶段后,更要及时了解自己的骨密度,积极治疗骨质疏松。

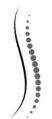

# "循序渐进"和"一步到位"的手术哪个好

很少有人知道一个残酷的真相——绝大多数手术是破坏性的。

痊愈？不存在的，充其量只算康复而已。胃穿孔后急性腹膜炎，肚子痛得死去活来，医生做了胃大部切除术，一半以上的胃被切掉，肚子倒是不痛了，患者会觉得自己痊愈了吗？

痊愈相当于恢复原样，而治愈只是症状消失或缓解，完全是两码事。

阑尾发炎切掉、胆囊有问题摘掉、牙齿坏了拔掉……做手术可不像家里买大件电器，讲究不怕花钱一步到位。任何手术都有代价，简单的手术伤害相对小，手术越复杂，则需要付出的代价越高。

脊柱手术在骨科手术里相当于皇冠上的明珠，难度大，风险高。但很多人误把脊柱外科手术当成切阑尾，一刀切掉大不了留个瘢痕没什么大不了的，仿佛计算机出问题只要按下 RESET 键，重启后马上复原。

脊柱手术只可能是治愈，根本无法完全复原脊柱功能，因此就不可能痊愈。任何人的椎间盘都不存在可以更换的"备胎"，医生只能硬着头皮在原来的基础上修修补补。

脊柱每个结构各司其职、密切配合、缺一不可。椎间盘部分切除造成功能受损，全部切除就会丧失功能。像修理四处漏水的管道，补了这里又破坏了那里，按下葫芦浮起瓢，导致症状反复出现，迁延不愈。

不幸的是，很多人对手术的认识还停留在"一锤子买卖"或者"一劳永逸"上，期待根治、以绝后患……

确实，哪个患者不是带着巨大的期望走进手术室的？

脊柱侧弯的患儿家长，想象着做完手术，自己的孩子就能像同龄人一样健康成长；椎间盘突出的患者，想象着做完手术，还能百无禁忌想干什么就干什么；重度骨质疏松椎体压缩骨折的老人，以为打完骨水泥，马上就能翻身下床回家带小孙子了。

理想丰腴完美，现实却瘦骨嶙峋、营养不良。

术前和患者家属沟通椎间盘突出手术方案时，常有人不解地问："突出还会复发啊？不是切完就没了吗？有没有做完手术永不复发的方法啊？"

永不复发的方法肯定有，比如脊柱融合术。可你只关注椎间盘突出是否复发，却完全没有意识到会因此付出的惨痛代价。

脊柱融合术是脊柱外科的终极手术。为了把受压迫的神经解放出来，脊柱赖以活动和稳定的各个重要结构会在手术中被逐一切除。大段拆除承重墙造成脊柱不稳定，而位于两个椎体间起到承上启下作用的椎间盘被切除后，空荡荡的空间只能靠垫一块"砖"勉强支撑。所谓"垫砖"是将一些特殊材料制成四方或椭圆形后塞入原来椎间盘的位置，起到支撑作用。神经充分减压后，最后再拧上螺钉加固脊柱的稳定性。

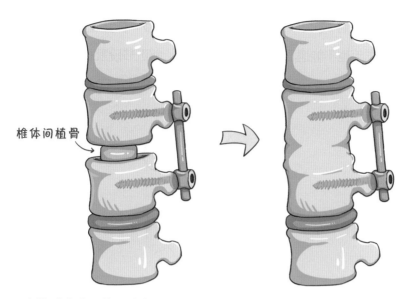

椎体间植骨

**脊柱融合术是将原本能活动的脊柱节段完全"焊死",是脊柱外科的终极手术**

单从上述烦琐的步骤就能看出这绝对不是个小手术。脊柱融合一旦发动就再没有回头路可以走了。经此一战,原本能向各个方向自由活动的脊柱运动节段,就此完全被"焊死"!

有人说,不就这么一节,不动就不动呗,别的地方能动就行了。

没你想的那么简单,这就像突然一天你回家和你老公说,从今天开始,家里的活我都不干了,你自己干吧!你老公高兴地答应了。开始几天没问题,甚至还体会到了干活的乐趣。可两年下来,繁重的家务活就把他累趴下了。

有句话说得好,"哪有什么岁月静好,而是有人替你负重前行。"

脊柱融合后被"焊死"的节段永远失去了活动度(不再工作干活了)。日常生活中似乎并无大碍,那是因为旁边的邻近节段一直在"负重前行"和"默默奉献"!通宵达旦加班补偿被"焊死"节段的活动度。因此,一节椎间盘突出后，如果处理不好，很可能会像瘟疫一样蔓延到其他节段。

薅羊毛也不能逮着一只羊往死里薅啊。邻近节段累趴下了就会罢工。接下来怎么办？难道还能把它们全给融合了？那人不成了"钢铁侠"了？

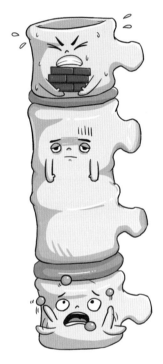

融合后的节段不再工作，邻近节段只能加班
来代偿，时间长了也要出问题

手术做得越复杂，节段涉及得越多，脊柱越不稳定。失去稳定性的脊柱并发症发生率会大大增加，比如断钉、断棒、拔钉、植入的"砖头"移位等，这些都是脊柱融合术后可能付出的代价。

脊柱外科手术讲究循序渐进，不建议一步到位，就是为了把代价降到最低。一上来就亮出撒手锏，万一再出现问题只能一筹莫展。只有当别的方法都试过且实在不行了，最后才把脊柱融合的大招放出来。

这个理念在脊柱外科叫作阶梯治疗。

制订治疗方案跟上楼梯似的，一步一个台阶儿。先从最简单的保守治疗开始，如卧床休息、针灸、理疗、药物治疗等，不行的话还可以选择局部封闭注射、射频治疗等，再不行就试试微创手术，如椎间孔镜、微创通道或脊柱非融合技术，最后实在没辙了，再选择脊柱融合术也不迟。

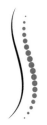 ## 神奇的骨水泥是干什么用的

家里老人一不小心摔坐在地上，突然感到腰背部疼痛难忍，去医院检查，医生说是骨质疏松性椎体压缩骨折，建议往骨折椎体里打一种叫骨水泥的东西来治疗。

盖房子用的水泥大家都知道，可这骨水泥又是什么东西？骨折后必须打骨水泥吗？有什么风险？是不是打完后骨折就好了？针对上述问题，咱们就聊聊骨水泥。

顾名思义，骨水泥就是骨头里用的"水泥"。建筑工地上用水泥来黏合砖头，而骨水泥是用来黏合骨头的。工人准备水泥时会先把水和水泥粉末进行混合，然后再搅拌均匀。刚和好的水泥是软的，过一段时间后就会变成硬邦邦的固体。

骨水泥和它非常类似。

打开骨水泥的外包装，可以看到一包神奇的粉末和一瓶密封的液体。把两者混合并沿着一个方向不断搅拌，直到混合物变成像牙膏一样

黏黏糊糊的状态(液体－固体混合状态),这时把骨水泥吸入到注射器里,就可以准备向骨折的椎体里注射了。

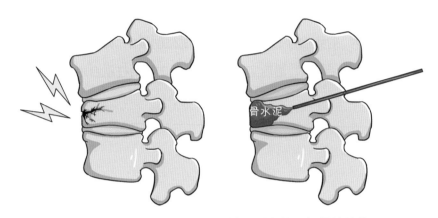

**把骨水泥注入椎体内可以有效地起到支撑骨折椎体的作用**

在注射器强大压力的持续推进下,黏稠的骨水泥源源不断涌入椎体,沿着椎体里像面包内部一样的疏松的结构,开始四处弥散并伸出很多触角,充分渗透和填充到骨折椎体内部。

通过床旁透视机的观察,当椎体内骨水泥填得差不多了,注射就可以停止了。注入的骨水泥在椎体内继续发生化学反应并产生热量,短时间内温度最高可达 65℃以上,仅仅几分钟后它就会像工地水泥一样变硬。

骨水泥只是大家的俗称,其实它有个很长的化学名字叫聚甲基丙烯酸甲酯,没必要记住它复杂的名字,只要记住它神奇的功能就足够了。

进入椎体内硬化的骨水泥,可以对骨折椎体起到牢固的支撑作用,减少身体活动时对神经的刺激,同时化学反应产生的高温也能破坏部分痛觉神经末梢,因此很多人打完骨水泥后会发现后背不怎么疼了,其实就是这个原理。

不是所有的患者打完骨水泥疼痛都会完全消失。因此，"打完骨水泥就不疼了"的说法并不科学。有的医生术前和患者说："打吧，打完就不疼了！"这话说得太满，骨水泥的主要功效是支撑而非镇痛，镇痛只是它的"副作用"而已。

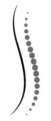

## 脊柱骨折必须打骨水泥吗，有什么风险

老年人脊柱椎体骨折后，下地还是不下地，这是个矛盾的问题。

强行下地活动，只要从床上起来，上半身重量就会全部压在骨折椎体上。没骨折时，椎体强度很大，一旦发生骨折，椎体强度会断崖式下降，随着人体每一次活动，椎体会持续被压扁。

可要是按医生说的严格卧床，老年人身体状况本来就差，吃喝拉撒都在床上，要不了多久各种并发症就会纷至沓来。

很多老年人最后不是死于骨折本身，而是死在各种并发症上，如肺部感染、尿路感染、深静脉血栓甚至压疮。无论出现哪个问题，治疗起来都比骨折困难，死亡率很高。

因此，能不能早点儿下地活动，对老年人来说意义重大！

骨水泥填充手术最大的亮点就是能让老年人早点儿下地活动，大大降低了并发症的发生率。因此，对那些身体条件不佳、基础疾病多又无法忍受长期严格卧床的老年人来说，椎体成形骨水泥注射不失为一个好选择。对年纪相对较轻、身体条件好、心肺肾功能正常的老年人而言，不一定非打骨水泥，严格卧床数周后骨折也能长好。

有人会问，既然骨水泥这么好，为什么不建议所有老年人脊柱骨折后都用呢？这是因为骨水泥注射手术虽小，但术中、术后出问题的可不少。

有的医生手术前云淡风轻地和患者说，这是微创"小"手术，不用开刀，在后背戳个小眼儿就行，15分钟搞定！但为什么所有医院都要求椎体成形术必须由资深的脊柱外科医生完成，就说明它并不像看上去那么简单。

打骨水泥看似"简约"却一点儿都不简单，也不像大家想象的——只是个小手术。椎体成形术的并发症发生率甚至超过其他手术，严重时会发生瘫痪和死亡。所以，医生要在对患者身体状况、骨折类型、骨折部位充分评估的基础上，谨慎开展这个"小"手术。

最常见的并发症莫过于骨水泥渗漏了。

这事可大可小，小的渗漏无伤大雅，很多时候患者症状轻，容易被忽略。只是在术后复查的X线片上看起来不那么美观。但严重的渗漏会造成瘫痪。

注射骨水泥时就像挤牙膏，挤得太快有些骨水泥会顺着椎体上的破口流进椎管并触碰到脊髓。骨水泥凝固变硬时会释放大量热量，热损伤和骨水泥压迫都会造成脊髓严重损伤，导致患者下肢疼痛甚至瘫痪。有时不得不通过急诊开放手术，把压迫神经的骨水泥块取出来。

曾经碰到一个老大娘，因为骨质疏松腰椎骨折从外地来京看病。术中我推注骨水泥时，大娘突然大声喊道"腿痛，腿痛！"我不禁心头一沉，坏了！难道出现了骨水泥渗漏？这可麻烦了，要知道渗漏不怕，怕就怕还有腿痛，说明渗漏的骨水泥已经压迫到神经！

赶紧停止推入骨水泥，用透视机拍张照片看看。奇怪！片子上没有看到渗漏啊？这是怎么回事？

台下护士凑巧和老大娘是同乡，她仔细听了半天，又和大娘证实了一下，原来我在推注骨水泥的时候，大娘感觉后背痛，在用方言喊"忒痛，忒痛"，并非"腿痛"，吓得我一身冷汗。其实，术中这种胸背部憋痛很常见，是骨水泥注射过程中椎体内压力不断升高造成的，停止注射后马上就能缓解。虽然只是虚惊一场，但在现实生活中，全国每年因为骨水泥渗漏压迫神经造成瘫痪的病例并不少见。

还有一种常见的渗漏方式是骨水泥往血管里跑。

椎体里血液供应很丰富，有很多压力很低的血窦，类似长江支流形成的一个个湖泊。随着注射器高压推进，骨水泥会进入血窦最终进入血管，并在血管里形成骨水泥栓子。栓子随着血液循环在身体里到处乱跑，小的栓子问题不大，大的栓子万一跑到肺里，堵住了重要的血管，短时间内就会造成肺衰竭导致患者猝死。前一刻可能还聊着天，下一秒突然人就没了，这就是死亡率极高的肺栓塞。

除此之外，"小手术"引来"大麻烦"的例子也很常见。

七十二岁的范大妈是通过熟人介绍过来找我的。她身材矮小，脸色略显苍白，肥大的病号服上衣下摆正好和膝盖平齐，显得整个人又瘦又小。也难怪，四年前的直肠癌大手术加术后化疗，让她整个人瘦了不少。腰带左侧还挂着造瘘术后排便的袋子。

我注意到她只能坐在床上，胳膊环抱着双腿，双眼布满血丝，样子有点儿吓人。住院三周多了，右腿的疼痛让她坐卧难安，近四天来，疼痛更是变本加厉，躺不平更没法睡觉，即便夜里也只能抱着双腿坐着。

范大妈的女儿是个胖胖的、看上去很敦实的姑娘。我笑着说她是"外粗内细"，别看嗓门大，心却很细，住院时带齐了范大妈这些年看病拍的所有片子,每张片子上都仔细标注了"术前磁共振""术后 9 个月复查 X 线"等字样,什么时候做了哪些检查,一目了然。

在排除了肿瘤复发的可能性之后,我的注意力又重新回到范大妈的片子上。范大妈在几年前因为腰椎第 4 节椎体骨质疏松性椎体压缩骨折在外院进行了骨水泥手术。术后效果还不错,很快腰就不痛了。虽说术后 X 线片美中不足,能看到有一点儿骨水泥渗漏,不过这一般都不叫事,患者感觉好就行。

范大妈腰痛好了以后,很快又成了照顾自己瘫痪在床老母亲的主力。就在入院前的三周,范大妈帮老人翻身时,腰上一使劲突然感觉到右边整条腿出现疼痛,休息了几天没有丝毫缓解。根据范大妈腿痛的位置,我给她做了腰椎神经局部封闭。过程也不复杂,把一个细细的针头扎到神经的旁边,稍微打点儿麻药,相当于给受损的神经做个药浴。结果正如术前所料,治疗后疼痛症状几乎完全消失了!说明引起疼痛的就是这根神经。

一定在神经的周围,还有其他"隐藏的敌人"!

回过头再仔细分析范大妈带来的各项检查,我突然发现最初外院打骨水泥时,在神经旁边有少量骨水泥渗漏,渗漏的骨水泥外观像个蘑菇,有个细细的蒂和椎体相连。这次扭腰后,渗漏的骨水泥的形态发生了不易察觉的变化——蘑菇的根部折断了!这意味着渗漏的骨水泥现在完全是游离状态!腰椎 CT 上能看到神经和渗漏的骨水泥紧紧贴在一起,会不会是这个小东西在刺激神经呢?

赶紧让范大妈再拍了腰部前屈和后伸两个动作的 X 线片,结果进一步证实了我的想法。在片子上可以清晰地看到,当腰部前后活动时,游离的骨水泥在神经旁边来回移动,反复拉锯、反复摩擦着神经,这就能解释她为什么疼得这么厉害了。

找到病因就好办了，我为她制订了微创手术治疗方案。通过直径8毫米的小切口，在脊柱内镜的放大下，清晰地看到神经旁边的罪魁祸首——渗漏出来的骨水泥，用钳子把骨水泥一点一点取出来，术后她的症状就完全消失了。

看似微不足道的小渗漏，没想到会给患者带来巨大的痛苦。这也提醒每个医生在做手术时要"如履薄冰、如临深渊"，再小心都不为过。

打完骨水泥，还有两点需要特别关注。

首先，打完骨水泥不意味着骨折马上就长好了。俗话说得好"伤筋动骨一百天"，骨折愈合和打不打骨水泥没关系。打了骨水泥也不会加速骨头生长。千万别以为打完骨水泥不疼了，就以为骨折已经长好了，以前需要多少天，现在还是多少天，这个时间是不会变化的。

打不打骨水泥的最大区别在于椎体里打过骨水泥后，整个愈合期内对"严格卧床"的要求就不那么严格了。术后患者可以在支具的保护下在室内从事一些轻微的日常活动，如上厕所、吃饭、散步，但是千万别进行任何形式的锻炼。

其次，打完骨水泥不代表治好了骨质疏松。要想改善骨骼质量，还得依靠长期正规的药物治疗和健康的生活方式，同时定期监测骨密度。不把骨质疏松治好了，很有可能还会在短期内再次发生骨折。

## 脊柱手术后你该了解的知识

不同专业的医生做完手术后,对患者的关注点不一样。

胃肠外科医生关注患者的营养状况,如何能把身体每天必需的营养物质不通过手术部位就补全;肛肠外科医生关注患者术后如何在不影响"菊部"伤口的情况下还能顺利排便;泌尿外科医生则更关心患者术后的"下水道"通畅与否。

脊柱外科手术涉及人体的"大梁",直接影响人体的各种活动。术后一旦卧床不起,身体各个系统都跟着受影响,可谓牵一发而动全身。

有的医生和患者容易把全部注意力都放在手术上,重手术、轻恢复,忽略了术后调理和养护,造成手术效果不尽如人意。还有的人虽然知道术后恢复很重要,但却用错了方法,事倍功半甚至背道而驰,效果当然也不会好到哪儿去。

脊柱术后恢复既有其独特之处,同时也与其他部位术后一样存在很多共性。如何能尽快消除手术对身体的不良影响,又不会影响手术效果,还真有不少关键点值得大家关注。

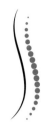 ## 脊柱手术后得在床上躺三个月吗

"术后要在床上一动不动躺三个月"是很多人对脊柱手术的理解。因此，有人虽然病得很厉害，却因为害怕手术完吃喝拉撒都在床上而迟迟不敢就医。

这要是放在几十年前确实如此。那时由于缺乏有效的固定手段，术后需要"制动"很长时间，甚至有些患者被要求在石膏做的"人形床"里躺上很久才能活动。石膏床这个东西冬凉夏暖，冬天还好说，夏天躺久了人都快馊了。好在随着技术的进步，脊柱手术后早就没有那么遭罪了。

脊柱手术后还想赖在床上？没那么容易。

你会发现主管医生会跟在你后面，追着赶着让你早点儿下床活动。即便是复杂的脊柱矫形手术，由于有了强有力的内固定加持，脊柱稳定性大大加强，术后早期下床活动当然不是问题。

微创手术的出现，更是大大缩短了术后卧床时间。

比如腰上的椎间孔镜手术，上午做完下午戴上护腰就能下床活动。还有腰椎非融合技术，不用大范围切除正常结构，尽可能保留脊柱的正常功能，术后第二天拔了引流管，不戴护腰就能直接下地活动。

即便是更复杂的脊柱融合术，术后两天拔掉引流管后也能佩戴护具下地活动。颈椎手术因为不干扰下肢活动，术后第二天就能坐起来或下地走路。

当然，凡事都有例外。

有些手术难度高、风险大，术中有时会撕破叫硬膜囊的结构，这时医生会根据术后的引流量情况来决定患者的下地时间。

如果把神经比作胳膊，硬膜囊就相当于衣服袖子，不过它的质地异常菲薄，比气球还容易破。不仅如此，硬膜囊里灌满了液体（脑脊液），神经平时都"泡在"硬膜囊里的液体中。

脑脊液为神经提供养分，更重要的是当人体活动时，它可以防止脆弱的神经在椎管的骨性"墙壁"上撞来撞去造成损伤，是很好的液态缓冲垫。

如果病变和硬膜囊挨得很近，甚至有些病变像口香糖一样粘在硬膜囊上，手术中再仔细地操作，也很难避免硬膜囊不发生破裂。硬膜囊一旦破裂，就像家中水管漏水一样，即便仔细修补破口，仍然会有水时不时从里面漏出来，这就是脑脊液漏。

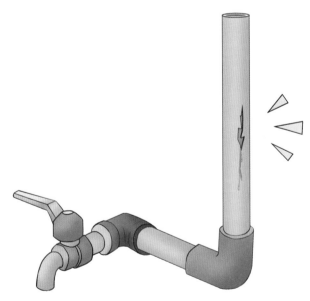

术中硬膜囊破裂，就像水管漏水，术后会出现脑脊液漏

脑脊液漏发生后，过早下地活动相当于酒瓶漏了，结果还把瓶子倒置，酒自然会喷涌而出，加快了脑脊液流失，造成患者出现持续性头痛、食欲不振、恶心、呕吐等症状，这时多休息对破口尽快愈合特别重要。卧床休息就是把酒瓶放倒，放缓酒流出来的速度，有利于破口愈合。所以，术中出现脑脊液漏的患者，术后一般要躺个七八天时间，等拔了引流管后再下地活动。

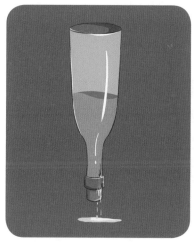 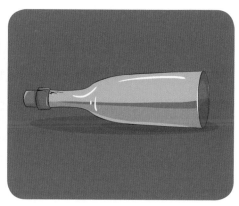

过早下地会加速脑脊液渗漏的速度，此时需要充分卧床休息

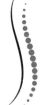

## 术后如何佩戴护具大有讲究

脊柱术后准备下地活动，医生都会让患者戴上护具保护一段时间。现在医院不直接销售护具，市面上的脊柱护具又是五花八门，各式

各样，让人头大，无从下手。不少患者朋友为了省钱省事，自行在网上购买护具佩戴，稍不留神就容易买错或戴错，作用往往适得其反。

合适的护具可以显著提升手术效果，起到锦上添花的作用。护具一般要佩戴一段时间，因此选择合适的型号和材质就很重要。型号选不对起不到固定作用，材质选不好长时间佩戴很难受。因此，了解一些脊柱护具的知识对术后更好地保护脊柱非常有必要。

脊柱术后最常用的护具不外乎颈托、护腰和支具。

先聊聊颈托。颈椎病犯了或者做完颈部手术后，如何挑选一款适合自己的颈托呢？

人有高矮胖瘦，脖子自然也有长短粗细的差别，对应着不同型号的颈托。选购颈托就像买鞋一样，得根据脚的大小胖瘦，选择合适的型号。挑选时最好能亲自试试，实在不方便，也要找个外形差不多的人帮着试戴一下。

颈托材质也很重要。塑料的最便宜，薄薄的一片固定效果一般，大夏天也不透气，戴着不舒服。有的厂家为了节约成本，不舍得用料，颈托和皮肤接触的一面只有薄薄一层海绵，没戴几天皮肤就磨破了。

大江医生推荐选分体式海绵材质的颈托。一般是由两片组成，中间带魔术贴，不仅可以调节高度，海绵材质也更适合长时间佩戴，有的款式还带有类似袖套可以更换拆洗的东西，非常贴心。

佩戴颈托要注意方法，不能像戴项链一样往脖子上随便一系就行。颈托在脖子上来回晃荡，松松垮垮的根本起不到任何固定作用，还不如不戴。佩戴时要注意颈托上缘卡住下颌（即老百姓常说的"下巴颏"）的骨头，下方卡在锁骨上方，此时保持目视前方或略微抬头 10°，这样颈托就戴好了。

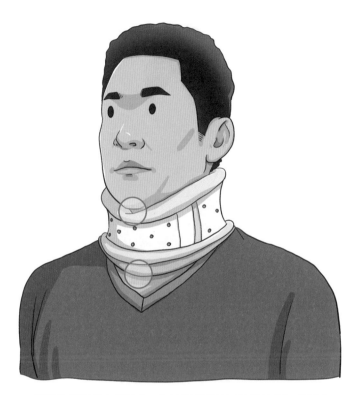

佩戴颈托时目视前方,上下均需要卡紧骨头(红圈处)

护腰大家再熟悉不过了。

腰肌劳损、腰椎滑脱或者腰椎间盘突出症患者,久坐或做一些户外活动,如买菜、逛街,都可以佩戴护腰。一般多用于保守治疗,有些做了腰椎小手术的患者也能用。护腰和颈托一样,有很多型号。选购颈托要看高低长短,挑选护腰则要关注粗细不同。

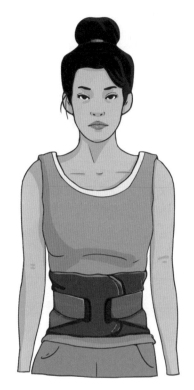

**护腰可以有效支撑腰部**

　　合格的护腰应该宽厚且坚硬，在护腰后面还有多个纵行排列的硬塑料板或金属条，起到支撑作用。有的患者戴的护腰又薄又软，其实就是个宽布带子，围在腰上只能起到保暖作用，没有任何支撑保护作用。

　　还有一种特殊的护具叫胸腰骶支具。支具比护腰更加复杂，对脊柱的固定效果更强大。它的用途广泛，腰椎融合术后的患者用的就是这种支具。它还能用于纠正驼背，或用于胸腰椎体骨折早期康复锻炼时的辅助保护。

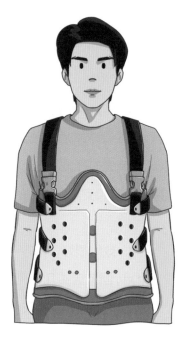

**腰椎支具具有更加牢靠的固定作用，常用于腰椎外伤或术后**

胸腰骶支具分为前后两片，类似龟壳，所以也叫夹克式背架。它具有强大的固定作用，能把上半身的重量均匀分散到四周，有效地支撑脊柱，降低内固定应力，缩短康复时间。

佩戴各种护具时要注意正确的方法。

无论哪种护具，穿戴都要在床上进行。准备下床时，平躺着先把护具戴好再下床。上床正好相反，先上床躺好再摘掉护具。胸腰骶支具复杂一些，需要分别把背部和腹部的部分摆放到位后再系好束紧带。有的人术后不太注意，下床站起来后再戴护具，这样会增加脊柱内固定的负荷，尤其在康复早期，可能造成内固定断裂、移位。

佩戴支具的头几天很重要。要仔细体会有没有什么不舒服的感觉，觉得有硌皮肤的地方要及时用棉垫包裹。如有松动断裂，需联系支具厂家进行调整更换。支具戴得太紧，饭后会感觉肚子胀，可以稍微松开一些，但不要完全卸下，等到不适感消失后再重新收紧。

佩戴哪种类型的护具要听医生的，不能按自己的理解随意佩戴。平时容易犯两个错误：一种是缩小化，一种是扩大化，两者都要避免。

犯缩小化错误的患者，医生要求术后佩戴支具，但患者回家后嫌穿戴支具麻烦，自己偷偷换成了普通护腰，没过多久植骨块出现移位，重新压迫神经影响了手术效果。护腰和支具对脊柱的固定作用有天壤之别，两者之间不能互相替代。

朋友的妈妈做完腰椎手术，效果很好，术前不舒服的感觉都消失了。出院前医生说要戴支具三个月，回家后头几天还能坚持，一个月后觉得不方便，自己就不戴了。不仅如此，还开始每天骑着三轮电动车早晚去学校接送外孙。术后三个月腰椎拍片复查发现植入体内的内固定出现了移位，好在没有任何症状。

温先生就没有那么幸运了。三年前他做完腰椎手术后回到家里，也是因为觉得天天穿戴支具很不方便，戴了一个月后自己摘掉开始正常活动。术后第四个月复查出现了内固定移位，但好在没有明显的症状。紧接着第二年，家里要盖房子，温先生是家里的主力，所以全程参与。一年下来，大瓦房盖好了，腰也不行了，植骨块从椎间隙内跑出来挤住了神经，出现了严重的腰腿疼痛，晚上靠吃镇痛药才能入睡，不得已再次住院手术，取出了移位的内固定并进行了重新固定。

扩大化错误正好相反。

有人长期伏案工作出现了颈肩痛，医生建议他戴几天颈托。结果家门口药店的推销员对他说，你不如买这种费城围领，固定效果更好！结果多花好几百块买了费城围领，这就属于治疗过头了。

费城围领多用于颈椎受外伤后，围领与颈部全面无死角接触，严格限制颈部各个方向的活动，佩戴时间太长还容易造成颈部肌肉萎缩，单纯的颈肩痛使用颈托就够了，没必要戴费城围领。

护具佩戴时间因人而异，因手术而异，也会根据主管医生的经验而不同。佩戴哪种护具，佩戴多久，听主管医生的建议就行。

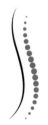

## 腰椎术后如何上、下床

平日里，大家很难感受到腰椎的存在，但实际上腰部与人体活动息息相关，日常生活中绝大多数动作需要腰椎的参与。

刚做完腰部手术，别说下床活动，就是床上翻个身，都觉得特别困难。术后两三天，病情稳定才能下床。但很多人还以为和平时一样，先坐起来穿好鞋再站起来，结果腰痛一下子加重了。

腰椎术后下床是个技术活儿，要尽量避免"坐"的动作。

为什么要避免"坐"？因为坐着会让椎间盘承受的压力骤然增加，椎间盘像膨胀的气球，还在持续不断往里吹气，一旦"爆裂"就会造成突出复发。体内用了内固定的患者，频繁弯腰或坐立也会让螺钉受力增加，对骨质疏松的老年患者，更容易造成螺钉断裂、切割或拔出。

为了避免上述问题，防止下地活动时出现腰痛，医生会要求患者趴着上下床。趴着上下床看似简单，要想顺利完成，需要术前提前训练，否则术后很多人因为恐惧和疼痛很难完成。

　　有时医生虽然术前向患者交代要练习趴着上下床，但却语焉不详、蜻蜓点水，患者搞不清楚该怎么练，掌握不好动作要领，也增加了术后上下床的困难。

　　术后下床的动作分为以下几步：①翻身趴下；②身体倾斜；③腿脚着地；④双手撑床；⑤腰部伸直；⑥手脚并用；⑦站直身体。上床的动作正好相反。如果开始完成不够顺畅，可以慢慢练习，不要操之过急。

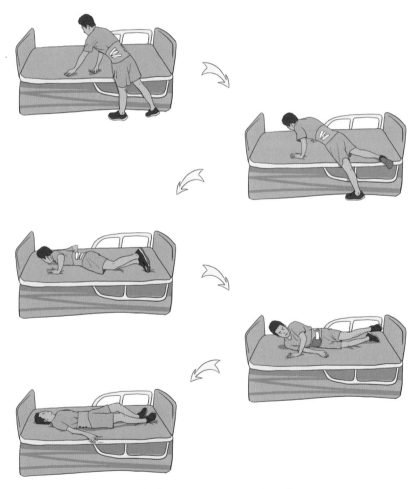

腰椎术后上下床动作很有讲究

平时我会将录好的训练视频存在 U 盘里备用。现在病房里都有数字电视，插上 U 盘就能播放视频。没有电视的，也可以通过微信把视频发给患者，让他们提前熟悉并对照练习，等真该下地活动了，整个过程会变得轻松许多。

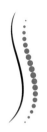

## 术后注意"省吃俭用"

治病讲究"三分治，七分养"，医生能做的只占三成，剩下的就得靠患者自己应对了。做完手术千万别不当回事儿，自己的身体，百般呵护都不为过。看看那些术后恢复好、对生活影响不大的，都是平日里特别在意自己的人。

术后保养很重要，说白了就是要保证充分休息。有患者总结成四个字就是"省吃俭用"。

"省吃"是说术后不要暴饮暴食。这个阶段活动少，能量摄取大于消耗，容易造成体重飙升，增加脊柱负担，既不利于术后恢复，也让留在体内的金属固定器容易折断或松脱，造成手术失败。

体重是否正常，有个客观的指标叫身体质量指数（BMI），用体重除以身高的平方，$BMI = 体重（kg）/ 身高（m）^2$，18～24 属于正常，低于 18 属于消瘦，大于 24 属于超重，而超过 28 就属于肥胖了。比如我的 BMI 计算结果是 $85/1.85^2 = 24.83$，有些超重了。

术后监测体重变化，合理饮食，适量活动，不要让 BMI 大于 28。在后文中我还会提到脊柱手术后该怎么吃。

"俭用"是指术后在日常生活中不能为所欲为，要简单地使用脊柱，切不可从事重体力劳动或做需要反复弯腰的事情。

几年前，老李因为脊柱畸形、后背严重疼痛住院治疗，我为他做了长节段脊柱矫形内固定手术。

手术那年老李刚60岁，个子不高但身体很壮实，可能和常年从事体力劳动有关。术中我在往椎体里拧螺钉的时候感觉特别费力，老李的骨头质量好得就像个小伙子。

术后一年效果不错，老李也很满意。结果突然有一天，他打电话过来说："最近总感觉腰上不舒服，拽着疼。"我问他最近在家都干什么？他说家里承包了三亩果园，开春了，所有体力活都得自己干，每次干完就开始腰痛，开始还能忍忍，越干越觉得痛得厉害，这几天起床都费力了。

我赶紧叮嘱老李，重体力活可不能再干了，最近一定多卧床休息，再用点儿外用药看看，要是还不行，就得来医院拍片复查。好在老李经过一周的卧床休息，症状完全消失了。再和老李通话，他在电话那头嘿嘿一笑说："当时你说我骨头硬，质量好，我觉得手术都过去这么久了，也该恢复正常了。这一疼起来就怕了，看来平时还得好好注意啊。"

手术后虽然不疼了，不代表病就痊愈了。外科手术后充其量能达到"够用"，根本做不到"随便用"。术后注意"省吃简用"方得"长治久安"，千万别存侥幸心理。

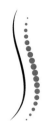 ## 脊柱手术后多久才能上班

现代人的生活仿佛被按下了快进键,从一出生就恨不得要赢在起跑线上,整个人像上紧了发条,一刻不停地往前跑,根本无法放慢脚步欣赏沿途的风景。好容易挤出来点儿时间追个电视连续剧,都嫌效率低,以至于有人把一集电视连续剧剪辑浓缩到两分钟内,让你一次看个够。

即便进了医院,躺在病床上,还有人依然停不下来奔跑的脚步,以为做完手术就一切 OK,很快又开始忙碌的工作。殊不知,术后缺乏养护,手术效果维持时间会明显缩短。

有人觉得微创手术损伤小、恢复快,既然做了微创,还不是出院就能上班吗?微创手术只是切口小,医生在患者体内该干的活儿可一点儿都没少。肌肉、韧带、椎体和椎间盘,都有不同程度的损伤。手术后匆匆忙忙回去上班,复发的概率就会大大增加。

"脊"病治疗是个系统工程,不只是做手术那么简单。要想疗效好,就得听从医生的专业建议,把术前、术中、术后的每一个环节都做好。

2017 年,一位母亲用轮椅推着 28 岁的女儿住进了病房。患者个子不高,体重却严重超标。年龄虽然不大,但腰腿疼痛多年,算是"老"病号了。患者没有正式的工作,平时靠打零工挣钱,没工作的时候就坐在家里玩手机。

患者最近找了一份超市收银员的工作,久站是家常便饭,显然对她的腰病非常不利。几天前商场进货,她帮忙卸货时不小心扭伤了腰,症

状一下加重了。

入院诊断明确：腰 4/5 节段椎间盘突出症。好几年的病史，突出的椎间盘已经出现广泛钙化合并腰椎管狭窄，造成严重的神经压迫，所以疼起来非同寻常。这次发作症状重、时间长，实在受不了，母女俩下决心要做手术。

两人办完住院手续就直接过来找我了，恨不得今天住院，明天就能把手术做了。患者的妈妈对我说："今天周二，周四做手术，周五到周日我闺女能休息三天，周一她还得回去上班呢。"

当时我还以为自己听错了，腰上做完手术，哪有休息三天就回去上班的？她母亲解释说，女儿在超市是临时工，只请了一周假，不按时回去，就会被单位开除。

两人认准了手术必须在周四做，没得商量。既然大家无法达成一致，不得已，我只好建议她们先把手术的事放放，至少把时间攒够了再说。实在不行先出院，观察一段时间再定。

手术并非儿戏，需要异常谨慎。

手术刀一旦切下去，就没有回头路可走。冒很大风险做了手术，成功了一切都好，万一失败了，"二进宫""三进宫"反复"回炉"。做手术不是像拉拉锁那么简单，折腾两次就把身体搞垮了。

准备做脊柱手术，要提前预备 7～10 天的住院时间，术后康复也尽可能给自己多留些时间。一般来说，射频消融、局部封闭等治疗，建议患者治疗后至少一周再上班；椎间孔镜或脊柱非融合等微创手术，患者最起码要休息 3～6 周后再考虑上班的事；接受了脊柱融合术的患者，上班肯定得在三个月后，具体的上班时间还要根据身体恢复情况确定。

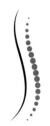

## 术后康复要注意些什么

术后康复这个话题涵盖的范围比较大。

不少患者，甚至还有很多医生，都有个严重的认知误区，就是"重手术，轻康复"。认为手术能解决一切，术后康复可有可无。其实，康复训练在整个疾病治疗过程中起着重要的作用。

康复医学是门新兴学科，这里的"康复"和我们探视患者时说的"好好养病，祝您早日康复"不是一个概念。早日康复的意思是恢复，英文是recovery，指的是满血复活，以前啥样现在还啥样。要知道，90% 以上的疾病根本不可能治愈，所谓治愈只是够用或能用罢了。想要恢复到正常水平纯属 Mission Impossible，完全不可能。

康复的英文是 rehabilitation，是指综合运用多种手段，针对疾病造成的功能障碍，用主动和被动训练的方法，让患者的躯体、心理功能得到最大程度的提升，尽快重返家庭、重返社会的方式。从康复的定义不难看出，康复并非复原，恢复功能是其主要目的。

从患者走进医院的那一刻起，康复就已经开始了。住院期间要做康复，出院后更需要足够时间进行康复训练。简单地说，住院期间以四肢活动为主，包括肌肉主动收缩和关节主动、被动活动。出院后主要以尽快融入日常生活和快速达到生活自理为康复目标：预防肌肉萎缩、改善耐受力并提高协调性，达到增强手术效果的目的。

令人遗憾的是，国内目前的康复现状不容乐观。

患者出院，意味着专业康复锻炼的结束。有的患者出院后靠自己对疾病的理解进行锻炼，方法基本是错的，练完不是没用就是效果不佳。还有的靠上网搜索，查到的内容大多是提纲挈领、浅尝辄止，既缺乏细节又没有针对性，内容更是鱼目混珠、良莠不齐，容易被误导或掉进网络购物的陷阱。

还有的患者靠病友间相互交流切磋。邻居老王也做了一样的手术，他是怎么康复的？遇到哪些问题？后来怎么好的？病友交流有一定借鉴意义，但毕竟都是个人经验，适合自己的，未必适合所有人，况且其中还包含了大量个人的主观意愿和感受，科学性不强。

无论哪种情况，都折射出国内对术后康复的重视程度还差得很远。

中国女排原主教练郎平大家都很熟悉。2018 年她在芝加哥接受了她人生中的第 12 次手术——左侧人工髋关节置换术。手术后，她选择留在美国进行系统康复训练。

专业运动员的关节和脊柱，经常承受着远超正常人的巨大冲击和磨损。因此很多人年龄尚小，就已经出现严重的功能障碍。郎平自己在经历了多次手术后，反复强调康复的重要性。她说："手术的地方虽然不疼了，但周边的肌肉一定要恢复，用它来保护手术位置，我觉得康复是比手术时间更长、更需要耐心的一个项目。"

郎指导说得没错。术后康复做得好，会让患者更快地回归日常生活。现阶段，国内的临床医学水平已经非常发达，手术在国内做还是国外做差距不大。但康复训练方面，包括康复器械和康复理念，和发达国家相比，我们还有很长的路要走。

外科医生对康复不熟悉，康复师在他们的脑海中等同于按摩师。康复师对手术是怎么做的、手术中去除了哪些结构、对脊柱有什么影响也不清楚。大家都像蒙着双眼打太极，各打各的，造成患者夹在中间的真空地带，搞不清该听谁的。

什么时候练、练什么、怎么练，总是无法统一。很多医生一句"回家练小燕飞"就全包括了。练不练得成全靠个人天分，缺乏科学的、因人而异的康复计划。

术后康复是门大学问，练得不对"走火入魔"可就麻烦了。有几点建议仅供大家参考。

首先，把握动作强度，练完后要没有明显的不舒服。

举个简单的例子。腰椎间盘突出术后，患者下床活动，有人觉得走得越远越好。实则不然，术后 3~5 天神经依旧处在水肿期，活动过多会造成疼痛反复。术后适度活动即可，今天走多了觉得不舒服，明天就要适当减量，循序渐进慢慢来。

再比如说，练习抬腿是腰椎术后避免神经粘连的常用动作。抬腿可以，但没必要非得使劲把腿扳到 90° 才罢休，下肢大幅活动不利于神经消肿。练习时腿抬高 40° 就足够了。

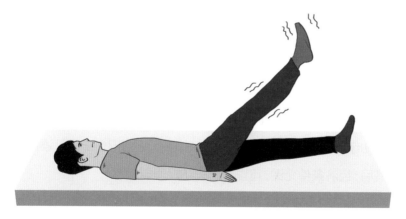

术后适当进行下肢锻炼即可，没有必要强迫练习

其次，日常生活用不到的动作不用练！

术后锻炼的目的是回归日常生活，不是要参加奥林匹克运动会。因此，锻炼时要远离高难度动作。有人锻炼腰部肌肉，像折刀一样大幅度弯腰，让双手碰到地面。其实日常生活中，没有哪个动作需要腰部有这么大的活动度。

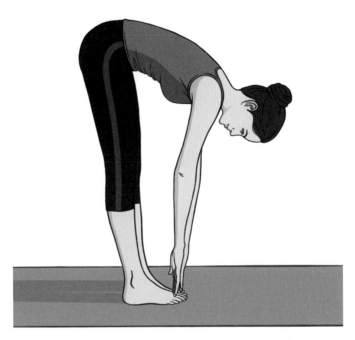

**腰部"折刀"动作没必要作为常规锻炼动作**

还有人锻炼肩关节，两条胳膊伸直甩开了使劲儿画圈儿，把胳膊抡得跟直升机螺旋桨似的，练不了几下就可能造成肩袖撕裂。这些都属于没用的动作，日常生活中根本用不到。练多了还会旧伤未去又添新伤。

最后，经济条件允许，可以考虑去正规康复医院。

不少正规的康复医院拥有齐备的康复器械和专业的医护团队，能为患者提供更高效和安全的康复训练。

比如很多康复医院提供作业训练（occupational training，OT）。OT 采用经过选择的作业活动，对因各种原因造成的功能障碍或不同程度丧失生活自理和劳动能力的患者进行评价、调理和训练。作业训练有很强的针对性，效果非常不错。

脊柱术后康复是一门精深的专业，想做好没那么容易。只有持之以恒的科学锻炼才能收到良好的效果。

## 术后复查那些事儿

疾病的特点决定了治病不是一锤子买卖。出院并非和医院永别。虽然医生没法和你说"欢迎下次光临！"但他们总是不厌其烦地叮嘱"别忘了定期来复查！"光说说还不够，怕患者回家忘记了，还要写在出院诊断证明上，时刻提醒。

有患者不解地问："手术做完了还来医院干什么？"其实，手术后还有很多后续的相关问题要靠复查来——解决。术后复查看似小事一桩，但搞不好也会影响手术效果。

术后患者顺利出院回家，不代表治疗终结，恰恰相反，"赛程"才刚刚过半。尤其是当下很多医院面临着人多床少的局面。床位就那么多，做完手术的患者不出院，后面等着做手术的患者就住不进来。因此，患者做完手术病情刚稳定，医生就会动员患者出院。还有的医院干脆把一些以前要住院做的手术，改成日间手术，门诊做完患者直接回家，连住院都省了，速战速决。

这样虽然效率提高了，床位周转加快了，但很多问题也随之而来。

患者术后匆匆忙忙回到家，经常会感到脑袋里充满了问号：自己坐起来刷牙行不行？解完大手转身擦屁股行不行？切口怎么又有点儿疼？刀口怎么还往外流"水儿"？走路不小心扭了腰，有点儿疼，钉子是不是断了？穿鞋时感觉弯不下腰正常吗？

这么多问题搞得自己心里"咚咚"打鼓，不按时复查行吗？术后不同时期可能出现的问题，都要由专业团队来解答。

复查有时间规定，脊柱术后每隔三个月就要来看一下。术后三个月的第一次复查特别重要。尤其对做了脊柱融合的患者，更要按时回来看看。术中植入的骨头需要半年到一年时间才能长牢，只有通过按时复查，才能随时掌握患者恢复情况，出了问题也能及时补救。

经常有患者问："为什么有时复查，医生只和自己聊几句，什么都不用做就回家了，而有时却要拍片子做检查呢？"

这是由复查的目的决定的。

如果医生只是想了解患者术后有没有什么不舒服，当看到患者一切正常时，就不一定要做检查。但如果医生想看看内固定位置或评判神经减压程度，就会建议患者再做进一步检查。所以复查时内容不同，也就不足为奇了。

复查时还要注意把每项检查结果都保存好。

有人出了医院门，随手就把检查片子和化验单丢掉了。这些检查就像照相馆拍的全家福，是记录人体特定时期状态的珍贵资料，要像保护存折一样保存好。万一以后身体出了问题，医生可以前后对比快速作出诊断。比如五十岁的人因为腰痛去医院检查，发现脊柱有弯曲，这时不好区分脊柱侧弯是年轻时就有，还是最近发病后出现的。此时要是有一张20年前脊柱的X线片作对比，诊断就一目了然，不用走弯路。

术后复查，最好找自己当时的主刀医生。

谁做的手术就找谁复查。不要张三做的手术，却找李四复查。他不熟悉你的病情，很难给你提供有帮助的意见。

近些年，互联网+医疗快速发展，让医患交流变得更加便捷。有的医生做成了内容博主，有的成了网络大V，有的成了视频平台的科普红人，还有的依托社交媒体建立了患者群，方便患者交流病情和康复经验，传播医学科普知识。熟悉网络的人，不妨利用好这些平台，可以更方便地和医生交流。

只要患者身体状况允许，复查时最好能亲自来，家人转述毕竟不太准确。如果离得远不方便，又没什么特殊不舒服，也可以在当地医院把检查做了，用手机拍下来，通过微信或电子邮件发给医生。

老年人不擅长操作智能手机和电脑，电话和短信还是他们主要的沟通方式。为了方便日后联系，不妨在住院时记下主刀医生的电话号码。没拿到也没关系，最起码把病房和门诊的电话都记到小本子上方便咨询。

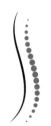

## 出院了，药不能停

治疗"脊"病，如果以为外科医生只会开刀做手术的话，那就大错特错了。药物治疗也是他们常用的手段。

一般情况下，手术如果时间不长出血不多，为了提高术后舒适度，常规用一些抗炎镇痛药，促进炎症快速消退。微创手术由于对脊柱干扰极小，术后一般口服这类药物即可。

中等手术或大手术，因为术中要反复牵拉和探查神经，术后除了使用抗炎镇痛药外，还会加用脱水药，用于减轻神经水肿。涉及脊髓减压的手术，术后甚至还会用点儿激素，利用它强大的抗炎作用来迅速改善症状、消除水肿。如果术中出血多或是患者身体状况一般，术后还需要补充体液和能量。

术后输液一般两三天就足够，但口服药物建议在出院后还要继续吃一段时间。这是因为术后有时疼痛还可能杀个回马枪！这种情况多在术后5~7天出现。有人很紧张，"咦，腿怎么又疼上了？"这是因为手术刺激神经形成的水肿会在术后5~7天达到高峰。如果此时停止输液，又没有及时补充口服药物持续抗炎消肿，就会出现疼痛的"返潮"现象。

这个道理很好理解。脑出血患者的脑水肿会在出血后一周达到高峰，在这段时间内，随时可能出现病情变化，需要严密观察。周围神经受到刺激，也是如此。此时无须紧张，继续服用一段时间药物，症状会慢慢缓解和消失。术后输液和口服药注意要连贯，中间别"断顿儿"，患者才能平安度过疼痛反复期。

出院后要根据症状变化确定停药时间。

什么时候停用口服药没有严格的时间限制。大江医生不建议采用"断崖式"的用药方法。什么时候停药关键看症状，只要还觉得不舒服，就不妨再吃一段时间，提高康复期的舒适性。症状明显减轻或消失后就可以停药。

"脊"病的药物治疗时间因人而异，没有固定模式，患者的病情和身体条件也不尽相同。术后药物吃多久、怎么吃、需要做哪些调整，患者可以随时和主刀医生沟通。

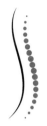

## 术后到底该怎么吃

正常人每天都需要一定的能量和营养用于维持身体代谢。手术会对身体造成不同程度的打击，造成巨大的能量消耗。

不仅如此，很多手术需要全身麻醉，术前长时间禁食禁水，加上术中出血，术后卧床食欲缺乏和炎症反应等，会造成患者体内营养失衡，影响术后恢复。因此，手术后吃什么、怎么吃大有讲究，必须引起足够重视。

曾经接诊过一位 58 岁的女性患者，是个刚退休的中学班主任。因为颈椎病造成神经压迫，胳膊疼痛、麻木来医院看病。术前诊断明确，颈椎前路减压术也很成功，效果立竿见影，做完就不疼了。

颈椎前路手术很微创，出血量仅几毫升，比流一次鼻血的量还少，对患者的影响微乎其微。但术后患者的精神状态却每况愈下，已经术后第三天了，患者脸色蜡黄，连说话都有气无力，看上去还不如刚做完手术的时候呢。复查血生化指标，发现还有低钾的情况，而术前各项指标都是正常的。患者也没有恶心、呕吐或拉肚子，基本可以排除常见的低钾原因。问题出在哪个环节呢？

通过仔细询问患者丈夫后我才得知，原来术后这几天，他俩听别人说小米粥有营养，特别"补"，于是连喝了三天九顿小米粥，别的东西一点儿没吃，结果搞得自己四肢乏力、头晕眼花。听到这个情况，我简直哭笑不得。赶快一边给她补液补钾，一边叮嘱他们要正常吃饭，平时怎么吃，现在就怎么吃！小米粥可不能再继续喝了！

麻醉用药和卧床都会让胃肠蠕动明显减慢，因此，术后一些医生会建议患者吃一些便于消化的流食或软食，但要注意，这里说的流食或软食，可不是和小米粥画等号的。

小米作为世界上古老的栽培农作物之一，起源于中国黄河流域，是古代主要的粮食作物，很多人对它有种传承式的喜爱。无论是生完孩子，还是大病初愈，似乎一碗小米粥的营养价值要赛过人参汤，因此小米粥也有代参汤的美称。

其实，小米粥除了含有大量碳水化合物外，距离营养滋补差得十万八千里。更多人对小米粥的印象是喝多了会烧心反酸。像上文这位患者这样三天九顿小米粥，听着都觉得胃里不舒服，更别提什么营养价值了。

手术后正是机体修复需要大量蛋白质的关键时刻。摄入不足，会直接影响切口愈合，甚至造成免疫力下降，增加感染机会。尤其对经历了大手术或体弱多病的患者而言，术后"吃好喝好"，显得异常重要。

术后要特别关注两件"小"事：一是饿不饿，二是放屁了没。别小看这两点，饿不饿代表胃动力的恢复情况，放屁排气则标志着肠动力的恢复。人体胃肠道像个大工厂，有原料放进去，机器才能正常运转开工。全天不吃东西，没有食物原料的刺激，工厂自然就得歇业。因此，术后越不敢吃东西，胃肠蠕动就越差，残留食物会瘀滞其中并产生胀气，进一步遏制食欲，形成糟糕的恶性循环。

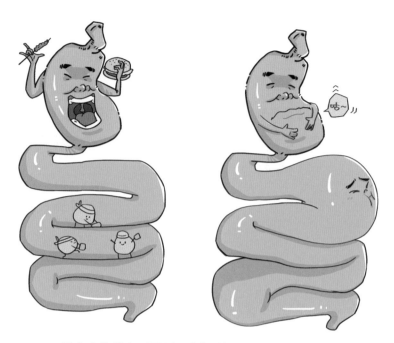

没有食物进入，胃肠蠕动会减慢，加重术后肠胀气

大江医生建议，术后只要情况稳定，有食欲就鼓励正常吃饭！唯一与平时不同的就是无论吃什么，以前嚼两口就咽了，现在要在嘴里反复多嚼几圈儿，最好边嚼边默数 20 个数，嚼烂嚼碎后再咽。

食物经过牙齿二次加工成为糊状，也属于软食。既能提供足够的营养，又不加重胃肠道负担，还能有效刺激胃肠道，让"工厂"提前开工，可谓"一石三鸟"。

经过多年临床验证，大江医生认为这是非常可靠的方法。但也要注意，这里说的"正常吃饭"，指的是真正意义上的正常吃饭，点一盆麻辣小龙虾，喝两瓶啤酒可不包括在内。

营养补充的关键，在于合理的膳食搭配。小米粥不是不能喝，但顿顿喝小米粥，让其成为术后唯一的能量来源，肯定是不行的。

术后身体处在负氮平衡状态，适当多吃些优质蛋白含量高的肉类，如鸡肉、牛肉、鱼肉。鸡蛋牛奶也都可以，如果有人喝完牛奶肚子胀，可以等到下地活动后再说。

多吃些水果蔬菜补充维生素，如橘子、香蕉、猕猴桃和各种绿叶菜等。太硬的水果一定要嚼碎后再咽，如苹果和梨。另外注意，吃水果不要从冰箱取出来马上就吃，太凉也会刺激肠胃引起不适。

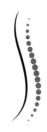

## 手术伤了元气，是否需要进补

不久前，央视纪录片《舌尖上的中国》以近观饮食之美、远眺中华文化的魅力，吸引了大家的目光。

对国人来讲，饮食是一种源远流长的文化，吃饭的目的不仅是为了吃饱，更讲究滋补。民间流传的吃啥补啥、以形补形的进补方法深入人心，直至现在依然对我们的饮食选择产生着深远影响，如吃腰子补肾，吃核桃能补脑，更不用说燕窝、阿胶、冬虫夏草、灵芝和人参等，都被认为是功效一流的滋补品。

脊柱手术看似只在局部操作，实际上麻醉药物、出血、肌肉剥离，去除骨头、松解神经等，都会对全身产生影响，加上有些人因为得病产生焦虑、失眠等症状，免疫力自然有所下降。

中医认为伤了元气，必须补补才行。

骨科手术后，大家喝得最多的当属骨头汤了。不仅骨折的人喝，骨质疏松患者食疗补钙也顿顿离不开骨头汤。

可是，这种滋补方式真的管用吗？

科学研究发现，骨头汤里最有营养的部分恰恰不是汤而是里面的肉。骨头中的钙质极难溶解于水，因此，精心熬制数小时的骨头汤里除了高嘌呤和溶解在其中的大量脂肪外，营养成分少得可怜，更别提高钙了。

不久前，一个朋友发来微信咨询买营养品的事儿。原来是他朋友的孩子，今年刚 7 岁，小男孩淘气，玩耍时不小心从高处摔下来，造成锁骨骨折。医生说不用动手术，打个绷带回家静养就行。朋友想去家里探视，不知道带点儿什么合适，于是问我该给孩子买什么补品。

如何推荐？我着实犯了难。7 岁孩子骨头长得飞快，有句话玩笑话说得好："多亏来得早，再晚点儿就痊愈了。"虽然没那么快，但肯定用不了多久就好了。小孩只要正常吃饭，营养就足够，根本没必要吃所谓的补品。况且，现在市面上琳琅满目的补品，你敢拿回家给孩子吃？还不如买些水果来得实惠呢。

食品不像是衣服，衣服出现质量问题大不了扔掉或选择退货。问题食品吃进肚子，就可能产生严重的问题。食品安全问题近些年出了不少，补品市场更令人担忧。如果实在抑制不住买补品的冲动，不如折现，人家愿意买啥就买啥。

腰子没法补肾，核桃不能补脑，黑芝麻不会让黑发重生，红枣和补血也没有一毛钱关系，术后"进补"纯属一腔情愿。不但滋补作用少得可怜，有时还会适得其反。

几年前，有个从山西来的小伙子，因为经常久坐伏案工作导致腰椎间盘突出，出现严重的腰腿疼痛。虽然他已经 38 岁，结婚多年自己的孩子都挺大了，但年迈的爸妈还是亲自陪着他来住院治疗。近70岁的两位老人拎着大包小包，拖着皮箱，拿着脸盆儿，跟他一起跑上跑下办手续。安顿好他以后，老两口儿在医院附近找了个小旅馆住下，轮流排班照顾他。

住院后第三天我给他安排了手术治疗。手术出血并不多，术后引流量也在正常范围内，术后第二天顺利拔了引流管后小伙子就戴着护腰下地活动了。照这个速度，再过两天就能出院了。两位老人对儿子非常上心，即便他已经能自己到处溜达、吃饭了，妈妈还是拿着勺子亲自给他喂饭。

病情急转直下发生在手术后第五天。

早晨查房，老太太皱着眉头对我说，昨晚儿子又出现了和术前类似的症状，腿上又麻又痛，一晚上没睡好。早晨起来，腿脚活动似乎都不太好了。我检查后发现，患者下肢的肌肉力量确实和昨晚查房时不一样，两条腿的症状一轻一重，但力量都明显下降了。

气氛陡然紧张起来。

按说小伙子术后依从性不错。我交代给他的术后注意事项，他都能按要求完成。据此推断，短时间内椎间盘突出复发的可能性不大。但从目前的表现看，肯定存在新的神经压迫，为了明确诊断，我安排了急诊腰椎磁共振检查。

磁共振结果与之前的预想一样，椎间盘突出确实没有复发。罪魁祸首竟然是手术的地方出血形成的血凝块对神经造成严重压迫。

平时大家做手术都特别重视止血和放引流管，所以即便是复杂的手术，也从没出现过切口内血肿。小伙子的手术并不复杂，术前凝血功能也完全正常，却在术后第五天突然出现切口内血肿，必然另有蹊跷！

再次抽血复查凝血功能！

化验结果不禁让人大吃一惊！术前原本完全正常的凝血功能，现在已全面"飙红"，多项指标明显异常，甚至达到了"危急值"的水平。

这是怎么回事？术后用的都是常规药，十几年了安全性没有问题，况且这些药也没有影响凝血功能的不良反应。

问题出在哪一个环节呢？我不禁陷入了沉思。

这时，患者妈妈端着碗给儿子喂饭的一幕，又映入了我的脑海。于是我问两位老人："手术后，有没有给他吃什么特殊的东西？"老爷子在旁边沉吟了一下说："除了吃你们医院食堂的饭，我还给他买了点儿三七粉，帮他活血补气。"

"赶紧拿出来我看看！"他话音刚落，我就接着说。

他打开床头柜，从里面拿出个皱皱巴巴的透明塑料袋，里面装着半袋子土黄色粉末。解开袋子，一股刺鼻的气味扑面而来，呛得我赶紧转头。

老爷子说这是在马路对面超市的地下市场里买的。还不便宜，花了三百多才装了半塑料袋。回来后按照老板说的，每天三次，每次兑一勺水吞服，术后到今天已经吃了 4 天了。

听到这里，我顿感无语。

这些小货摊上买来的东西，真假无从分辨。成分不明，厂家、地址、保质期、说明书一概没有，这不是三七粉，这简直就是"三无粉"！有些无良商家甚至还偷偷地把一些抗凝血药物磨成粉末加进去，发挥活血功效，不出问题才怪！

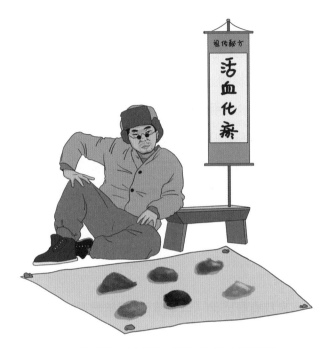

不要随便相信地摊上贩卖的各种"神药"

即便就是真三七粉,刚做完手术没几天就开始活血化瘀,也会造成手术部位再次出血。患者连吃好几天,身体凝血功能严重受损,还好没有造成其他部位出血,真是有惊无险!

没办法,只好重新进行"翻修",再次打开切口清除血肿。万幸的是手术后小伙子的症状很快就完全消失了。本来是个微创手术,结果乱服"三七粉",不但没起到补血补气的作用,还对身体造成双重打击,真是得不偿失!

经此一"战",我既有感触又有收获。

医生每天查房,眼睛不能光盯着引流量多不多、切口长得好不好、术后疼不疼,也得关注患者吃了些什么、怎么吃的、吃了多少、吃完以后有什么反应。看似简单的小事,也能对手术效果造成巨大影响。

脊柱手术后，正常均衡的饮食完全能补足损失的元气。不要相信各种道听途说的进补方法，尽量别吃那些从来没吃过的东西，更不能把自己的身体当成补药的"试验田"，万一造成严重后果，必定抱憾终生。

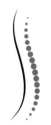

## 术后能不能吃发物

虽然不建议胡乱进补，但大家平时说的那些发物，很多具有丰富的营养价值，手术后能不能吃？

传统医学以性味来界定食物，也就是所谓的食性，认为食物也能防病治病。发物往往说的是那些富含营养或有刺激性特别容易诱发或加重某些疾病的食物。"发"字有诱发的意思，会引起人体阴阳平衡失调，让病情加重。

发物在不同民族、不同地区有不同的定义，如有些人认为鱼虾是发物，术后吃了影响切口愈合；有些人认为羊肉、狗肉是发物，吃多了容易上火；还有人甚至把辣椒、葱、蒜也划到发物的范围里。

如果仔细观察不难发现，老百姓常说的发物大体可以归为两类：一类是蛋白质含量高的食物，如各种海产品、牛羊肉、狗肉等，术后食用容易引起过敏；另一类是刺激性强的食物，比较典型的有辣椒、葱、蒜等。

手术后对这些东西到底要不要忌口？

在这个问题上，甚至连医生都会分为旗帜鲜明的两派。支持派认为术后气血两亏，发物黑名单绝对不能碰；反对派则认为，所谓的发物根本没有任何科学道理，手术后可以吃。

暂且不去探讨孰对孰错，但有一点得承认：人与人之间存在着巨大的个体差异，因此，对食物的反应也大相径庭。

比如在欧美，产妇生完孩子，直奔卫生间就去洗澡，甚至护士还会递给她们冰镇饮料；我国则讲究坐月子，别说喝冰水了，就连洗澡的事都得先放一放，怕受到风寒落下毛病。这就是体质的差异。

在德国留学时，我对体质的差异有了进一步了解。

德国的冬天特别冷，大家冻得要死，早早就穿上厚厚的衣服，就算在室内也得穿长袖衫再套个毛背心。有个叫 SOMI 的同学，来自非洲布基纳法索，更是把自己裹得像个粽子，只有两只眼睛露在外面。可来自蒙古国的同学就不一样了，室内永远是背心短裤。平时吃饭大家都是荤素搭配，而蒙古国同学的一顿饭就是由主食和很多肉组成。国人如果顿顿只吃肉，不搭配点儿蔬菜，肯定会便秘到怀疑人生。这也是体质的差异。

正因如此，术后吃不吃这些发物要根据个人情况而定。

平时就不吃的东西，术后没必要吃，如公鸡、狗肉、老鹅、羊肉、海参和虾蟹，这些食物可能引起皮肤毛细血管扩张，出现皮疹、风团等过敏反应，不利于伤口愈合。

另外，除非你是唱着"辣妹子不怕辣"长大的，否则刺激性强的食物，如辣椒、麻椒、韭菜、葱、姜、蒜等，也不建议术后多吃。尤其是麻辣食品，如麻辣鸭脖、麻辣小龙虾、麻辣火锅，这些东西会刺激肠胃，造成腹胀或者拉稀。

过冷、过烫、过硬的食物，在术后恢复期要尽量少吃或不吃。烟酒有强烈刺激性，那些总把"术后少喝点儿能活血化瘀"挂在嘴边的人要注意了，最新研究表明，即便少量饮酒对身体也是有害的！吸烟更不用说了，不但影响肺功能，引起咳嗽、咳痰，还会造成切口延迟愈合，简直是有百害而无一利，干脆趁此机会戒掉算了。

术后少吃刺激性强的食物，还包括不要胡吃海塞、暴饮暴食，增加胃肠道负担，给自己找麻烦。

印象里还是 2003 年，有个北京的老爷子住院手术。别看他已经 78 岁了，身体倍儿好，吃嘛嘛香。嗓门儿还特别大，听他说话就跟屋子里打雷似的，离老远都能听得见。

腰上做完手术后他很快就下地活动了。老爷子用北京话讲叫"嘴上特别壮"，从术后第三天开始，每天炖鸡腿、酱肘子、猪头肉顿顿不落，不吃到嗓子眼儿不停手，时不时还偷偷在病房里喝一两口小酒。没过几天，顽固性腹胀像海啸一般来得又急又猛，老爷子肚子疼痛得死去活来，肠胃仿佛瞬间按了关机键，不工作了。

我们把能想的招儿基本全都试了一遍：上面口服通便药，各种口服液、药片、药丸、蓖麻油、乳果糖，轮番上阵；下面肛门里挤开塞露、肛管排气、灌肥皂水。最后连消化科和普外科医生也一起过来帮忙想办法，依然解决不了问题。老爷子痛苦的呻吟声从早到晚回荡在整个病房。直到术后两周，腹胀才慢慢好转。

有过这一次的经历，我深切感受到，术后看似不起眼的腹胀，也会给患者带来这么大的痛苦。

外科手术后，正常的饮食可以提供足够的营养，既没必要进补，也别因为害怕上厕所或腹胀而因噎废食。如果对自己的胃肠功能缺乏信心，可以先吃容易消化的食物，如面片汤、馒头、菜粥，再慢慢过渡到正常饮食。

富含蛋白质的食物虽然容易引起过敏，但切口修复过程中需要大量氨基酸原料。那些所谓的发物都有不俗的营养价值，从这个角度讲，只要不是过敏体质，以前经常吃的话，术后可以放心食用，对加速康复大有裨益。

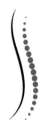

## 术后有必要输营养液吗

经常会有人提出一些让医生听起来感到很无奈的要求，如要求输"营养液"或打"营养针"。"医生，我爸刚手术完，给他多打点儿氨基酸、白蛋白吧！"

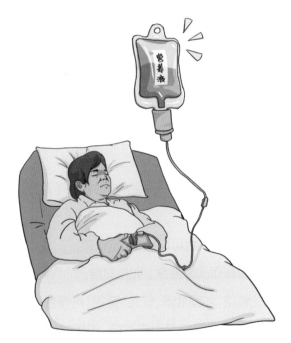

**现实生活中没有所谓的"营养液"，正常吃饭就是最好的营养**

术后打营养针，输营养液真的会好得更快吗？

印象里，医院药房里有资格标上"营养"二字的药品，可能也就是肠道内营养和全胃肠外营养了吧？遗憾的是，这两种营养方式都是在患者丧失了自给自足获取营养的能力时才会用到。

肠道内营养能提供人体全天所必需的营养物质。但要想让营养液进入体内，先得从鼻腔把一根粗管子插到胃里，再用注射器通过胃管把营养液注入胃里。操作时有人会出现恶心、呕吐，有人会因为肠道不适应而腹泻导致电解质紊乱，严重的还可能造成吸入性肺炎而威胁生命安全。

胃肠外营养倒是不需要插胃管，但营养液得靠输液的方式才能进入体内。有人提出来要输营养液，可能说的就是这种方式。

胃肠外营养液确实是常用的一种营养支持方式，可以补充患者每天所需要的全部营养要素，包括氨基酸、脂肪、各种维生素、电解质和微量元素等。

但它的使用对象很特殊，主要用于那些因为各种原因造成胃肠道不能执行吸收消化功能，或在一段时间内胃肠道需要充分休息的患者。比如有人刚做完胃部手术，食物无法像往常一样经过胃部进行研磨吸收。还有人颈部或口腔动了手术，没法正常张嘴吃饭，此时就要靠输液来维持身体所需的营养供应。

不难理解，胃肠外营养是种不得已而为之的营养补充方式，可能造成的并发症一点儿都不比肠道内营养少。常见的包括代谢紊乱、肝功能损害、感染等。而且患者长期缺乏食物刺激，胃肠道处在无负荷的休眠状态，消化酶和各种激素的分泌受到抑制，会造成胃肠黏膜萎缩变薄，更新和修复能力也会大大下降。

有人听说输白蛋白能增强免疫力，术后要求给自己用。

首先要搞清楚白蛋白是增强谁的免疫力。正常人输白蛋白不但不会增强免疫力，还有可能带来生命危险。

人血清白蛋白和免疫球蛋白都来自献血者的血浆，属于血液制品。由于很多狡猾的病毒在窗口期不易被检测出来，躲在这类血浆制品中的病毒就有传播肝炎、艾滋病的风险。除此之外，输入的白蛋白毕竟是来自其他人体内，输入过程中还可能出现寒战、发热、皮疹、恶心、呕吐，甚至过敏性休克等情况危及生命。

所以，白蛋白是给那些因为各种疾病导致自身免疫系统受损或崩溃的患者准备的。为了救命，再高的风险，该用也得用啊。

看了这些，输白蛋白前你确定不再慎重考虑一下吗？想要补蛋白，直接用嘴吃下去多好！何必选用这些另类的方式。各种优质蛋白伴随着食物的芬芳，吃下去还不用承担任何风险，营养价值也比所谓的营养液高得不知哪里去了。

提高免疫力，跟减肥一样没有捷径可走。想靠着输液提高免疫力，和相信按摩能减肥一样，没用。武侠片看多了，真以为双手抵住后背就能输入真气，那可就太天真了。

免疫力相当于人体内的军队。想提高战斗力，要靠充足的睡眠，愉悦的心情，健康的饮食和适当的锻炼。平时不注意修炼，想提高免疫力，光靠打鸡血和临门一脚，是根本不可能的。

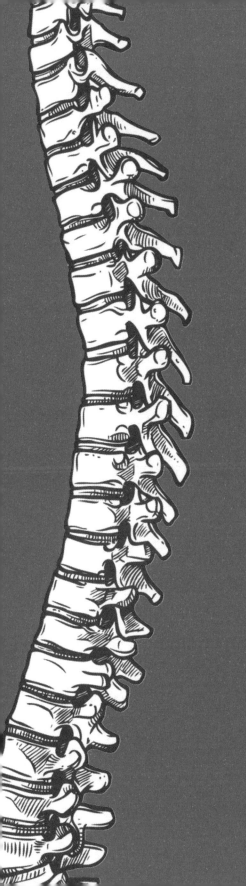

# 第三章

## 排忧解难保健康

## 对病情的担忧

有位朋友脑子里长了胶质瘤,这是一种恶性程度很高的肿瘤。

认识她有几年了,常看到她在朋友圈分享健康的生活方式。有一天她发朋友圈写道"明天要脑洞大开"。开始我没注意,直到看见配图是她自己剃光头的照片,才反应过来,原来因为肿瘤复发,她明天要做开颅手术。

虽然我们平时交流不多,但我很佩服她面对疾病时表现出来的乐观态度。绝大多数人,到了这一步很难再笑得出来。

站在旁观者的角度,怎么说都行,要想开、要乐观、没事的、小手术,那是因为病没在自己身上,体会不到患者的感受。

生病了,谁都会有这样那样的担忧。有人为病情发展担忧,有人对手术忧心忡忡,有人怕影响日后工作,老年人得病则害怕拖累子女。

郁郁而终这个词,说的就是情绪和心态对健康的影响。但真正对其深有体会的人,却少之又少。身体生病,正常担忧很有必要,但过度忧虑,就会滋生怨天尤人、自怨自艾的不良情绪,不利于身体康复。这是由于不良情绪让人持续处在应激状态。适度应激,是人类适应环境变化的必然反应。但过度应激或持续应激,则可能"造"病或让病情恶化。"越怕得病,越容易得病",生活中这样的人可一点儿都不少见。

疾病也会欺软怕硬。

得病了先别怕，保持乐观的情绪和开朗的性格，配合身边的医护人员，大家一块使劲儿，积极面对疾病，才会获得满意的疗效。整天唉声叹气、眉头紧锁，动不动就发脾气，很难与其他人交流的人，手术后效果往往也不满意。

人生本来就是不断开启的、充满未知数的探索之旅，随时会遭遇各种偶然。无论如何，我们都应该坦然面对，摸清疾病的规律，搞明白它的来龙去脉。在和疾病旷日持久的斗争中，只有知"脊"知彼，才能百战百胜。

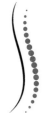 脊柱出了问题能治好吗

脊柱真没你想象得那么"坚强"。

相反，它像个害羞的小女孩，只有百般呵护才能茁壮成长。脊柱疾病很特殊，绝大多数无法治愈。平时稍不留神症状就会反复，疼痛加重不说，生活质量跟着严重下降。很多人心里犯起了嘀咕："这啥时候是个头儿？还能治好吗？"

"脊"病治疗像是喝功夫茶，快不得，慢工出细活。这里面没偏方、没神药、没捷径。别指望哪个医生能开出什么神药，吃完后所有问题就能迎刃而解，那是天方夜谭。更别轻信那些游走于街头巷尾、潜伏在小区单元楼里的"神医"，他们一年治好的患者绝对没有三甲医院多。

每个人是自己健康的第一责任人，很多人忽视了这一点，把自己的

健康交给了医生，平时不注意养护，出了问题去找医生，希望获得快速痊愈的妙招。

与其指望医生，不如依靠自己。

医生不会一直陪伴在你的左右。脊柱出了问题，他们只能告诉你，哪些动作能做、哪些不能做、哪些要少做、出现症状应该怎么办、如何对症处理……要想脊柱好，平时还得靠自己关注和呵护。

对！你没看错，脊柱保养压根儿没有秘诀，如果有的话，就是一个字——养！两个字——呵护！三个字——省着用！

颈椎有问题，日常生活中最起码要注意以下三点：少低头、少伏案、别受伤；腰椎不舒服强调三点养护秘方：不久坐、少弯腰、不搬抬重物。

"脊"病和其他疾病一样，有发生、发展和转归的过程。从最初得病，症状加重、频繁发作，到后来发作间隔越来越长、症状表现越来越少，直到最后进入稳定期。此时病变可能依然存在，但对日常生活影响已经不大。脊柱功能也从最初的没法用、不好用、凑合用，过渡到可以用、足够用，也就是前面提到的病态平衡。因此，这里说的日常养护和应对，指的就是不要轻易打破平衡。

老唐是我爸的朋友，年轻时在机关工作，文字功底了得，是单位的"一支笔"。由于经常伏案加班写稿子，多年下来颈椎、腰椎都有问题，好在退休后没怎么犯病出现症状。

四个月前，他从郑州去湛江自驾游，去的路上走走停停，用了好几天的时间，回来的时候他一鼓作气连续开了一千八百多公里的车，到家后一下车就出现了严重的腰痛，断断续续疼了几个月也没好利索。

不久前，家里又装修房子。老唐喜欢读书，家里有间屋子专门当书房用，摆满了各种书籍。装修过程中，老唐一天也没闲着，上上下下整理自己的书，几番劳作后，腰痛得连床都下不去了，才赶紧和我联系。

像老唐这样的人不少，明知道自己脊柱有问题，还要去尝试这些对脊柱伤害性很大的事情：久坐、长时间驾车、搬抬重物。原有的病态平衡一旦打破，症状反复出现，一切从头再来。

几乎所有的因为人体老化引起的"脊"病，都能通过充分休息得到很好的缓解。如果没有，那只能说明休息得还不够或方法不对头。在治疗过程中不听医生的建议，依然该干什么干什么，啥事都不耽误，那只能在错误的道路上越走越远，治不好一点儿都不奇怪。

另外，对治好的这个"好"字，也要有正确的认识。

治好，并非让脊柱焕然一新，迸发二次青春，那谁也做不到。治疗以提高生活质量为最终目的。很多人天真地以为做了手术就能彻底治好病，对手术寄予过多期望，结果却换来更大的失望。既然手术不能让脊柱回到二十岁，又怎么能指望术后脊柱功能会恢复到正常状态呢？

手术后效果好、不复发的患者，基本都是对自己特别在意的人，也就是医生嘴里常说的"依从性好"的患者。俗话说"小心驶得万年船"，脊柱出了问题别害怕，要想好利索，靠谁都不如靠自己。

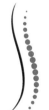

## 不要草木皆兵——得癌症没有那么容易

人与人的差异，就像五个手指头长短不一。由于思维方式、个人修养、接受教育程度等方面存在差异，不同的人生病，处理方法也可能完全不同。

有人性格大大咧咧，什么都不吝，一点儿不舒服从来不当回事儿。即便身体发出预警信号也毫不在乎，直到症状加重不得不去就医，才发现已经到了疾病晚期。

有人恰好相反，过度关注自己，搞得风声鹤唳，草木皆兵。

在门诊遇到过一位年轻小伙子，24岁，平时很健康，还经常去健身房锻炼身体。他走入诊室时神情严肃、愁眉不展，一只手指着腰部说这里疼，以至于昨晚紧张得一宿没睡，怀疑是长瘤了。

看到小伙子这么焦虑，我先让他坐下平复一下情绪，然后问，"你疼得厉害吗？""还行，不算厉害。"他说到，"偶尔转身时，感觉点儿疼，尤其是晚上睡觉翻身的时候。"我接着问，"你疼了多久了？"他回答道，"昨天开始的。"经过检查后发现，他仅仅在腰部一侧的肌肉有些压痛，其他都是完全正常的。

再和他聊了一会儿才知道，小伙子的爸爸刚50岁，上半年却因为肾癌去世了。当时症状也是腰痛，开始没当回事，突然有一天小便发红，出现血尿，才去医院检查。而此时癌细胞已经全身转移，没过多久人就去世了。

小伙子刚经历了家人的不幸遭遇，所以当自己有些腰痛时，不由得放大了症状的严重程度。其实，类似的轻微症状完全可以观察几天，绝大多数就慢慢好了。

虽然癌症人人畏惧、谈之色变，但患癌的最大风险并非家人是否得过癌症，而是人的寿命！只要你活的时间足够长，患癌的概率就会大大增加。俗话说得好"手里拿着锤子，看谁长得都像钉子"。身体出现不适，上网一查，越看自己的症状越像某一种癌症，心里忐忑不安，搞得彻夜难眠。其实，只要去医院做个简单的检查就能排除。

骨头上的肿瘤本来就不多见，而"原生"在脊柱上的肿瘤，只占全身骨肿瘤的 6% 左右，占全身肿瘤的 0.4%。脊柱肿瘤很多是身体其他部位的肿瘤通过各种方式"搬家"过来的，这就是肿瘤的脊柱转移。

不安分喜欢到处搬家的肿瘤有甲状腺癌、肺癌、肾癌、前列腺癌、乳腺癌等。在出现脊柱疼痛前，这些癌变部位会提前出现相应症状，给我们警示。所以，出现脊柱疼痛，肿瘤并非医生的第一考虑，大家没必要过于紧张。

防癌秘籍最重要的是提前预防。

疾病预防分为三级，第一级病因预防最重要。与其没事吓唬自己，不如选择健康的生活方式，减少致癌因素。日常生活中多注意以下几个方面。

第一，做人开心最重要了。

乐观的心态对身体健康太重要了！很多人知道吸烟、熬夜对身体不好，却不清楚情绪不佳还能影响身体健康。不仅能，而且影响巨大！

负面情绪是导致多种疾病发生的幕后黑手！巴甫洛夫反射大家都不陌生。好吃的东西放在面前，芬芳的气味和美妙的视觉感受瞬间引爆体内一系列化学反应，口水不由自主流了出来，这是感官情绪对脏器分泌影响的最好例证。

主人每天郁郁寡欢，可以想象体内的细胞也不会开心到哪里去。人体内有很多重要的腺体，情绪不佳它们就没法正常工作，该分泌的时候不分泌，不该分泌的时候开始过量分泌，就会导致人体出现各种异常现象。比如一些顽疾，像斑秃、经常性感冒、皮肤过敏、湿疹、银屑病、顽固性失眠和头痛，很多是由于长期焦虑、恐惧、悲伤等不良情绪导致的。

生活中不少人争强好胜认死理，和自己较劲儿，和单位同事较劲儿，做事不懂得变通,不撞南墙不回头。还有人生活中突发重大变故,如家人离世后长时间沉浸在悲痛当中难以自拔,身体都容易出问题。

第二,尽早杜绝不良生活习惯,不过高风险的生活。

戒烟限酒会显著降低癌症的发生风险。香烟中有约六十种致癌物,我们耳熟能详的尼古丁、亚硝胺、多芳香烃都是强致癌物。随着袅袅烟雾,这些致癌物被吸入肺部,小部分与唾液混合后进入消化道,大多数有害物质则停留在肺部,进入血液循环并涌向全身,对细胞造成持续伤害。

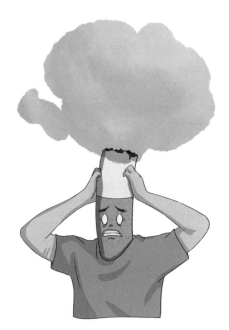

吸烟有百害而无一利,越早戒除越好

有人说,我都抽了四十年烟,现在戒不戒无所谓了。英语里有句话叫Better late than never——晚做比不做强,任何时候戒烟都比不戒强。

戒烟的人在随后的几年中,时不时还会咳出一些深褐色的痰,这些是随着气道黏液排出的残留在体内的焦油,而剩余的焦油会沉积在肺表面，像文身一样终生携带。戒烟虽不会令肺功能恢复到非吸烟者的水平，但能及时将肺损伤降至最低。

提早戒烟，对保护脊柱健康也意义非凡。

吸烟会造成脊柱损伤早已是不争的事实。人体椎间盘本来就是个缺乏血液供应的器官，香烟内的有害物质进入血液，引起血管收缩，造成椎间盘的营养供应不足，进而产生无菌性炎症或加速退变老化，大大增加了罹患脊柱疾病的风险。

有些人得了"脊"病，为了缓解脊柱疼痛，时不时点燃手中的香烟，美其名曰："抽一支放松一下，疼得就没有那么厉害了。"如此这般，陷入恶性循环。想靠吸烟止痛，无异于饮鸩止渴。

酒是粮食精。再好的东西，也要适度饮用。

俗话说"每天一杯酒，活到九十九"。但现代医学证实，酒精不但起不到所谓活血化瘀的作用，还会大大增加患癌风险。尤其对乙型肝炎病毒携带者，过量饮酒会加速"肝炎—肝硬化—肝癌"三部曲的进程。成人男性每天饮酒量不要超过半两。

第三，病从口入，管好"入口"。

吃进去的食物，一旦进入体内，想把它清除出去就没那么容易了。癌症的"癌"字有三个口字，可见"病从口入"并非空穴来风。

2015年的深秋，晚上快九点，我结束了最后一台手术从单位开车回家。快到小区附近了，我抬眼一看，路边有家超市还没有打烊，于是停好车进去买菜。

当我手里拎着菜在柜台排队等候结账时，发现不远处站着一个超市的工作人员。这个男的穿着超市员工统一发的红色工作服，外面套个水裙，背对着我，低着头正在忙碌着。只见他右手边摆着一堆冻鱼，旁边放着个棕色塑料瓶，上面贴着标签，离得远看不清上面写的什么字。

也许是因为当医生对医疗用品比较敏感的缘故，当我看到他左手举着个 20 毫升的注射器，我还挺奇怪。只见他先用注射器从塑料瓶里抽出一管鲜红的液体，右手熟练地抓起一条死鱼，把针头插进鱼鳃开始打针，打完一边翻过来再打另外一边。

我盯着看了半天，愣是没反应过来他在干什么？但直觉告诉我，他肯定没干什么好事。我掏出手机对准他，正准备拍张照片，此时他突然回头发现了我，面色一变，匆忙收拾起手头的东西，离开了现场。结完账我带着满脑袋的问号回到家，虽然没搞明白，慢慢也就忘了这回事。

过年回老家，吃饭时和家人聊起这件事，我妈听了吓了一跳。原来老年人去超市买鱼，因为现杀的价格贵些，为图便宜喜欢买刚死的鱼，价格能便宜不少。而分辨死鱼新鲜与否，窍门就是掰开鱼鳃看颜色，红的就是刚死的。

听到这里，我脑门上汗都下来了。老年人为了便宜几块钱，把"打了腮红"的鱼买回家，做好了再给全家吃下去，后果简直不敢想象！因此，买东西还是要选大一点儿的商场，尤其是准备塞进嘴的东西，选购时一定要格外慎重！

少数无良店家为了追逐利润最大化，前赴后继不断触碰食品安全的红线：三聚氰胺奶粉、硫黄毒馒头、苏丹红咸鸭蛋，吃避孕药的鱼、尿素豆芽、甲醇白酒等，令人防不胜防。食物中残留的化肥、农药、激素、超标添加剂、重金属等化学品，排着队源源不断地进入体内，对身体的伤害如同温水煮青蛙，等反应过来的时候就已经太晚了。

长期摄入这类"毒"食品会严重损害身体健康，甚至诱发癌症。生活中要多加留意，锤炼"火眼金睛"才能练就"百毒不侵"。

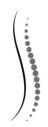

## 病情有哪些变化要尽早去医院

现在提起去医院看病，就俩字儿"麻烦"！更别说还想去大医院找知名专家。有人感冒、发热、流鼻涕，都能跑到顶级三甲医院挂知名专家号看病。有限的优质医疗资源无形中被消耗浪费。

生病了，除非平时有几个熟悉的医生朋友，抄起电话就能咨询。否则，你不可能有点儿不舒服就一趟趟往医院跑。因此，很多人生病习惯先忍着，忍到最后忍无可忍，才硬着头皮去医院。有时看到一些被自己"耽误"的患者，觉得非常遗憾，但凡能早点儿来医院，治疗效果绝对比现在好。

很多病不是靠硬抗就能好的。

几年前，一位58岁的女性患者因为腰痛和发热从外地转来，她的两个儿子跟随救护车一起来到医院。患者躺在担架上，看上去个子不高，体形却很庞大，目测体重得接近两百斤了。

患者整体状态还可以，自己能从担架上翻身到病床上，叙述病史也很清晰。以往有多年的高血压和糖尿病病史，但她从来不把血糖高当回事儿，嘴上一点儿不含糊，该吃吃该喝喝，既不监测血糖，也不吃降糖药。

不久前，她洗澡着凉后感到嗓子有些不舒服，发热三天后自己就好了。谁知过了一周又出现了腰痛。起初她以为是岔气了，没想到疼得越来越厉害，体温也升高了。每天下午都要发热一阵子，出一身汗就能好些。反反复复，症状越来越重，家人劝她尽早去医院，可她总觉得麻烦，这一耽误两周时间就过去了。

最近几天连续发热，体温越来越高，最高时能到 40℃，持续时间也越来越长，两个儿子觉得不对头，这才拉着老太太到当地医院住院。做完磁共振一看，不但腰椎骨质有破坏，而且在腰椎两边的肌肉里各有一个大脓包，鼓鼓囊囊充满了脓液。当地医生穿刺脓包取了标本做细菌培养，发现是由金黄色葡萄球菌引起的深部软组织感染。

凶狠的金黄色葡萄球菌，可不像它的名字那样萌萌的。金黄色葡萄球菌体外培养增殖后，在显微镜下像一串串葡萄，并显现出"土豪金"的气质，因此得名金黄色葡萄球菌。

它在自然界和人体内广泛存在。健康人的鼻腔、喉咙和胃肠道等部位都有它的身影。当人体免疫力正常时，金黄色葡萄球菌在体内无法"为非作歹"。当人体免疫力下降时，金黄色葡萄球菌就会露出吃人的狰狞面目，它分泌的毒素会造成人体出现急性中毒反应，甚至死亡。

让很多人没想到是，导致人体免疫力急剧下降的元凶竟然是——糖尿病！

糖尿病是干扰人体血糖变化的罪人，是破坏人体抵抗力的背后黑手。大家对糖尿病比较直观的印象就是高血糖，可很多人并不知道糖尿病其实是全身性疾病，长期高血糖不加控制，会引发十几种严重的并发症。

高血糖像鬼子进村，悄无声息但破坏力巨大。在诸多并发症中，高血糖造成的全身血管病变，会波及循环、呼吸、神经等系统，对身体免疫力造成巨大伤害。因此，血糖控制不好的人，身体抵抗力都不会太强。一旦身体出现小的感染灶，如化脓性扁桃体炎，感染就可能四处扩散，出现肝脓肿、肾脓肿或脊柱脓肿等。

免疫力下降后，金黄色葡萄球菌是如何跑到腰上去的？

这种特殊的迁徙方式叫血源性感染。当身体抵抗力下降时，各路细菌组团乘虚而入进入血液。此时体内防疫大军却疏于训练、不堪一击，在细菌的进攻下节节败退。细菌一路长驱直入，过五关斩六将，最终到达脊柱安营扎寨。

脊柱椎体里的血液流速不像别的地方那么湍急，适合细菌大量繁殖。金黄色葡萄球菌不断吞噬破坏正常组织，形成脓液的同时还释放出大量毒素。毒素进入血液，人就会出现发热、寒战、恶心、呕吐等症状，最终导致人体代谢紊乱、微环境失衡，直至休克、死亡。

患者两个儿子把母亲送到北京的大医院，终于松了一口气，脸上也露出些许轻松的神情。但当我看到患者诊断报告上写着"金黄色葡萄球菌"的字样时，则不由得警觉起来。

临下班前，我把患者两个儿子一起叫来办公室，告诉他们患者目前病情并不乐观，随时都有加重可能。科里的医护人员也做好了抢救或急诊手术的准备，当然，也不排除出现最坏情况的可能。

两个儿子听我说完后，脸上不约而同露出了难以置信的表情，"我妈这不好好的？能说能吃的，有你说的那么严重吗？"

不但有，而且出现最坏可能的概率还很大！

腰椎深部感染加上细菌毒力强大，患者目前的情形就像美国"911"事件中遭受飞机撞击后的双子座大楼。建筑物里面的支撑结构已经破坏殆尽，只剩外面的空壳，崩坍只是一瞬间的事情。

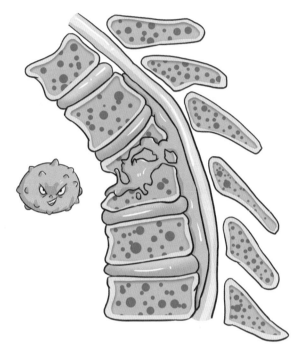

**脊柱遭遇细菌感染后会出现椎体破坏、强度下降而骨折甚至压迫神经**

果然不出所料，就在刚入院第二天的下午，患者再次出现高热寒战，血压骤然下降，紧接着意识逐渐丧失陷入了深度昏迷。尽管不断增加吸氧浓度，血氧也只能勉强维持在 85%。患者突发感染性休克，转入重症监护病房抢救三天后，还是因多器官功能衰竭去世了。

在和疾病的斗争过程中，千万不能轻敌。从最初不控制高血糖，发展到脊柱感染，再到贻误最佳治疗时机造成壮年离世，令人感到非常遗憾。

除非脊柱外伤需要紧急救治，一般的脊柱问题虽然不会马上危及生命，但如果出现以下情况，大江医生建议要及时就诊。

第一，疼痛变化。不是说有疼痛马上就要去医院。前面谈到计算疼痛程度的 VAS 工具，它把疼痛量化了，0 分是没疼痛；1~3 分是轻微疼痛;4~6分是中度疼痛,影响睡眠和日常工作;7~10分是疼痛难忍,痛不欲生。

间断发作的轻微疼痛,几天就消失了,可以先观察。疼痛反复出现,持续时间越来越长,发作越来越频繁,要及时去医院。有时疼痛还伴有全身症状,如发热、恶心。呕吐、腹泻,不要犹豫,抓紧时间去看病。

第二,感觉或运动异常,包括四肢或躯干麻木、肢体活动力量变小,大小便功能障碍(如小便等待时间变长、尿不尽、使不上劲儿等)等,都要引起足够警觉。

日常精细活动有问题,也提示神经系统病变加重,如拿筷子夹花生米、用勺子喝汤、系扣子等动作不能流畅协调完成,走路不走直线容易跑偏,或是走路时感觉脚底像踩着棉花,深一脚浅一脚。还有人走路走不远,走一会儿就感觉双腿憋胀发麻,非得蹲下或坐下歇歇才行。有这些表现时都要及时就诊。

第三,老年人外伤后要详细检查。人在步入老年后,对外界的适应能力减低,表现在器官功能降低、机体协调性差、反应相对迟钝等,整个人变得相对脆弱,外伤后非常容易出问题,要提高警惕。

年轻时能轻松完成的动作,老了以后再做就可能造成损伤。有的老年人患有重度骨质疏松症,在家搬东西后突然出现后背疼痛,殊不知这样一个简单的动作已经造成了脊柱压缩骨折,自己以为是普通的腰部扭伤,还在继续活动或锻炼身体,造成病情加重。

老年人对疼痛不敏感也容易造成忽视症状,延误治疗。有的老年人在家收拾屋子,不小心脚下一滑坐在地上,站起来后觉得大胯那里有点儿痛,试着往前走两步发现还可以,就不去管了。过了一周症状非但没减轻,稍一活动腿就感到钻心的痛。撑不住了才去医院,拍片子发现是股骨颈骨折，赶紧住院做手术。

还有的老年人害怕给子女添麻烦，受伤后固执己见不去医院检查，也会延误病情。以前碰到一位老人，早上骑自行车送外孙上学，回来路上有辆垃圾运输车违章行驶，闯入了自行车道。老人的羽绒服被车尾刮到后，一下子连人带自行车栽倒，头部磕到了水泥地上。

老人短暂失去意识后醒了过来，坐在路边休息了一会儿，肇事司机把他送到医院，做了头部 CT 没见到异常，医生建议住院观察，他想到儿女都上班，家里没人接送外孙，拒绝了医生的建议，在急诊科观察了半天时间就回家了。

当天晚上临睡前，老伴儿发现他走不了几步就会不由自主地偏向一边，没法走直线，觉得不对准备给儿子打电话送他去医院。老人固执地坚持不去，非要等到第二天白天再去。他老伴儿认识我，无奈之下拨通了我的电话。

我听了情况后，赶紧建议她拨打 120 急救电话，马上送他去医院，千万不能耽误了。家人连夜送他到医院急诊，头部 CT 显示有广泛的硬膜下出血压迫脑组织，这是头部外伤后很常见的迟发性外伤性脑出血。一般是由于外伤当时造成血管受损，但尚未破裂，过一段时间后，血管壁破裂了就会出血。老人住院后凌晨急诊做了血肿清除手术，好在治疗及时，术后没有留下什么后遗症。

简而言之一句话，有病既不要忍着，也不要等着，早点儿治疗才能有好的疗效。

## 对手术的担忧

人的一生中，每天都要不停地对各种事情作出判断和决断。有些做对了，有些做错了，有些无伤大雅，有些后悔终生。一些决断伴随着责任和风险，就会造成很大压力。这种压力，说白了就是担忧，是对不可预知的未来的忧虑。

医疗知识晦涩难懂，患者对疾病和治疗方法又一知半解，自然对手术存在不同程度的恐惧和担忧。外科医生在拿起手术刀前，有必要担负起答疑解惑的责任。

下决心要手术了，全身麻醉后会不会变傻？切口多长，会不会留下瘢痕？对以后生孩子有没有影响？手术效果如何？什么时候能上班？对工作有没有影响……都是大家非常关心的问题。

在外科医生的手术流程中，有个很重要的环节叫术前谈话。

术前谈话是手术前准备工作中的重要步骤，类似谈恋爱确立关系后，双方家长见面的环节，要确定下一步什么时候结婚、在哪里举办婚礼、婚礼规模大小等一系列问题。术前谈话需要医生有高超的沟通艺术和技巧。

资深医生和患者谈话时，大多给人一种轻描淡写、信手拈来的感觉，该说的事情一样不落，还能轻松化解患者的忧虑和担心。但一些年轻医生似乎还没有意识到术前谈话的重要性，谈话中充斥着大量冰冷和晦涩难懂的专业术语。患者听不懂、搞不清楚，就没法理解医生辛辛苦苦为治疗所做的一切工作，自然也就失去了术前谈话的意义。

术前谈话不是手术前交代病情，更不是签字画押。

其实，术前谈话早在和患者的第一次会面时就已经开始了。它自始至终贯穿在医患双方的每一次交流中。手术前一天，当大家面对面坐下来，准备在手术同意书上签字时，实际早已水到渠成、心照不宣。签字只是术前谈话的最后一个步骤罢了。

不要放过每一次和患者交流沟通的机会。

让患者搞清楚自己得了什么病、有哪些治疗选择、最适合自己的是什么方法、有哪些可能出现的意外情况、医生会采用哪些方法应对……尽可能用通俗的语言，把复杂的事情简单化。患者自己搞明白了，自然也就少了很多不必要的担忧。

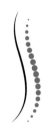

# 全身麻醉术后会不会变傻

小到拔牙，大到开胸进行心脏搭桥手术，人的一生中都可能会有被麻醉的经历。医生根据手术的复杂程度和部位不同会采用不同的麻醉方法。

局部麻醉简称"局麻"，顾名思义，直接在要手术的局部位置打麻醉药。它操作简单，作用局限，对人体干扰小，多用在一些病变表浅的手术中。

全身麻醉简称"全麻"，需要通过静脉输液，让麻醉药进入体内，身体的每个细胞都会受到药物的影响。手术时间长的话，连控制呼吸的肌肉都会被一起麻痹，患者此时会丧失自主呼吸的功能。因此，必须提前从气管插入管道连接到体外呼吸机，在麻醉医生的帮助下协助患者呼吸。

全身麻醉药的最终靶子是人体的中枢司令部——大脑。药物起效后，人体进入熟睡状态，失去包括痛觉在内的全部知觉，一觉醒来手术就做完了。全身麻醉时需要使用很多种药物，不同的药物各司其职，这有点儿像在豪华餐厅吃饭，有的药用于麻醉诱导，这算是前菜，有的用来维持麻醉深度，这是主菜，当然还有用来麻醉结束后促进清醒的药，算是饭后甜点。

全麻术后患者返回病房，有家属会发现患者还有点儿迷迷糊糊，口齿不清，误以为是全身麻醉让人变傻了，实际并非如此。出现这种情况是由于患者体内麻醉药物残留，还没完全代谢干净，什么时候代谢干净了，患者自然就会恢复正常。

历经一百多年的摸索，人类已经明确了各种麻醉药的用法和安全剂量。如果说全身麻醉会把人变傻，那全世界每年至少进行几千万例全麻手术，那得生产多少傻子出来？

对于成年人来说，全身麻醉不仅不会影响智力。与其他麻醉方法相比，全麻术中医生可以更方便地管理呼吸循环，因此它的安全性更好。

当然，全身麻醉也并非就进了保险箱。即便在医疗条件非常发达的西方国家，每年全麻导致的死亡率也在 1/100 000 左右。除此之外，一些严重的麻醉并发症也不能小觑，如药物过敏、药物毒性、心搏骤停、呕吐误吸。发生率虽低，但后果非常严重。

儿童的神经系统发育尚未完全，有研究指出，全身麻醉药可能对其发育产生不利影响，因此儿童手术选择全身麻醉要谨慎，需要由有经验的麻醉医生提前进行评估。

老年人是个特殊的群体，全麻后可能由多种因素联合作用导致神经功能受损，会出现术后认知功能障碍。

曾经有位82岁的大学退休老教授住院。老人戴着一副金丝边的眼镜，连说话都轻声慢语文绉绉的，一看就是老学究。他因为腰椎问题做了手术，术后两天拔了引流管后就开始下地活动了，一切都很顺利。

可就在术后第三天凌晨两点，老人突发"精神失常"，总觉得有人拿着刀在后面追着要砍他，看身边的人都像坏人想谋害他，产生了被害妄想，甚至对始终陪床照顾他的儿子污言秽语、破口大骂。真是难以想象，平时文质彬彬的老教授竟然能说出那么粗鄙的语言。他一边骂，一边挣扎着坐起来穿衣服准备回家，旁边几个人按都按不住。

值班医生见状赶紧请麻醉科来会诊。麻醉医生不愧见多识广，赶紧用上镇静药，老人才慢慢安静下来睡着了。第二天一觉醒来，提起昨晚发生了什么，说了什么话，做了什么事，老人一丁点儿都想不起来，又恢复了术前的老样子。

这就是典型的术后认知功能障碍。发作时，老年人的记忆力、定向力和认知力会在短时间内出现异常，甚至有人会变得精神错乱、焦虑和人格改变。绝大多数人一两天就能恢复正常，也有极少数人治疗后效果不佳。

虽然全身麻醉不至于让人变傻，但确实没有百分之百安全的麻醉方法。青少年和老年人在选择全身麻醉前，一定做好全身情况评估，才能充分发挥全麻为手术保驾护航的作用。

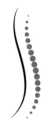

## 局部麻醉手术会不会很疼

像全身麻醉后人不会变傻一样，局部麻醉后，医生做手术时患者也不会疼得龇牙咧嘴。

局部麻醉最大的优点就是对人体干扰极小。很小的药物剂量就能达到手术需要的无痛效果。局部麻醉药不同于全身麻醉药作用于全身细胞，对人体的不良影响几乎可以忽略不计。

局部麻醉的特点是"做哪儿打哪儿"。当手术结束，切口里残留的部分麻醉药还可以继续发挥镇痛作用，患者术后体验更佳。全麻患者清醒后，手术区域缺乏麻药，有时会觉得疼痛难忍。为了避免这种情况，有些医生会在全麻手术结束后在患者切口周边的皮肤再打上一圈儿局麻药。

有些手术，如腰椎椎间孔镜手术，这些特殊的手术要求尽可能使用局部麻醉，好让患者全程保持清醒状态。当医生操作到神经附近时，患者肢体立刻会产生异样的放电感觉，及时提醒手术医生调整手术工具方向，可以最大程度减少神经损伤。

有些人做完手术后说，医生给我打的麻药不够，一会儿切，一会儿剪，医生所有的操作我都知道。这也是种误解。打完局部麻醉药后虽然痛觉消失了，但医生用刀切开皮肤时，患者还是能感觉到。这不是麻醉药物没给够，也不是医生没打麻醉药提前动刀了。麻醉药物虽然可以阻断痛觉，但对触觉力不从心。因此术中患者会不断感到医生切开、牵拉、挤压等动作，这都正常，只要不疼就行。

麻醉药打得好，局部麻醉一样能产生"全身麻醉"的效果。

记得有一次，我给患者做腰椎微创手术，打完局部麻醉药我问患者，"你感觉怎么样？"谁知连问三遍，患者没有任何反应，我不禁心里一惊，以为患者失去意识或神志不清了。赶紧让巡回护士掀开蒙在患者头部的无菌单，结果护士都笑了。原来患者因为腿痛，好几天彻夜难眠极度疲惫。打完麻醉药后腰腿都不痛了，手术还没正式开始，患者却已经睡着了。所以你看，局部麻醉手术并没有大家想象得那么恐怖。

不过要注意，手术是否选用局部麻醉还要因人而异。

有时候看上去娇小玲珑弱不禁风的小姑娘，局部麻醉术中配合得非常好。反倒是五大三粗的小伙子，手术还没开始，从护士给手上扎针准备输液就开始大呼小叫。这个并不奇怪，有人天生就是紧张型人格，平时血压完全正常，只要往手术台上一躺，血压就能飙到200mmHg以上。生活中还有些人，皮肤感觉特别灵敏。住院查体时，医生的手刚碰到皮肤，他就像触了电一样"呲溜"一下把胳膊缩了回去，反射性躲避。这样的患者术中配合度差，会干扰手术操作，对他们来讲局部麻醉并非最佳选择。

局部麻醉看似简单，但并非零风险。

麻醉药不小心打到血管里，有时会出现过敏反应。记得有一次做局部麻醉手术，患者突然说："医生，我两条腿麻了。"话音未落，麻木平面不断上升，过了一会儿，他感觉自己的牙都发木了，同时伴有心慌气短，喘不上来气，吸氧后也没有缓解。考虑患者是因为麻醉药物入血后出现过敏反应，手术只好被迫中止。

想把局部麻醉打好，让患者在整个手术中舒舒服服也不那么容易。有经验的医生会在容易产生疼痛的几个"关键点"注射足量的麻醉药物，也会根据手术时间长短，随时补充追加。有的医生认为打麻醉药物反正也是痛一下，"长痛不如短痛"干脆一针见底，这样的方法虽然速度快，但反而疼得更厉害。即便是很小的手术，我打麻醉药物都要花数分钟甚至更长的时间！这样逐层浸润麻醉，会让患者在整个手术过程都比较舒适，不会出现难以忍受的疼痛。

局部麻醉手术要想提高患者的舒适度，还有个小窍门是"多交流"。如果说我还有些发言权的话，是因为我的经验来源于自己脚上肌腱断裂的经历和两次躺在冰凉的手术床上的真实感受。如果可以的话，作为医学实践课的一部分，所有外科医生都应该躺在台上身临其境。只有这样，才会发现有关手术的一切恐怖想象都是真的，才能体会到个中滋味。

平时在手术室工作时，无影灯都在我的身后，从来没机会盯着它们仔细打量。而当自己成了患者躺在手术床上，却发现这是个很独特的视角。

刺眼的灯光下，大家在我身旁忙忙碌碌，走来走去。听到他们互相间偶尔开个玩笑，爆发出一阵笑声，随后又戛然而止，自己以前也是其中的一分子，此时却感觉到笑声如此刺耳。心中突然充满了恐惧，竟然有种躺在"案板"上等待厨师到来的感觉。这个时候特别希望有个人能走过来，拍拍我的肩膀，握一下我的手，哪怕一句简单的问候，都会让人感到莫大的关心和慰藉。

有过两次躺在台上做手术的经历后，我再给患者做手术时，都会提前几分钟到达手术间。在患者直勾勾地盯着无影灯的时候，我会拍拍他的肩膀，告诉他放松，别紧张。

"什么时候开始做，我会告诉你的。""皮肤消毒凉一下。""一会儿咱俩说话，你的声音大一点儿。""手术开始了，打麻药会疼一下哦。""有什么不舒服随时告诉我。""手术一切顺利，准备缝合了。"

不要吝惜言语的沟通，让患者随时了解手术进度，对患者放松情绪有很大的帮助。

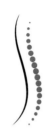

## 老年人还能不能做脊柱手术

活得越久脊柱越容易出问题，英语管这样的脊柱叫 Aging spine——上了岁数的脊柱，是非常形象的。

老年人脊柱有问题会导致生活质量严重下降，要不要下决心做手术？对于这个问题，有时甚至患者和家属之间都会产生很大分歧。有人说，我爸都八十多了，做手术风险太大了。有人说，我妈有糖尿病，做手术容易感染。还有人说，我爸放过两个心脏支架，不能做手术。

听上去似乎都有些道理。

手术和麻醉的双重打击，会让身体产生应激反应，造成人体内循环和代谢环境发生剧烈变化。年轻人可以很快适应变化并作出调整，老年人则有可能因为术中心率、血压波动，诱发心肌梗死、心力衰竭，甚至危及生命。

能不能动手术，不能凭空臆断，得根据客观指标判断。

身体硬朗，百岁老人全身麻醉手术不在话下；身体孱弱，20 岁小伙子未必能闯过全身麻醉这一关。曾经有 85 岁的耄耋老人，跳下泳池一口气能游 1 000 米，做完椎间盘突出微创手术，第二天下地，第三天就出院了。也曾经有 45 岁的中年人，常年吸烟酗酒、熬夜打牌，不良生活习惯不仅造成咳嗽、咳痰、憋气，还让骨质大量流失。以至于做手术向骨头里固定螺钉时感觉骨头酥软得倒像八十多岁的老人。因此，适不适合手术治疗，还要根据患者的具体情况具体分析。

制订手术方案前，医生会留出充足的时间进行评估。住院后除了安排常规检查项目外，还要根据患者提供的现病史以及既往病史安排相关检查。结果出来后，先请专科医生出场评估，把风险高的筛查出来，麻醉科医生最后登场，评定患者是否能平稳度过麻醉期。大家都说行，手术才会如期进行。

老年人要不要选择脊柱手术，除了看身体条件外，还要看对生活质量要求的高低。

随着生活水平的提高和医疗条件的改善，现代人的预期寿命明显提高。以前人活到六十岁就没了，自然也没有手术一说。现在活到八十岁，没准儿还能有十年高质量的生活。做与不做要看性价比高不高。老年人做手术的目的，不是为了重返青葱岁月，而是为了提高生活质量。假如手术后生活质量能得到质的飞跃且风险可控，那就不妨一试。如若手术前后生活质量改观不大，反而手术风险很高，那就要仔细权衡利弊。

不久前，一位 65 岁的"老"患者又到门诊找我。

五年前，她因为颈椎病造成胳膊剧痛，我给她做了颈椎手术。术后恢复得很好，平时外出旅游、朋友聚会、给女儿带孩子，样样不落、样样都行。近半年腰椎又出了问题，整个后背越走越弯、越走背越驼，走不了多远，两条腿就像灌满了铅不听使唤。

术前她的女儿并不赞成她再做手术，怕妈妈连续做两次手术身体吃不消。当我征求她的意见时，她说的一句话给我留下了深刻印象："我可不想整天驼着背，我要挺直腰板，漂漂亮亮地走在马路上！"一句话让我感受到她对提高生活质量的迫切需求。从身体条件和病情特点来看，我认为手术完全能达到她的要求。术前她也做通了女儿的思想工作。术后恢复正如她术前的期待，很快就回到原来的生活状态了。

老年人做不做脊柱手术，就像炒股，不能只关注受益，却忽视了风险，同时也不能思前想后顾虑重重，延误了手术时机。搞清楚自己想要什么，看准了出手就行。

## 手术切口有多长，术后什么时候能洗澡

手术切口多长、术后什么时候能洗澡、要不要拆线、会不会留瘢痕，几乎是每个爱美女性都非常关心的问题。

脊柱手术的切口位置根据病变部位而不同，有时在身体前面，有时会在身体的背面或侧面。绝大多数在身体背面。

切口的长短是由手术节段的多少决定的。很多医生会被问到"切口多少厘米""要缝几针""手术做几个小时"等问题。其实切口长 8 厘米还是 10 厘米，手术做 2 小时或者 3 小时，并没有显著不同，患者常常关心此类问题，是源于对手术效果的担忧。

面对手术，首先要放平心态。有患者说得挺好，"做手术，有人为了活命，有人为了健康。不管怎样，把病治好是最重要的。刀疤，是人生的徽章，偶尔触碰的时候，会提醒你受过的苦、遭过的罪，让自己活得更加真切。"当然，医生会根据病情，尽可能让瘢痕变得更小、更美观。

近些年，随着手术器械的改进，就连以前需要长节段矫形固定的脊柱侧弯手术，切口也变得越来越短，更不用说常规手术，有不少已经被微创手术取代，由原来必须"切开"变成现在"打洞"就能完成。切口长度从十几个厘米变成几厘米，甚至几个毫米，创伤小、愈合快。

改进后的皮肤缝合方法和材料让切口愈合更快、看上去更加漂亮。想想以前的手术切口，采用普通丝线间断缝合，切口愈合后不仅需要拆线，看上去就像在皮肤上趴着一条蜈蚣，别提多难看了。

现在广泛应用的可吸收线正如名字听上去的那样，可被人体自行吸收，无须拆线。最早的可吸收线取材自羊肠最外层浆膜，因此又叫羊肠线。可想而知，这样的线用在人身上，虽然能吸收，但排斥反应很重，有人甚至会形成巨大瘢痕。新型的可吸收线都是人工合成的，排斥反应微乎其微。高强度可吸收线配合皮内缝合技术，可以最大程度减少瘢痕形成，因此也被称为"美容缝合"。切口愈合后只留下一条淡淡的直线，不易察觉。

"鱼骨线""倒刺线"都是近些年出现的好东西。采用对称倒刺设计，具有更好的提拉效果，张力相当于膝关节跳跃时韧带承受的强度，大大提高了闭合切口的速度和精度，避免了因为切口对合不佳或缝合不牢造成的延迟愈合，也让愈合后的切口显得更加平整。

在人体一些特殊部位，为了让切口看上去更加隐蔽，医生会巧妙利用人体自然的皮肤皱褶和皮纹来设计手术切口的位置，比如颈椎手术。

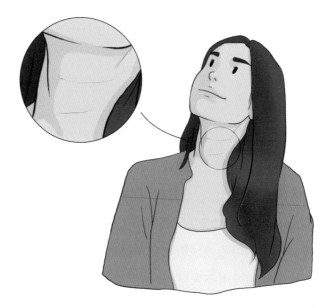

**利用颈部皮肤天然的皱褶作为手术切口，术后不易觉察**

　　颈部前方的手术可以选择脖子侧前方的皮肤皱褶作为手术切口的位置。手术刀沿着皮肤皱褶划出一道几厘米的弧线，手术结束再用无损伤缝线做皮内缝合，切口长好后很难分辨是否做过手术。其实很多演员的颈椎或甲状腺都做过手术，只是平时大家不关注，加上切口隐蔽，所以很难发现。

　　不同部位的切口，因为血液循环和皮肤张力不同，所以愈合时间也不同。颈部皮肤松弛，血供好，愈合时间最短，一周内就能长好。四肢尤其是关节附近切口活动度大，皮肤张力高，愈合时间最长，需要两周甚至更长时间。胸背部切口愈合时间介于上述两者之间，一般也要十天左右。

　　虽然没必要非等到切口完全长好再洗澡，但术后洗澡要先满足两个条件。

首先，做好切口防水工作。

手术切口是无菌的，如果浸泡在水里就打破了无菌状态，可能造成感染。理论上讲，只要切口防水做得好，想怎么洗就能怎么洗。选用专门设计的防水敷料覆盖切口，效果非常好。家用保鲜膜因为固定效果有限，也不是无菌的，所以不建议使用。

其次，病情允许。

小手术对脊柱干扰少，可以早期下地活动。一些复杂的手术后，患者还没有练好站立和肢体活动，贸然下地洗澡，万一摔倒就麻烦了。

如果心里没底，还是等术后两周切口长好了再洗澡不迟。术后洗澡强调的是"冲"不是"洗"，更不能"搓"和"泡"。轻柔地擦洗或冲洗身体即可，避免用强劲的水流对着伤口"喷射"。洗完后用柔软干净的毛巾沾干或吸干水分，不要在切口附近反复大力擦拭。一般在手术后 3 个月，就可以基本恢复正常洗澡了。

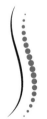

## 不插导尿管行不行

脊柱手术为什么还要插导尿管？

因为不插不行，患者自己尿不出来啊。局部麻醉手术时间短，患者全程保持清醒，无论何时尿意袭来，都能收发自如，一般来说不需要插导尿管。全身麻醉手术中患者几个小时内意识全无，自己根本无法排尿，所以很难逃脱被插导尿管的"命运"。

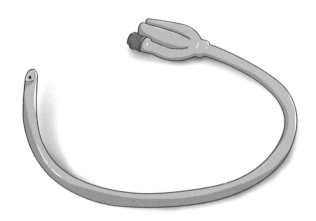

令人闻"管"色变的硅胶导尿管

有人说，那我不喝水就不会有那么多尿，是不是就不用插导尿管了？

不喝水也得插！胃肠道里虽然没有水，但手术中需要大量输液，水会直接进入血管内。肾脏感受到大量水灌进来，就会开足马力进行"体内除湿"工作，尿液像空调排水管里的水，滴滴答答积少成多，从肾脏被源源不断地运输到膀胱储存起来。

膀胱像个可膨胀的气球，用来储存尿液，但它的伸缩功能也是有"底限"的。当膀胱里尿量达到300毫升，相当于一罐可口可乐的量时，人就会产生尿意并想上厕所。当膀胱里有相当于两罐可乐的尿量时，尿意会变得异常强烈，双腿不由自主夹紧，恨不得马上找地方"放松"一下。当膀胱里的尿量达到两瓶啤酒的量甚至更多时，如果此时人还在手术台上呼呼大睡无法排尿，就可能造成"气球爆炸"——膀胱破裂。

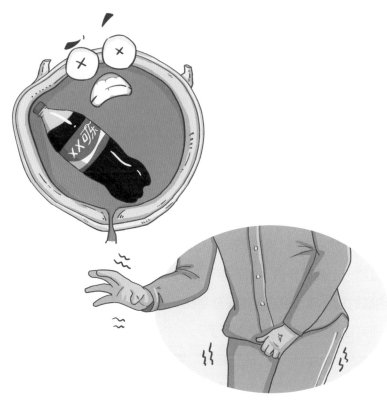

尿液过多而无法排出是很危险的事情，因此全麻手术通常需要插尿管

　　因此，为了安全起见，全身麻醉手术通常需要插导尿管。

　　插导尿管一般由护士来完成。先用液状石蜡对导尿管进行充分润滑，有时还会在上面涂抹些有麻醉效果的软膏来麻醉尿道，减轻痛苦，提高舒适性。

　　清醒时被插导尿管会感觉很疼，经历过人都终生难忘。为了避免给患者留下过多的心理阴影，护士会等患者麻醉起效失去意识后再操作。所以很多人会发现手术结束后，自己带着一条导尿管回到病房。这是个专门优化过的"减痛"流程。

导尿管插好接上尿袋，麻醉师就能根据尿量和术中出血量估算输液量，做到"出入平衡，量出为入"。比如患者术中排尿 1 000 毫升，加上出血 400 毫升，那么至少要输入 1 400 毫升的液体，才能补足生理需要量，保证患者在手术过程中不发生"缺水"。

手术结束，患者带着导尿管回到病房，有几个常见问题应该了解。

什么时候可以拔导尿管？

当病情允许，患者可以下地活动时，医生会建议拔掉导尿管。因为此时患者已经能自己去厕所小便了。当然如果术前训练有素，躺在床上也有排尿自如的自信，卧床期间也可以拔掉导尿管，用尿壶接小便。拔导尿管前一定要再三确认到底能不能自行排尿，万一拔了导尿管尿不出来，清醒时重新插导尿管可就没有全身麻醉时的"待遇"了。

插完导尿管是不是就不用管了？

不是的，导尿管不能"放任自流"，要定时夹闭和开放！正常排尿时，膀胱逼尿肌收缩，尿道括约肌舒张，在两者的配合下，尿液才能顺利被"挤"出体外。导尿管插进膀胱里，无须肌肉收缩，尿液自己就会顺着导尿管流出来。这和把吸管插进椰子里，不用使劲儿挤椰子，椰汁就能流出来是一个道理。

为避免排尿肌肉萎缩，影响到日后的功能，在留置导尿管期间必须通过定时开关导尿管来训练肌肉。有尿意时打开导尿管，放完尿液后夹闭管道，下次有尿意时再打开。通过反复训练，拔管后才能迅速恢复自主排尿功能。

长期留置导尿管，护理是关键。

有些患者因为病情严重，暂时或永远丧失了自主排尿功能，需要长期带着导尿管生活。就像家里电热水器的水管，时间长了就有"水垢"沉积，导尿管也得定期疏通，否则会有大量絮状物沉淀其中造成堵塞。留置导尿管后要注意多喝水，尿液能有效冲刷管中的沉淀，避免细菌在里面安家繁殖。除此之外，每过一个月，还要定期用生理盐水对膀胱和导尿管进行冲洗。

导尿管头端有个小水囊，插完导尿管护士会给水囊中注水，让水囊在膀胱里膨胀形成球状，防止不慎被拔出。拔出导尿管需要专业人士操作，要将水囊中的水先抽吸干净后方能拔出来。因此千万别尝试自己拔导尿管，不但感觉疼痛难忍，而且是非常危险的。

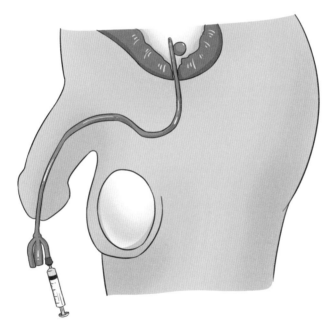

**导尿管头端有防止脱出的水囊，因此不要尝试自己拔导尿管**

最后注意，带着导尿管回到病房后，最好用胶带把导尿管固定在大腿内侧，这样翻身时不会压到导尿管而影响尿液排放或不小心拔出来。

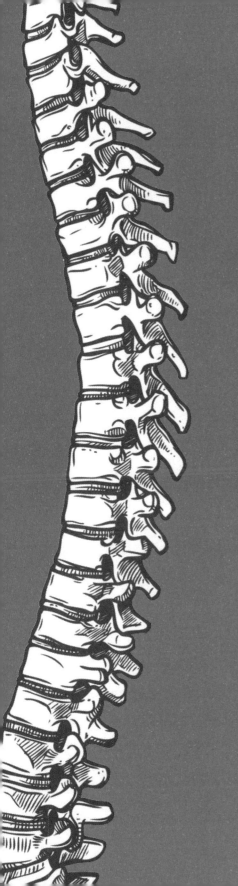

# 第四章

## 避误区，传技巧

## "老生常谈"的新认识

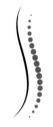

### "练练"不舍中的误区

健身不仅能强身健体，还能给每个疲于奔波的人带来更为积极乐观的心理状态，因此成了现代社会中最大的心理安慰剂。

但健身并不像很多人想象的那样，运动量越大身体就越健康，运动时间越长效果就越明显。恰恰相反，很多人不经意陷入了健身的误区中，练了半天不仅无用，而且非常有害。

现在随处可见的各种"打鸡血式"口号，看得让人们热血沸腾，不禁摩拳擦掌跃跃欲试，如"三周练出马甲线，拥有不一样的你""该吃吃，该喝喝，一个月还你完美身材""30 天狂甩 50 斤"，仿佛花一万块钱办张卡，转身从健身房出来就已经瘦了一大圈。如果健身都像广告里说得那么容易，肌肉一练就大、肚子一抖就小，早就满大街的帅哥靓妹了。

有人平时不注重健康的生活方式，加班熬夜、胡吃海塞、烟酒无度，可身体但凡有点儿状况，第一想到的就是"欠练"，不但不休息，还练得热火朝天，结果适得其反。

还有人喜欢"模仿式"锻炼。不结合自己的身体条件，盲目模仿别人的锻炼方式。如有人身体柔韧性很差，非要学别人练瑜伽，把颈椎、腰椎拧得跟麻花一样，旧病未去，新病又来。

锻炼身体本身没错，但什么时候练、练什么、怎么练，却很有讲究。把握正确的锻炼时机、强度和方法，对提高锻炼效果非常重要。锻炼身体要防止走入"老经验"的误区，避免不必要的损伤。

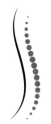

## 千万别带病坚持锻炼

工作中，我注意到一个奇怪的现象。

很多患者看完病准备离开时，总会恋恋不舍地扭头问："医生，我回家之后应该怎么锻炼呢？"这个问题非常普遍。脊柱一有问题，大家就习惯性地把黑锅甩给缺乏锻炼。其实恰恰相反，脊柱出现问题并非因为缺乏锻炼，更不能带病坚持锻炼。

"带病坚持"无论什么时候听上去都那么令人感动和肃然起敬。但遗憾的是，带病坚持锻炼和带病坚持工作、带病坚持劳动一样，不但没什么用，还可能引发严重的问题，比如病情加重。

老百姓常说"养病"，啥时候听说过"练病"？回家后练上几套动作把病给练没了？既然没听说过，那生病了就老老实实躺着休息。

不管身体哪个部位出了问题，充分休息都是恢复健康的正道。如果非要不走寻常路，甚至反其道而行之，比如以前从来不跑步，现在忍痛跑起来了；以前从来不打球，现在却咬牙开始挥汗如雨，可想而知，除了加重身体损伤外，效果实在乏善可陈。

这么浅显的道理，很多人就是想不明白。就像手机快没电了，正常思维都是赶紧找个地方充电，而错误思维是，这时候不但不充电，还要打开手电筒照明功能，那电量很快就耗光了。

有一次碰到个男性患者，45岁，在一家国企上班，因为腰腿疼痛就诊。

他平时坚持锻炼，身体素质不错。最近不明原因出现腰痛，有时还带着臀部和大腿后面不舒服。腰椎磁共振发现他有椎间盘突出神经压迫。于是我建议他最近几天在家好好休息。他说那可不行，我周末还得参加马拉松比赛呢，好容易抽中签，机会难得啊。

听他这么一说，我顿感语塞。

这就像发热39℃来医院看病，医生告诉他感冒了，最近要注意保暖，别再着凉了。结果他说不行，我每天都得冲个凉水澡！发热不能光靠退热药顶着，该干啥干啥，什么都不耽误。不把致病因素去除，都像他这样做的话，这病啥时候才能治好？生病时身体已经进入"亏电"状态，需要及时休息补充"电量"，才能尽快恢复。

锻炼身体要掌握好时机。

不少老年人活动后突然出现后背疼痛，觉得是筋骨没活动开导致的，于是给自己不断加码，以前每天绕着小区走3000步，现在一个上午就能走一万步，结果症状加重，到医院一查，原来是骨质疏松引起的脊柱骨折。

我家有个亲戚，是个女的，55岁，腰椎间盘突出已经6年了，腰痛加腿麻，但还每天在家跟着手机里的视频锻炼身体。个别难度大的动作，自己实在完成不了，让家人帮忙也得做"到位"，就是笃信能通过锻炼把椎间盘突出练回去。结果越练症状越重，每次坐在椅子上不能超过 10 分钟，特别准时都不用看表，时间一到她就觉得腰部坠痛、双下肢麻木，必须马上平躺下歇歇才能缓解。因为无法参加社会活动，近两年基本没出过门。

脊柱上没有哪种病是需要在疼痛的时候靠加大锻炼强度来治疗的，尤其在症状早期疼痛不算严重时，及时充分休息绝大多数能缓解，千万别自以为是盲目锻炼。

在有些人眼里，不干重活就是充分休息，实则不然。

对于脊柱已经出现问题的人而言，开车、坐地铁、骑车、换桶装水、上下楼、超市买菜、回家做饭、洗碗刷锅、扫地拖地等再普通不过的活动，脊柱依然还处在工作状态得不到充分休息。

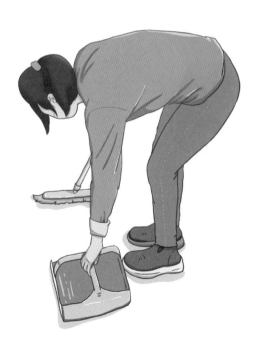

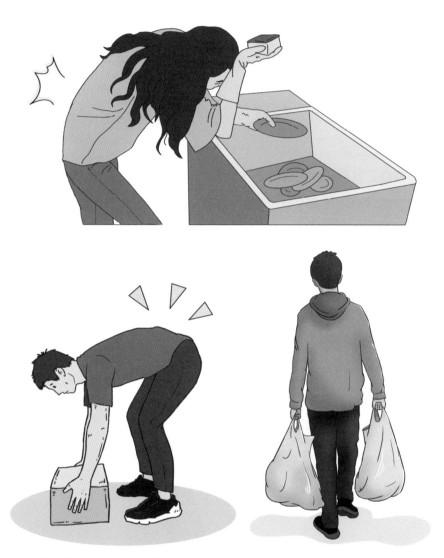

频繁做家务劳动非常伤腰,如刷锅洗碗、扫地拖地、搬重物、提重物

　　要想症状尽快好转,还在上班的一定请几天假在家充分休养,退休的老人没事就多在床上躺躺,才是最佳选择。疼痛代表着损伤,唯有休息才能缓解。

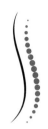

## 瑜伽能不能练好"脊"病

曾几何时,瑜伽悄悄走进中国并受到无数人追捧,这项风靡全球的健身美体运动,成了现代人忙碌生活中的一种释放压力、放松身心的方式。

目前国内八成以上的健身房开设瑜伽项目。除了在充满荷尔蒙气息的健身房里挥汗如雨,大家也会分散在其他地点自我修习,写字楼、办公室、卧室、客厅、床上,甚至在回家的地铁上。

每个人练习瑜伽的目的不同:有人为了强身健体;有人希望开发身体潜能;有人感觉精神压力大,希望通过修行平和心态;还有人把瑜伽当成万能药,用来美容、减肥、治疗疾病。

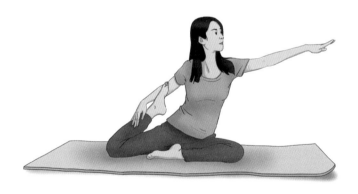

**越来越多的人加入瑜伽练习大军中**

作为当下流行的一种健身方式,脊柱有问题的人能不能练瑜伽呢?

支持者认为瑜伽几乎可以称得上是世界上最安全的运动,有什么不能练的? 持相反观点的人则认为瑜伽练习中有诸多超关节的活动,会对脊柱、关节造成损伤，甚至诱发疾病。客观地说，两种观点都不算错。这就像菜刀既可以拿来切菜，也可以用来砍人。讨论菜刀的对错没有意义，错的只有使用方法。

瑜伽不像绝大多数人想象的那样，只是个时髦的健身运动那么简单。它是一种古老的修炼能量的方法，体系庞杂，修炼过程非常复杂。

如果只想通过瑜伽健身，那可千万悠着点儿练。因为在门诊经常能碰到因为方法不对把自己"练残"的患者。瑜伽动作看似舒缓，其实不少动作很"难拿"，有些甚至要挑战关节的极限活动度。

除非是专业运动员或练习过舞蹈的人，普通人的脊柱和关节没那么大范围的活动度。关节正常范围内的活动相当于每天开车上下班，车辆磨损可以忽略不计；而长期反复大量的超关节活动，相当于开着轿车翻山越岭参加极限运动，会大大缩短车辆的使用寿命。

瑜伽馆中绝大多数会员中之前从未有过练习瑜伽的经验，大多数是新手，特别容易受伤。很多只能算"起步"的瑜伽动作，比如过度伸直肘关节、开髋、弯腰双手摸地面、下腰等，看似简单易学，一不小心就会造成关节韧带损伤。

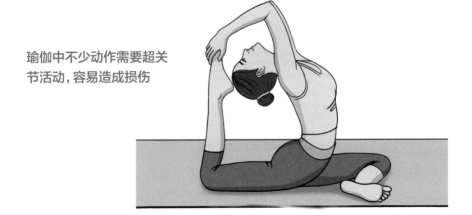

瑜伽中不少动作需要超关节活动，容易造成损伤

有个女性朋友是公司白领，最近迷上了瑜伽，开始跟风练习。

有一次，教练临下课前给大家秀了个高难度动作，教练做完后再三强调，大家回家千万别练，就算老会员也别轻易尝试。这位朋友偏偏不信邪，回家吃完饭，坐在地上自己挑战了一把，结果听到腰上"咯嘣"一响，突然腰痛得动不了了，半夜里紧急叫了救护车，直接拉到医院急诊去了。

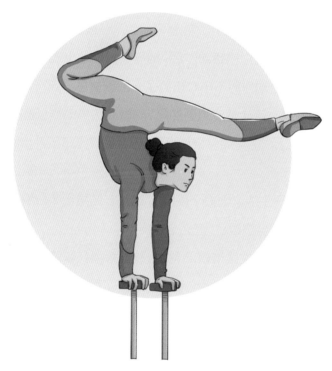

**高难度的瑜伽动作更容易造成身体损伤**

有人练习瑜伽时能听到关节里传来"叭叭"的响声，伴随着弹响有时还有疼痛。这时如果错误地认为是拉伸幅度不够，继续加大运动强度，就可能造成关节软骨损伤。

295

被称为"姿势之王"的头倒立是常见的瑜伽动作。据说除了能调和腹部脏器、防止静脉曲张外，还有冷静头脑的功效。但在练习时一定做好保护，防止倒立时身体失去平衡，脑袋着地造成脊柱脊髓损伤。

可见，瑜伽可不是想练就能练的。当一些高难度动作"高攀不起"时，千万别逞强霸王硬上弓，一旦受伤可就麻烦了。就算瑜伽高手，也有可能"练"出病来。

不久前，一个朋友打来电话给我，他的女儿今年 21 岁，之前一直在国外上大学，年初刚回国工作。她修习瑜伽已经很多年了。

有一天在练完几个伸腰动作后，她莫名其妙地出现了腰痛，自己觉得可能是练习某个动作时不小心扭到了。回家休息了几天，疼痛缓解后就又回到健身房。可让她没想到的是，刚做完热身动作，腰痛再次出现了，而且这次比上次的疼痛感更加强烈，已经到了走不了几步路，腰挺不起来的地步。

到了医院，医生建议她拍个腰椎 X 线片。结果出来一看不得了，腰椎三度滑脱。大家全傻眼了，怎么会这样？

原来她患有先天性腰椎峡部裂，脊柱发育存在缺陷，骨头本该相连的地方出现了裂缝。相当于一个铁环被锯开了两个地方，整个铁环变成了两截完全不相连的铁链，铁环的强度已不复存在。因此，和正常人相比，她的腰椎稳定性很差。

先天性腰椎峡部裂患者平时没有明显症状，不容易发现。大多数人是在常规体检时才被检出的。这说明即使有峡部裂，腰椎应付日常生活也问题不大，偶尔的疼痛根本不至于出现椎体错位和滑脱。

问题就出在峡部裂平时隐藏得太深，"蒙在鼓里"的她还像正常人一样每天坚持锻炼。就像树根虽然已经松动了，但勉强还能撑得住大树暂时不倒，但要是每天抱着树来回晃，过不了几天树就会被连根拔起。不恰当的锻炼对腰椎三度滑脱可谓"功不可没"。因此在运动前，首先要对自己的身体状况有充分了解。

挑选正确的锻炼方式，不是我喜欢而是我适合。

说到瑜伽就不得不提马拉松。马拉松和瑜伽差不多，也是一种挑战自我极限的锻炼方式。近些年更是成为大众喜爱的健身运动。

每年的北京马拉松比赛结束后，如果守在地铁入口处仔细观察就会发现不少刚跑完马拉松的选手，一手叉腰另一手扶腿，沿着台阶步履蹒跚往下蹭着走。每每看到这一幕，我都在想，马拉松究竟给他们带来了什么？他们运动的目的是什么？这不是锻炼身体，这分明是和自己的身体有仇。

曾经有人问我："医生，你看我适合跑马拉松吗？"

我带着这个问题请教了关节外科专家，他说的一句话我很赞同，"适不适合，主要看运动完有没有什么不舒服。"如果每次跑完马拉松关节都得疼上半个月，那说明这项运动不适合自己，已经超出了身体正常的承受范围。

总而言之，瑜伽虽好，也要看是否适合自己。如果身体出现状况，还是那句话，休息最重要！

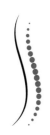

## 锻炼身体千万"悠着点儿"

"人的潜力是无限的"，并不代表着每个人的潜力都是无限的。

在这个全民健身的时代，当"燃烧卡路里"的口号声嘶力竭地喊起来，甚至连老年人也都纷纷卷起袖子，加入了锻炼身体的大军的时候，我们更需要的是冷静。

健身是门大学问。要把规律作息、健康饮食、科学锻炼等多个方面综合起来才行，否则会适得其反。

适当运动无疑有益健康，但现代人很可能过度解读了锻炼身体的好处，朴素地把"锻炼"和"健康"画上了等号。很多人甚至认为：只要我练了、我动了、我跑得比别人远、练得比别人狠，就会比别人更健康。这是完全错误的。

雾霾天出来跑步的人，不戴口罩张着嘴，大口吞吐着空气中的有害微粒。这种气候条件选择户外跑步，除了起到"吸尘器"的作用外，对身体没什么好处。

有的人跑步前先点一支烟，跑完了再来一支，美其名曰放松一下。其实运动前后吸烟会让有害物质加速进入身体，不仅损害气道上皮细胞，引起支气管平滑肌收缩，还会对血液循环造成很大影响。

人体的颈椎活动度很大，这是为了适应复杂的外部环境，随时观察四周不断进化的结果。正因为它的活动度大而又缺乏足够的支撑保护，因此很容易受伤。

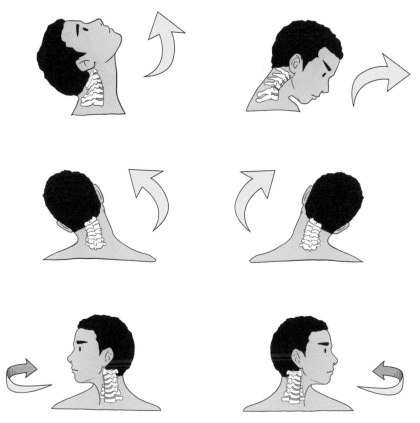

**颈椎可以完成前屈、后伸、侧屈及旋转动作，活动度非常大**

　　有的人平时不注意养护颈椎，出了问题后听信"专家"的建议要进行颈椎锻炼。没事的时候，就用头部在空中"写"个米字，或者前后屈伸、左右旋转侧屈进行锻炼，结果越练越晕，有人甚至几个动作下来马上出现恶心、呕吐的症状。

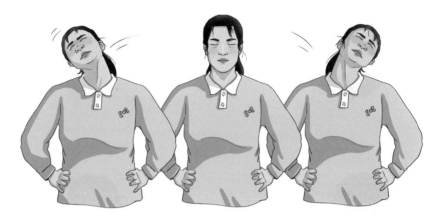

**不要随意"锻炼"颈椎，很容易一练就晕**

还有的人下班后在健身房里挥汗如雨练上一小时，练完后啤酒烧烤吃到后半夜，只能越减越重、越练越肥、越练越不健康。

锻炼身体，还需要注意一定得"悠着点儿"。别人能行，你可不一定行。

进了健身房，看别人做大重量硬拉，自己练习一样的重量，结果肩部肌肉撕裂，动弹不得。看别人练心肺挺带劲儿，自己跟着做，结果练成腰椎间盘突出。盲目锻炼像无头的苍蝇，没有任何意义。

在北京的公园里，常能看到一种独特的健身方式叫"响鞭"，相传是从河南传过来的一种民间运动。练习者先弯腰收心，接着腰部猛然发力，手腕顺势抖动手中的鞭子，发出的"啪啪"之声不绝于耳，气势恢宏。

响鞭的"响"，源于要把力道顺着发力方向传递到鞭子末梢。只要劲儿使得足够大，向鞭梢传递的速度就能足够快，进而产生"音爆"，发出清脆响亮的声音。

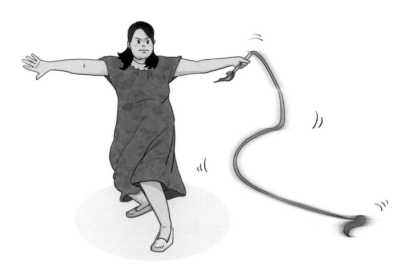

**练习响鞭有时也会造成脊柱损伤**

谁知道这种常见的锻炼身体的方法竟然也暗藏"杀机"。

几年前的 7 月，正是北京最热的时候。家住北京的张先生一早就出现在小区的空地上，开始了每天的固定锻炼项目——甩鞭子。练了 40 多分钟后，他像往常一样收拾东西回家了。

下午两点午觉醒来，张先生感觉两条腿有点儿发皱，想着是中午睡觉着凉了，就没当回事儿。可到了晚上八点多，张先生的两条腿已经完全动不了了。救护车把他送到医院。急诊做了胸椎磁共振后，医生说胸椎的第 7/8 节出现了急性椎间盘突出，神经压迫很重，造成了双下肢瘫痪和大小便失禁。

要知道，和颈椎、腰椎相比，胸椎的结构较为特殊，加上还有前方环绕成水桶状的肋骨保护，胸椎的活动度很小。因此，急性胸椎间盘突出临床上并不多见。

不多见不等于不会出现。在特殊情况下，胸椎间盘照样也会突出。

　　张先生65岁，个子高、严重肥胖，看上去有点儿像日本的相扑选手。平日里吸烟、喝酒样样不落，糖尿病很多年，由于不控制饮食，虽然天天吃药但血糖控制得并不好。医生说糖尿病要多运动，必须把体重降下来。张先生一琢磨自己别的也不会，于是就选择了响鞭这种运动方式。

　　练响鞭有点儿像打乒乓球，力量不是靠手和胳膊，而是来自躯干的旋转发力。张先生由于体型庞大，猛地扭腰发力瞬间动能大、惯性更大，一下就造成胸椎间盘撕裂，导致急性椎间盘突出。

　　他的手术难度不小，风险也比一般人大得多。在和手术室以及重症监护病房的医生沟通后，我们为张先生实施了急诊手术。但无奈神经损伤太重，手术后下肢功能恢复不理想，两条腿还是动不了。而且因为体重太大，躺在床上自己又没法配合翻身，每次给他换药，都得叫上几个人一起去帮忙才行。

　　真是应了那句老话"福无双至，祸不单行"。

　　术后一周，张先生体温又出现波动，最高时达到39.5℃，从切口里流出大量黄色液体，出现了细菌感染的征兆。致病菌毒力强，加上常年的高血糖造成身体免疫力低下，感染难以控制，张先生一度出现了意识模糊。不得已，只好把他送入重症监护病房。经过长达三个月的治疗，病情才逐渐得到控制。

　　锻炼身体固然重要，但一定要悠着点儿，既没必要知难而上，更没必要和自己较劲儿，甚至造成身体难以挽回的伤害！一切应该适度，循序渐进、科学得法。

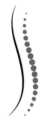

## 锻炼身体远离"新、奇、特"

在我国，只要一聊起锻炼身体，方法可谓"百家争鸣、百花齐放"。

天坛公园就是健身圈儿里的"江湖"，而天坛大爷，绝对称得上是江湖中的佼佼者。随便找个大爷脱了上衣，露出来的全是一块块腱子肉，因此也有人把他们称作"老年组奥林匹克选手"。

倒挂云梯、大小回环、徒手爬行等必选项目只能算开胃小菜，很多自选项目已经接近"猎奇"的程度，不禁让人瞠目结舌。如果说这些难度高、风险大的动作还有些许锻炼功效的话，那些带有"自虐"性质的锻炼方法则让人百思不得其解。

**"天坛大爷"的锻炼方式都是绝活儿**

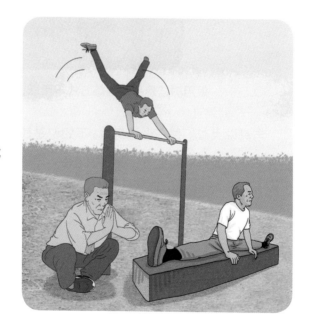

前两天，东北某医院脊柱外科主任在朋友圈里转发了他的记者朋友拍的几张图片，名字叫"树上挂满了大爷"，当时的情景，大概就是图片中展示的样子。

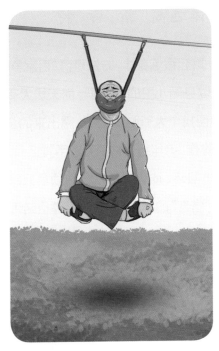

**采用树挂悬吊的锻炼方式不可取，危险度极高**

与其说大爷们是在锻炼身体，不如说是在锻炼胆色。要知道，颈椎是人体脊柱最薄弱的地方。在车祸或高处坠落的现场，伤员颈椎很容易受伤并导致严重后果：轻则肢体麻木瘫痪，重者影响呼吸心率，甚至当场死亡。

这种"树挂"式的锻炼方法，颈椎独立承担了全身重量，一旦出现骨折脱位，后果难以想象。从图上看，一部分"学有余力"的大爷显然并不满足于安静地挂在树上，有些人还会把脖子作为旋转轴，调动整个身体旋转起来，形成"人肉秋千"来回打转儿，真为他们的脖子捏把汗啊。

不仅树上挂满了大爷，就连树底下，大家也没轻易放过。

每个城市公园的树荫下，对大爷大妈们而言，不仅是替儿女相亲的地方，还是老姐妹、老兄弟组团撞树的好去处。

清晨，伴随着冉冉升起的太阳，一群人倚树而站，不断用后背或肚子撞击树干。据说这种"以弱制强"的碰撞运动能起到按摩穴位，强身健体的功效。

以软碰硬，这项运动也暗藏风险。曾经有报道说，有人因为撞得太猛导致腹腔里血管破裂出血被送到医院抢救。以至于大家好奇地问："既然这么练都有效，为什么不直接撞墙，非要撞树呢？"

不仅有人用后背、肚子撞树，还有人撞头。

近些年，有人采用撞头的方式锻炼身体，认为能有效预防老年痴呆。由于这项运动不受场地和气候限制，更不需要专门的运动器械，只要在有墙有树或者有门框地方就能方便地练习，很快"铁头功"就成了大家修炼的新宠。

殊不知，撞头比身体撞树更危险。大脑在遭受过多次震荡性撞击后，会引起脑功能退化，不但无法预防痴呆，还可能发展成痴呆。至于有些人撞完后出现颅内血肿甚至还因此做了手术，那就更得不偿失了。

爬行，是近些年逐渐风靡起来的一种"返璞归真"的锻炼方法。

有人认为爬行时可以分散全身重量，进而减轻腰椎负荷，对防治多种脊柱疾病有一定疗效。甚至在一些论坛里，很多"爬友"经常会针对怎么爬、在哪里爬、爬多久等运动要点展开深入细致的交流和热烈讨论。

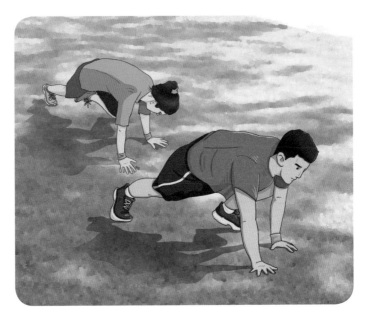

**爬行是一种"返璞归真"的锻炼方式**

先不说爬行是否真的管用，但"物竞天择、适者生存"，人类直立行走本来是种突破性进化，好容易解放了双手，能做些更有意义的事情。把爬行作为健身方式，无疑是一种"退化"的表现，因为人的脊柱关节已经不再适合长时间做爬行动作了。

双手撑地到处爬来爬去，双肩、腕关节不断承受来自地面的冲击，时间长了会造成关节损伤。毕竟关节自己也没想到有一天还要担负爬行的重任。不仅如此，爬行时头低臀高，血液不断向头部汇聚会引起血压波动，对高血压患者来说非常危险。

当健身日渐成为一种需要、一种潮流和一种时尚，越来越多的人逐渐参与其中的时候，科学健身就显得尤为重要。选择健身方法不能人云亦云，道听途说。新、奇、特的方法不但起不到锻炼作用，还可能造成严重的身体伤害，一定要远离。

## 神医与神药

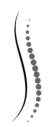

### "神医"有毒

名牌医科大学八年制临床医学博士毕业，留学两年归国，到三甲医院工作后天天战斗在临床一线，业余爱好除了读文献就是写论文，终于头发掉光熬到副主任医师出专家门诊，这都没把患者的病治好，结果人家"江湖神医"整个偏方，抓点儿路边小草，吃完就把病治好了。

您信吗？反正我是不信。

记得前几年有个养生食疗专家大肆宣扬"绿豆包治百病"，从肺癌、糖尿病到心血管疾病，对各类疑难杂症全都有效。刚把几年前因为害怕日本核辐射囤的盐吃得差不多的那批人，看完这些言论又信了，又去买绿豆吃，一时间绿豆价格大涨，一豆难求。

后来专家自己发生了脑梗死，没顾上喝绿豆汤就赶紧住院治疗去了。这时大家才知道，所谓的飞上云端的"大师"靠的都是过硬的演技，从头到脚甚至连学历和故事全是编的，正可谓"飞得有多高，跌得就有多惨"。只可惜那些抢购绿豆的人，白白花钱交了"智商税"。

如果说这些"专家"打着养生、健体的旗号骗钱，老百姓就算上当，大不了每天绿豆糕、绿豆汤、绿豆沙换着吃，倒也无妨。但号称"主治各类疑难杂症"的小作坊，竟然也开始有模有样地"治病救人"，这个危害就太大了。

"神医"主治的疾病我总结为三大类。

第一类名曰"治不好"，如癌症、脑瘫、精神错乱等；第二类叫"不好治"，如椎间盘突出、颈椎病、腰腿痛、糖尿病、银屑病；第三类叫"不好意思治"，多见于"下三路"疾病，像是白带增多、梅毒、淋病、尖锐湿疣、内痔外痔混合痔等。

"神医"们利用患者久治不愈心情烦躁和有病乱投医的心理，大肆夸大疗效，"一个疗程见效，三个疗程根治"的广告比比皆是。逢人便递上名片，把自己包装成各个协会、组织的主任、主席、会长，来头都很大，中华、全国、全球华人等，也就是冠之以"宇宙"和"外星"的可信度不高，要不早就写上了。

更具迷惑性的是走街串巷的各种"义诊"。随随便便拉起支队伍，打横幅、发传单，量血压、测骨密度，打着关爱健康的旗号，实际上和很多健身教练的主要工作不是健身而是卖卡一样，他们也不是医生，而是一群销售人员，最终目的就一个——卖东西。

小区单元房或马路边的底商里，是"神医"们喜好的聚集之地。租个房子，再请人做一堆锦旗，套上白大褂摇身一变成了"名医"。这类"三无"黑诊所跟正规医院比起来存在诸多"灰色地带"，如资质不合格、药品使用缺乏监督、卫生条件差、医疗设备不合格等，属于"光明正大"地做坏事。

当然，经验更加老到的"神医"们对这些"入门级"的方法是看不上和嗤之以鼻的。为了增加神秘感，也可能是为了更好地逃避工商税务打击，他们选址更加隐蔽，依靠患者间"一传十、十传百"的方式来发展客户。毕竟"金杯银杯，不如患者的口碑"说服力强。

不仅如此，"饥饿营销"这个眼下最时髦的营销手段，也被"神医"们盯上了。

老家有个亲戚因为长期失眠非常痛苦，家里孩子四处求医，打听到有个"神医"在家坐诊主治失眠，疗效奇佳。很多人回家吃了药就能睡着。因此决定慕名前去治疗。"神医"治病前先相面，后搭脉，然后拿出针头刺破患者的示指，对着酒碗挤进一滴血，根据血在酒水中的飘散方向判定失眠原因。出门前照例要花四五百块，买几包散装药粉回家服用。

当然，神医可不是你想见就能见的，没有充分的"信任"，"神医"是不"接见"陌生人的。光表面敷衍不行，患者必须发自内心坚信不疑，才能获得看病的机会。有人嘴上说信，大师拿眼睛上下一扫，"你走吧，你不信我，我没法给你看。"

大师配的药是不是真能促进睡眠，我不知道，但却让我想起来曾经听到的一个故事。以前听说有厂家推出号称绝不添加任何西药成分的降糖胶囊。纯绿色天然植物合成，零副作用对身体没有伤害。一时间大家蜂拥而至，试过后纷纷说好，降糖效果非常明显。

有关部门对胶囊内药物成分进行多次分析，确实不含西药成分。可没过多久，媒体通过暗访后发现胶囊里的药粉其实就是淀粉，但胶囊壳的材料里却含有降糖药二甲双胍。这么看来，大师调的睡觉药里有没有磨碎了的地西泮片就不好说了。

我还遇到过一位72岁的老爷子，退休前是北京某大学数学系教授，高级知识分子。腰腿疼痛很多年，一直没好利索。有一天在楼下遛弯儿，邻居有人凑上来说："老张，旁边小区有个"神医"，祖传的方法治腰腿疼痛，特别灵，还免费，你咋不去试试？"

老爷子琢磨反正也不要钱，去看看也没啥损失。神医免费问诊完，瞅了他一眼后徐徐地说，"你这个病啊，肯定能好，得往腰上打个针才行。不过这是个自费项目，260元。"老爷子想，来都来了，那就试试吧。

交费后跟着神医来到里屋，上床趴着并褪去裤子。神医拿出注射器，抽了一管红色液体，举起针管对着昏暗的灯光弹了两下，就从屁股正中央扎了进去。推药拔针五秒钟搞定。

果然，第二天症状见轻，老先生满心欢喜，以为快好了。可没过几天症状就加重了，下午还会发热、打冷战。老先生心想不妙啊，赶紧去医院做了腰椎磁共振，诊断为腰椎深部感染，脓肿形成，最后不得不开刀做手术，前后用了小半年才把病治好。而感染的原因，就是因为打针时消毒不严格或药液本身有问题引起的。

平时在医院看病，医生给你打针，但不告诉你用的什么药，你肯定觉得不可靠，会跑到医务科投诉。可到了"神医"这里，三言两语装神弄鬼，胆子就变大了，连用的什么药、消毒条件行不行、有没有行医资质，甚至是不是医生都不清楚，就敢接受治疗。可见，信不信这些"神医"，与受教育水平并无关系。

近些年，电视上出镜的"神医"少了。他们不是金盆洗手退隐江湖了，而是与时俱进，转战社交平台、视频网站，继续卖力地演戏。

各路"神医"，隐藏深、毒性强，需要时刻提防。得病了实在拿不准，先去医院挂个号问问，挂不到专家号，先挂个普通号看看也行。千万别轻信道听途说的"神医"们。

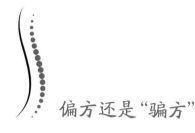

## 偏方还是"骗方"

大家可能还没意识到，在"相亲相爱一家人"群里随手转发的偏方，害的人可能比救的人还多。

中医讲究辨证施治，但偏方对思辨不感兴趣，因为缺乏理论依据，所以解释起来异常牵强。背后的主要原因是治愈的案例太少，闭上眼睛扣扳机，偶尔能命中几发，全靠运气。如果偏方能用中医理论很好阐释的话，早被写进正经医书里，不会只在民间偏方集锦里才能看到。

明知不可靠，仍有众人吹捧和前赴后继，原因是多方面的。

有人觉得到正规医院看病麻烦，程序多、速度慢不说，还不少花钱；有人是读完西药说明书后，觉得所有副作用都会在自己身上一一兑现，因此拒绝服用西药；还有些人得了疑难杂症，被西医"判了死刑"，退而求其次，走上"尝百草"之路。

各类养生类电视节目起到了推波助澜的作用。很多电视广告里经常蹦出来几个穿着少数民族服装，伪装成蒙医、藏医、苗医的人，满脸痛苦地说："经过一个多月的思想斗争，我作出了一个违背祖训的决定，那就是无偿将×××药的配方贡献给国家，救济世人！"不明就里的人差点儿就"泪目"了。哪里知道，人家只是个"专业演员"而已。

就像相信保健品能带来健康一样，治疗"脊"病，不少人相信偏方和神药。这些药的共同特点就是"一用就好、一针就灵"。试问，如果有这么好的药，三甲医院为啥不引进？是嫌它们疗效太好了吗？

不少妙不可言的神药里，都含有一个偷偷发挥主要作用的成分——激素！

前面提到常见的颈肩痛、腰腿痛，无非是体内无菌性炎症在作怪。激素具有超强的抗炎作用。因此，无论采用什么方式，输液、打针还是口服，只要用了它就会收到立竿见影的效果。

但激素的作用有两面性，发挥治疗作用的同时也可能伤害使用者。

农村里很多老百姓常年在田间劳作，弯腰干体力活，不少人有严重的腰腿疾病。因为心疼钱，一疼起来就跑到村头巷尾随便抓点儿药用用。还真别说，吃了就能管几天，回家再躺躺也就扛过去了。下次犯病，再去开两瓶。用得多了，有人总结出了药效特点——一吃就好，一停就犯！

这些药就可能含有不同成分和剂量的激素，长期吃后患无穷。激素会让肾上腺皮质功能亢进，人会出现向心性肥胖，看上去脸上肥嘟嘟的，显得虎背熊腰，专业名词叫"满月脸，水牛背"，皮肤也会出现痤疮，像是粗糙的砂纸，有的女性甚至会长出浓密的胡须。

长期服用激素还是造成骨质疏松的始作俑者。

对一些特殊疾病，如红斑狼疮、类风湿关节炎，长期口服激素类药物是重要的治疗手段。糖皮质激素会通过多种不同的机制抑制成骨细胞增殖并激活破骨细胞活性，降低骨骼对钙的吸收，从而引起骨质疏松。很多患者虽然年纪不大，但骨头已经松得一塌糊涂。儿童滥用激素更是会干扰正常的生长发育。

激素也会降低机体的防御功能，使抵抗力下降。

免疫力不行相当于偷偷打开了城门，敌人会乘虚而入，给结核分枝杆菌、真菌或病毒感染播散创造了机会。短时间内大剂量使用激素还会造成消化道溃疡，严重的甚至会出现胃肠道出血或穿孔。

激素对人体内分泌影响也很大。最明显的就是会引起血糖升高，因此糖尿病患者使用激素要非常慎重。对于那些需要手术的糖尿病患者，术后尽量不用激素，否则会影响切口愈合，甚至增加感染的风险。

2003年"非典"肆虐时，为了救治一些重症患者，不得已用了大剂量激素治疗，其中一部分人后来出现了股骨头坏死，甚至做了手术，严重影响了生活质量，罪魁祸首正是大剂量激素的使用。

2018年，有个安徽的患者从老家来北京看病，男性，30多岁，腰椎间盘突出导致严重的腰腿疼痛。看完病，家人推着轮椅往外走，刚出诊室又返了回来。

"忘了问一句，这个药还用不用接着吃？"说话间，患者从裤兜里掏出个白色药瓶后接着说："这是在老家专门找人买的，挺管用的。吃了就强不少，不吃还会疼，断断续续吃了三个来月了。"

我接过来一看，药瓶上贴着那种办公室常见的标签，上面印着三个红字——间盘康。言简意赅、粗暴简单。无厂家、无日期、无功能主治、无用法、无禁忌证和不良反应，除了三个红灿灿的汉字外什么都没有。

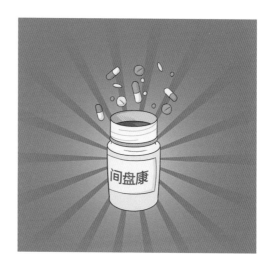

"神药"间盘康属于"三无"产品，千万不要上当受骗

拧开盖子，里面是红白相间的胶囊。挑出一粒胶囊打开可见土黄色的粗糙粉末，混合着一股辛辣刺鼻的味道。我掏出手机拍下"神药"后告诉他，这样的"三无"产品，赶紧丢掉，千万别再吃了。

其实，有类似经历的患者很多，相似的剧情时刻在我们身边反复上演。无论是出于治疗还是保健的目的，都别轻信媒体上所谓"百分之百疗效""不见效就退款""一周见效，三周去根"等广告，尤其对那些啪啪拍自个儿胸脯的，一定"见"而远之。平日里，更不要心存侥幸，偏信一方一法，觉得世界上存在包治百病的灵丹妙药。

生活不易，必须时刻保持警惕。毕竟，这些年走过最远的"路"，就是无良商家们设下的各种令人眼花缭乱的"套路"。

## "有备无患"的小窍门

### 知"脊"知彼，正确保养

人这一辈子，干啥都得有个度。过度了，就容易出现问题。

比如说，人的一生中能吃多少猪肉、能喝多少酒、熬多少次夜，似乎冥冥中早有定数。吃喝无度夜夜笙歌，早早地损耗了身体，年纪轻轻就出现"三高"——高血糖、高血脂、高血压，有些人甚至因为心肌梗死而被放了支架。这些都说明，人体是个损耗品，慢着点儿用、省着点儿用，使用时间才会更长。

脊柱和身体的其他部分一样，使用不当也容易早早老化，甚至脊柱还比其他器官更加"娇气"，稍有不慎就会出问题。

知"脊"知彼，才能百战不殆。

阅读到这里的朋友们，相信已经对脊柱疾病有了大概的了解，是为知"脊"；知"脊"还要知彼，这个"知彼"很重要的组成部分就是脊柱保养。

有些人根本不拿保养身体当回事。平时挥霍透支身体，有病了就找医生。医生既不是超人，也不是魔术师，哪能有扭转乾坤、大变活人的本事。

我在门诊常和前来寻求一招见"笑"的患者开玩笑说，我是个"三开医生"，我能为你做的只有三件事：开检查单、开药、开刀。脊柱疾病本来就不可逆，吃几片药、贴几张膏药、练几个动作就全好了，怎么可能？纯属天方夜谭。

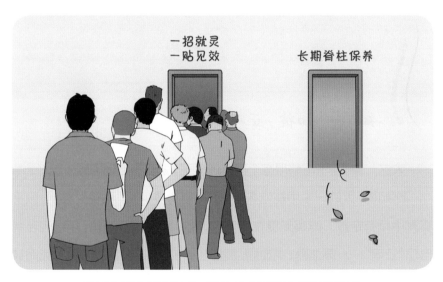

**世界上没有灵丹妙药，脊柱健康要靠自己长期保养**

几天前，医院风湿免疫科的主任给我打电话，说有个患者希望到我的门诊来看看。

患者是个 47 岁的男性，山东人。他儿子用轮椅推着他进了诊室。父子俩看上去都是白白净净，衣着得体，一看就不是从事体力劳动的人。

还没等患者说话，我就已经观察到他露在衣服外面的胳膊和手上的异常。他的肘关节和手指的多个关节都能看到皮肤下面鼓起来的一个个圆包，让关节失去了正常的形态，看上去非常古怪。

不用说，这是长期高尿酸血症导致的痛风石。痛风石又称痛风结节，是尿酸盐不断在皮下聚集形成的结晶，可造成痛性和覆盖皮肤的结节。

患者有长期的高尿酸血症，这次因为受凉后突发腰痛又住进了风湿免疫科。医生给他做了腰椎磁共振检查。手里拿着他的片子，映入眼帘的是腰大肌和腰椎椎体内广泛的异常信号，提示存在腰椎感染。这又是一个因为身体免疫力下降后出现脊柱感染的病例。

通过患者儿子的讲述，我了解到他患痛风已经 20 多年了，这么多年来从来没有一天进行过正规的治疗，饮食上也不控制。不仅如此，患者性格豪爽、朋友多，每天，注意是每天，都要喝至少 1 瓶白酒，这样的生活已经持续了几十年。

"嘿嘿，平时没事就是喜欢和几个朋友吃点儿、喝点儿"，当患者看到我扶着脑袋无奈地低头叹气时，不好意思地抓了抓头发说道。

说实话，每当看到这样的患者，我都会产生一种深深的无力感。他们的身体仿佛不是自己的，肆意挥霍毫不在意。身体"损耗"到这个程度，当医生的又能为他做多少事情呢？

拥有健康不等于拥有一切，但没了健康相当于失去了一切。每个人既是自己身体健康的第一责任人，同时也是第一管理者。你做的每件事不一定会对你的工作有多大影响，但你对自己身体做的每一个举动，都会在身体里留下痕迹，或好或坏都归自己承担。

脊柱保养刻不容缓，从现在就要开始！

## 量体裁衣，脊柱保养要选择合适的运动

没有最好的运动，只有最适合的运动。如何选择运动方式要注意以下几方面。

首先，避免人云亦云，搞清楚自己锻炼的目的。不妨先为自己制订个健身的小目标。

减肥可以选择有氧运动和无氧运动相结合的方式；提高心肺功能，可以选择有氧运动；增肌塑形，可以考虑以力量训练为主；提高身体反应和协调能力，不妨选择对抗性运动，如羽毛球、乒乓球、拳击。根据不同目的，选择不同方法，才能达到理想的效果。

其次，要客观评估自己的身体状况。

每个人都是独一无二的个体，没有完全一样的人，就像同一块地里长出的西瓜，有的大、有的小，有的味道甜、有的寡淡无味。生活中有的人无论怎么吃，就是不长肉，有的人连喝凉水都塞牙，稍微多吃两口，腰上的"轮胎"就鼓起来了。有的人能轻松完成全程马拉松比赛，有些人跑两百米就差点儿背过气去。差异非常大。

人的脊柱也是一样。

正常脊柱经久耐用，皮实抗造。但发育异常的脊柱，在同样强度的运动下就会受伤。不是每个人长大后都能幸运地拥有完美的脊柱，遗传因素会在其中扮演重要的角色。

2017 年，　对回族双胞胎姐弟同时住院，都是 79 岁，得的病也完

全一样，腰 4/5 节段椎管狭窄症。同一天依次为两人做了手术，术后两人很快就出院了。书写到这里，正巧老太太的女儿打来电话，聊起老人近况，让我想起这两位特殊的患者。病情相同究竟是一种必然还是巧合，值得深入研究。

有些运动对脊柱有问题的人并不友好。

比如前面提到的瑜伽，还有公园里老年人常练的八段锦，想要练好，对脊柱和关节的要求都比较高。至于那些激烈对抗需要爆发力的运动，如果脊柱不好，更要尽可能远离，如篮球、足球、拳击等。

体重大的人不宜选择跑跳类运动，如马拉松、羽毛球、篮球、排球。一个 115 千克的超重者跑起来，相当于一个 90 千克的人肩扛 25 千克的面粉在运动，脊柱和关节吃劲儿太大了。

合适的运动方式因人而异，对体重大的人来说，我首先推荐游泳。靠着水的浮力，脊柱和关节在运动过程中无须承受人体重力，是非常缓和有效的锻炼方式。

膝关节不好的人，参加篮球、排球、足球、羽毛球运动时要异常小心。膝关节在屈曲、旋转时容易受伤。对于他们，我建议选择非对抗性的运动，如徒步、快走、跳绳、游泳。喜欢徒步的人，行走距离较远，使用运动手杖辅助可以减少关节承重。网上买两个手杖，价格不贵，一两百元左右，可以折叠，携带很方便。

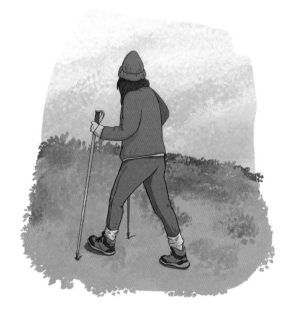

**徒步锻炼时使用手杖可以保护关节和脊柱**

此外，选择运动方式时，还要考虑自己能否坚持下去。虽然大多数时候挑选的项目不一定喜欢，但至少得不讨厌。

今天看别人跑步减肥有效，跟着跑一段时间觉得效果不明显，听人家说瑜伽效果好，又开始练瑜伽。没过多久又听说羽毛球运动量大、出汗多，容易减肥，又去打羽毛球。一年下来，每种运动都是浅尝辄止，像猪八戒吃人参果，不但品尝不到运动带来的好处，还容易造成身体受伤。

还有人每次去健身房半小时，结果跑步 10 分钟，剩下的时间忙着拍照发朋友圈，这种"健身"除了收获些许点赞外，没有任何意义。

锻炼的第一要素是保证充足的时间。人体内的糖原就像汽油，碰到氧气马上会猛烈燃烧，而脂肪却像煤油，必须得烧上一会儿，时间够长才能点着。短时间内剧烈运动，满头大汗、衣服湿透，燃烧的都是体内的糖原。随着时间延长，糖原消耗殆尽，才进入燃烧脂肪的阶段。

找到合适的锻炼方法后,剩下的就是坚持,坚持,再坚持!

有患者手术后腰背肌肉力量下降。复查时候,我教给他几个锻炼的方法。三个月后再来复查,他觉得没什么用处。仔细询问,原来他在家里练的时候觉得很枯燥,于是想起来练两下,想不起来就抛在脑后了。类似这样三天打鱼两天晒网的锻炼,是起不到任何作用的。

还要格外注意,如果不准备挑战自我,就别选高难度运动,如滑板、攀岩、冲浪、速降、跑酷、翼装飞行。这类运动对人体柔韧性和协调性有苛刻甚至变态的要求,只适合极少数人,普通人就别轻易尝试了。

最后,大江医生建议挑选运动方式时,一种足矣! 锻炼身体不见得十八般武艺都会。无论哪种运动,时间长了自然熟能生巧。运动会潜移默化地塑造身体,增强自信心和满足感,让人从中获得坚持下去的动力。久而久之,形成良性循环。

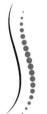

## 脊柱保养,啥时候开始都不算晚

人这一辈子像是在参加长跑比赛。虽然每个人跑的路线不一样,起点、终点也各有不同,但在漫长的比赛过程中,无论何时开始关注身体健康都不算晚。

当饭后指间又燃起一支香烟,伴随着袅袅烟雾,大量的有害物质不断进入血液循环并到达脊柱,悄悄侵蚀着椎间盘和骨质健康。有人说,都抽了 40 年了,现在戒不戒意思不大。但科学研究告诉我们,越早戒除,不利的影响就会更少一些。同样的,任何时候开始保养脊柱,都不算晚。

再健康的身体也难逃衰老的命运。衰老不是从眼角的第一道皱纹、鬓间的第一根白发、腰部的第一块赘肉出现才开始的。

截至 2023 年,最"老"的 90 后都已经三十多岁了。

人体器官中,有的在 30 岁前就进入了"快速磨损期"。比如皮肤在人 25 岁时开始走下坡路,头发则在人 30 岁后慢慢变稀,发际线也像退潮的海水不断后移,露出了光秃秃的沙滩。年轻时硬邦邦的肌肉也差不多从这个时间段开始了消退的进程。而人体椎间盘的老化,更是早在 20 岁以后就开始了。

随着年龄的增加,脊柱的关节韧带变得松弛无力,椎体边缘形成骨刺来增加稳定性,老化的椎间盘像行将报废的汽车轮胎,不仅表面出现裂隙,整个轮胎的弹性也每况愈下。要是不注意,还天天开车翻山越岭,尝试各种颠簸泥泞的道路,只会让轮胎提前报废。

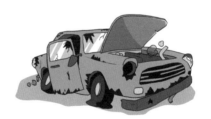

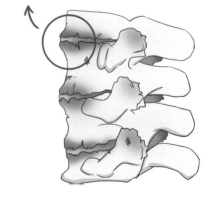

随着年龄的增加,脊柱就像开了几十年的汽车,外观磨损、零件松动

令人悲伤的是，衰老是个完全不可逆转的过程，再有钱也没用。关注健康要从小事做起。年轻时对身体欠下的债，迟早是要还上的。随着年龄的增长，各种身体不适会纷至沓来。

身体会提前释放出异样信号。正常机体不该有疼痛。人体老化悄声无息地开始，不会敲锣打鼓地告诉你。千奇百怪的症状，就是身体向你传递着老化和损伤的信号。

说一千道一万往往无人关注，只有病痛才是最有效的"鸡汤"。很多人是在身体出现严重问题后才把关注健康提上日程的。

吸烟的人，反反复复戒不掉，每次复吸都变本加厉，直到出现胸痛、咳血，吓得魂飞魄散，万幸最后检查并非肺癌，才痛下决心恋恋不舍地放下了手中的烟。

饮食无度、大酒大肉、胡吃海塞，直到早晨起来下地走路，发现脚钻心的痛，关节肿得像个馒头，站都站不住，才发现是痛风性关节炎发作。从此开始闭门吃素。这些都是发生在身边好友身上的真实故事。

不久前一个周六晚上，一群人在朋友家小聚。坐在我斜对面的是一个体格壮硕的年轻人，个子很高，透过 T 恤能看到鼓鼓的胸肌轮廓，看来这是个"练家子"。

主人给大家的杯子里倒啤酒，轮到他时他的头摇得像拨浪鼓，"不能喝，不能喝，戒酒三年了。"一个朋友奇怪地问："你这体格可不像连一杯啤酒都不能喝的人啊？"这时，挨着小伙子的一个朋友意味深长地接话道，"那你是不太了解他的过去"。

于是大家都来了兴趣，一起问到底是怎么回事？

原来两年前，他的体重一度严重超标。朋友们伸出一个手指形容他的酒量，就是"一直喝"。每次聚会的标准是"一瓶白酒垫底，外加一箱啤酒漱口"。公司一看这是人才啊，就让他搞对外联络公关，每天不是正在接待应酬，就是在赶往饭局的路上。

一天半夜，他像往常一样开怀畅饮，突然出现肚子胀痛、恶心、呕吐。在被救护车送到医院急诊后，医生诊断是急性重症胰腺炎。这是一种异常凶险且死亡率极高的急症。

确诊后他被直接转入重症监护病房，在里面一待就是三个月，好在年轻底子厚，再加上足够的运气，总算是捡回一条命。他也因为起死回生成了医院的名人。打那以后，他就彻底和喝酒告别了。

人体每个器官都有使用说明书。照着说明书来用的时间就长，不按常理出牌，过度透支身体，轻者功能异常，重者直接关机。不少人身体本来就存在发育问题，产品出厂就略带微瑕，后期再不注意养护，身体很快就"罢工"了。

曾在 Apple、SGI、Microsoft 和 Google 等世界著名 IT 公司担当要职，拥有千万粉丝的李开复先生之前写的书，书名是《做最好的自己》《与未来同行》《世界因你不同》，充满了积极向上的正能量。可是长期缺乏弹性的工作最终让他的身体出了问题。在随后他写的书《向死而生》中，他谈到"褪去光环，我此刻只是一个呼吸之间就会顿失所有的患者。"

身体健康与事业成功，前者相当于数字 1，没有了 1，后面再多的 0又有什么用呢？

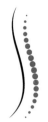

## 保养，不同年龄段关注的重点不同

保养脊柱，是贯穿人一生的"功课"。不同年龄段的养护，有各自的特点，需要额外关注。

老年人是个特殊群体。这个年龄段的身体保养内容包括：保持一定程度的社交、愉悦的心情、均衡的营养、适当的运动以及正确的疾病管理和控制方式。每一个方面都看似简单，却在潜移默化地对脊柱造成影响。

把社交活动和保持愉悦心情放在靠前的位置，说明它们很重要。

长久以来，似乎社交活动只是中青年的专利。很多老年人一旦退休后就开始逐步和社会脱节。其实人到老年反而更需要足够的社会交往，无论个人内心是否感觉孤独，社交的孤立和脱节都会增加死亡的风险。

开心很重要。没了愉悦的心情，做什么事情都提不起兴趣，看身边什么东西都是灰色的，有人甚至早早进入了抑郁状态。没了乐观的情绪，一切都无从谈起，更别提均衡营养、适当运动了，身体状况很容易进入恶性循环。

营养不均衡易导致身体缺钙，加剧骨质疏松。缺乏规律的运动和锻炼，身体协调性下降、肌肉萎缩会造成脊柱关节不稳定。不正确的运动方式则会带来脊柱损伤甚至骨折。外伤打破了长期形成的病态平衡，再想复原难上加难。

老年人养护脊柱，要特别重视防跌倒！

千万别小看摔跤，根据美国疾病预防中心统计数据，65 岁以上的老年人中，摔跤是引起各种致命和非致命损伤的主要原因。2014 年，大约 80 万老年人因为摔倒住院，27 000 人最终死亡。

门诊碰到怀疑有骨质疏松性骨折的老年患者，如果不仔细问，只有不到一半的人会告诉医生他们曾经摔倒过。因此，日常生活中要积极采取各种必要的措施提前干预。

防患于未然，对老年人来说是最好的治疗。

家中有行走不便或协调性不好的老人，要提前选择适当的辅助工具协助其活动，如拐杖、助步器。有些老年人怕不好看，被别人笑话，走路不稳也不愿意拄拐杖，很容易摔倒后引发骨折。老年人穿的鞋，鞋底不能太软，走路脚下不实容易摔跤。在家中使用防滑拖鞋。买床的时候，注意床垫不要太高，老人坐在床边双脚应该可以踏实地面。

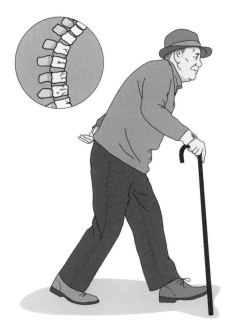

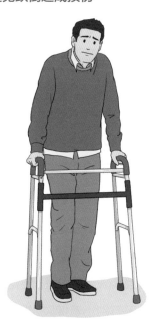

**行走不便的人最好使用助步器，避免跌倒造成损伤**

老年人如有腰腿疼痛，要及时使用拐棍或手杖减少腰部和膝关节的负重

家里的环境尽量坚持无障碍原则。装修时，不能光图好看，要买那些防滑性能好的瓷砖。移除一切可能绊倒老年人的障碍物，尽量不设置台阶。浴缸马桶附近需要安装扶手。改善家里的照明条件，灯具亮度要比年轻人喜欢的亮度高 2～3 倍。在拐弯的地方和照明欠佳的拐角处多装几盏感应灯，人只要靠近就会自动亮起，方便老年人夜间活动。

浴室内要注意防滑，避免滑倒后骨折

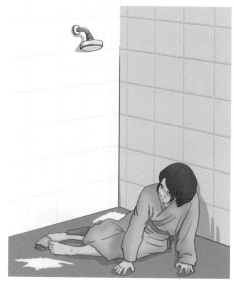

马桶边要放置扶手，方便老人站起来

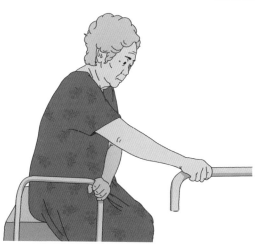

中青年是社会的栋梁和单位的骨干，保养脊柱的关注点不同于老年人。

忙碌的生活、繁重的工作和巨大的精神压力，让人感到身心俱疲。很多人觉得自己还年轻，很健康，更容易忽视身体一些小的不舒服，积攒多了也会出问题。

对他们而言，要想脊柱好，培养健康的生活习惯非常重要，包括不要久坐，生活中减少大幅度弯腰、搬抬重物等行为，熬夜加班要避免脊柱过劳、制订科学合理的健身训练计划、尽早戒烟限酒等。

前面反复说过，久坐对脊柱危害大。日常生活中如果必须坐，那么选择一个好的椅子非常重要。坐位时要保证自己的后背和椅背紧密贴合，如果伸手摸一下腰部的地方是"空"的，还需要准备个小的靠枕把腰部和椅背的空间填满，确保腰部完全贴合椅背，这样当我们久坐的时候，椅背才能分散我们躯干的重量，起到保护腰部的作用。

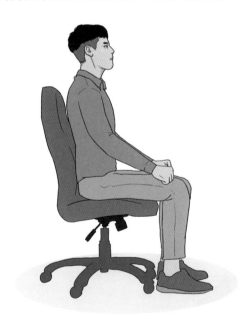

**取坐位时，要保证腰部和椅背"亲密"贴合**

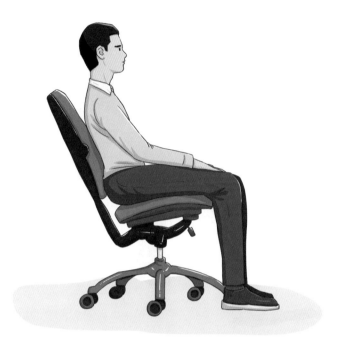

如果有条件的话，可以采用半躺半坐的姿势进一步分散腰部的应力

  曾经有个 48 岁的男性腰痛患者来就诊。3 年中腰痛间断反复发作，去多个医院看过，尝试了各种各样的保守治疗方法，却始终不能"去根"。经过仔细的查体和询问，我才发现他的特殊"病根"。

  他在北京居住，房子很大，上下两层，面积合计有 400 多平方米，虽然是男同志，但他喜欢家里保持一尘不染，上午要亲自把 400 多平方米的地面拖一遍，下午再拖一遍，相当于一天要拖地 800 多平方米。我很奇怪："您在北京能住这么大面积的房子，肯定不会缺钱请个家政来拖地啊？"他说别人干活他不放心！

  拖地是个力气活，相当费腰。腰部长时间处在前屈折弯状态，时间长了肯定要出问题。找到了"病根"，就很容易治疗了。

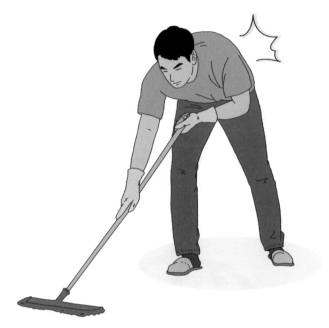

拖地是个非常"费腰"的动作，生活中一定要多加注意

肥胖，是个值得中青年人群格外关注的严重问题。

近些年体重超标的人越来越多。一顿放纵的饮食，虽然能带来短暂的愉悦，有效地释放压力、舒缓情绪。但长期下去会形成恶性循环，体重飙升，造成自卑心理，自暴自弃则更容易自我放纵、不加节制。

肥胖不仅会带来多种代谢性疾病，引起心脑血管问题，同时还会严重影响脊柱健康。俗话说得好"腰带越长，寿命越短"，肥胖绝对是脊柱健康路上的绊脚石。

脊柱外科医生常把"别搬提重物"挂在嘴边，就是希望患者平时注意尽可能减少脊柱负荷，体重超标会让脊柱长期处在过劳状态。体脂率过高的人，由于平时缺乏锻炼，肌肉力量不足，会失去对脊柱有效的保护。

减肥刻不容缓！只有把身体减重上升到"治病"的高度，才能真正把体重降下来。控制好体重，才能更好地把控人生。

脊柱保养是个系统工程，开始得越早获益越多。毕竟，拥有健康的身体，才能享受高品质的生活。

# 门诊看病有技巧

优质医疗资源像是有才华的人，走到哪里都很稀缺。我国人口基数多，平均下来，能摊到每个人头上的资源就更有限了。

提起去医院看病就犯怵，相信是每个人都有过的经历。有人一大早去排队挂号，等轮到自己连普通号都挂完了。还有人排队两小时好容易轮到自己看病，结果却发现挂的科室不对症。有时候好不容易挂上号，科室也对，医生开了一堆检查，等到做完了、拿到结果，医生也下班了，还得改天再重新挂号。

看病不易，所以很多人现在一生病，首先想到的就是托关系走后门。

其实门诊看病如果稍微懂点儿"技巧"，可以大大提高效率，节约时间。

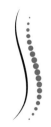

## 门诊看病忌讳拐弯抹角

看病不是编剧本，不需要跌宕起伏或峰回路转的剧情。看病类似写文章，讲究开门见山，直抒胸臆。

进入诊室，医生一句"你好，请坐。"就开始了问诊过程。此时可以直接说明来意：目前有哪些症状、想解决哪些问题，并提供以往的各项检查结果。尽可能用最简单、最直接的话描述病情，让医生有更多的时间分析病情并提供解决方案，减少不必要的时间消耗。

有的患者回答问题容易天马行空，比如问她什么时候出现腰痛的，患者就打开了话匣子："去年女儿出嫁，因为女婿没有正经工作，彩礼也没给几个钱，自己瞧不上他，不同意他们的婚事，结果女儿执意结婚，最后搞得大家不欢而散。现在自己腰不行了，在家动不了，也没人管，老伴儿身体也不好，血压高，突发脑出血，到现在还没出院……"说到动情之处还忍不住哭了起来。

虽然我也非常同情她的遭遇，可这对看病没有任何帮助，反而增加了沟通难度，分散了医生的注意力，降低了就诊效率。

有时医生喜欢询问时间，如"这次不舒服有多长时间了""做完手术多久了"等。"从去年秋收开始的""老伴儿去世那年"或"大儿子结婚那年"，这样的回答，显然无法让医生搞清楚你的发病时间。

医生最希望能从患者的话中快速准确地捕捉到如下信息。

1. 有什么不舒服、什么时候出现的、病情是怎么发展变化的、现在想解决什么问题。

2. 什么时候、在哪里、做过哪些检查，结果是什么，有没有做过治疗，效果怎样。

3. 以前有没有得过什么特殊疾病、是否治愈、目前还有哪些病。

越能准确回答医生的问题，越能提供有"营养"的信息。

有些老年人说话口音较重，病情表达不清，医生说的话他们也听不懂，交流起来异常困难。这种情况，建议有熟悉病情的家人或朋友陪同就诊。

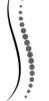

## 门诊看病不是"考医生"

不要带着各种"考医生"的心态去看病。

有人来看病，医生问，"你怎么不舒服啊？"患者回答，"你是医生还看不出来我怎么不舒服？"医生的眼睛又不是Ｘ线透视机，患者不说，他也搞不清楚啊。

有人经过全面检查，脊柱没什么问题，多休息就可以了。这时他会突然蹦出来一句："昨天我去按摩店，他们给我摸了一下，说我胸椎第5、6节有错位，你怎么说我一点儿问题都没有呢？"类似问题，可能按摩师会给出更合适的答案。

以前还碰到个患者，说了很多不舒服的症状，我检查完后告诉他可能的诊断，也建议他再做几个检查明确一下。这时他才说，"你和××医院×医生说的一样，我在那边把检查都做完了，片子我媳妇在门外拿着呢。我就是想看看你们说的一样不一样。"

自己看病都要"犹抱琵琶半遮面"，有所保留，说话说一半，就想考考医生能不能看出来自己得了什么病，这是源于对医生的不信任。

无论是医生看病还是患者就诊，目的都是为了搞清楚病因，大家是"一条战线"上的同志，是"自己人"。带着给医生"监考"的心理来看病，对后续诊疗没一点儿好处。毕竟，当医生经历的各种考试已经足够多了，就别再勾起他们"痛苦的回忆"了。

门诊有时还能碰到另外一种"考试"方式。

患者诊断已经非常清楚，聊到手术时他会问，"这个手术神经损伤的概率是多少？"按说这也是个常见的问题，我回答："6% 左右吧。"他马上反驳："你说的不对，我网上查的是 8%。"遇到这么"严谨"的患者，连医生都没法往下接话了。

手术并发症的发生率本来就是一个范围，每家医院的统计结果都不一样，就算有确切的数字，到底是 6% 还是 8% 对患者是否能下决心做手术关系也不大，完全不必太过纠结。况且，网上说的就一定是对的？

因此，看病要尽可能避免出现此类"无效问题"，提高就诊效率。

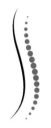

## 高效利用专家号的小窍门

门诊看病不像住院，患者全天都待在医院病房里，很方便和医生交流。门诊只在工作时间开放，白天就那么长，当天检查做不完，只能重新挂号。知名专家经常是一号难求，非常难挂。现代社会大家都挺忙的，哪有那么多时间天天泡在医院里。

因此，必须提高看病效率！

如果还没搞清楚该去哪个科看病，就先别贸然跑过去。好不容易挂上号，花钱不说，排队等了半天最后被告知应该到别的科室就诊，既影响心情，又耽误时间。大江医生建议，只要不是急病，去医院前不妨先上网简单查查自己的症状，有个粗略的方向再说。

上网查的时候，找个可靠的医学专业网站很重要，线上和医生聊聊，听听他们的意见和建议，有的放矢，避免浪费时间。当然，你要是很清楚自己的病情，可以略过这一步，直接选择合适的医院和专家就诊。

专家号不好挂，可以先挂专家所在医院相关科室的普通号。能在三甲医院出普通门诊的医生，至少是资深的主治医生，也具有深厚的临床诊疗功力。先找他们看看，如果确实属于这个专业的病，他会先开出各项检查单，让你完善各项检查，等拿到结果后再挂专家号，这样可以节约不少时间。否则费了半天劲儿挂上专家号，专家一句话："先把磁共振检查做了再来找我。"检查做完又得重新预约挂号，费时费力。

好消息是现在北京市很多医院成立了"知名专家团队门诊"。团队门诊由知名专家、副主任医师和主治医师组成。团队成员接诊后，会根据病情需要及时转诊到该知名专家的门诊，方便了百姓就诊。

找专家就诊时，千万别忘了带齐所有以前做过的检查资料。

有的患者病情复杂，治疗过程漫长，做过的各种检查厚厚一摞。从外地大老远赶来看病，嫌麻烦既不拿片子也不拿报告，有些人干脆把以前的检查报告全扔了，以为来北京看病，专家肯定要给做更"高级"的检查。实则不然，很多检查是通用的，而且通过对比过去和现在的结果，能更好地说明病情变化，对医生诊断有很大帮助。

本来一次能解决的事，结果最少跑两次才搞定。耗费精力不说，也浪费了医疗资源。

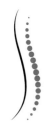

## 找专家，"认庙"还是"认和尚"

"山不在高，有仙则名，水不在深，有龙则灵"，这句话放在寻医问诊这里显然是"不灵"的。中国人看病，讲究"认庙，不认和尚"，喜欢选医院而不是选医生。

国内某些知名三甲医院，似乎成了包治百病的圣地。"要是在××医院也看不好，我就认了！"是当下很多人就医时的想法。

以至于有些著名医院的专家，把医院平台的高度当成了自己的高度，结果离开原单位到民营或其他公立医院工作后，一身本事还在，却发现没有患者来找他看病了。这种现象一方面源于知名公立医院资源配置齐全，深得老百姓信任；另一方面跟目前医生的评价标准存在偏差有关，个人品牌很难抵得过公立医院几十年上百年建立的口碑。

老百姓得病最初也不知道该去哪里、找谁看。上网搜索看到某专家头衔一大堆，申请课题、发表文章、获得奖项无数，理所应当认为肯定能把自己的病看好。可有没有想过，人的精力都是有限的，天天忙着开会的专家，哪有那么多时间看病、做手术？

现实中的情况是，大庙也有假和尚，小庙也会出真佛。因此，大江医生建议，只要得的不是疑难杂症，找个认真负责、技术好的医生最重要！避免选头衔太多的"职务人"。

当然，大型知名三甲医院会吸引更多的医学精英，好医生和好专家的比例也高于其他医院，但在选择专家时，没必要非得认准一个地方，有时等待时间过长，还容易耽误病情。

想找到合适的医院和专家也不难，只要把握以下几个方面。

如果刚出现症状还没确诊，可就近选择综合性医院就诊。综合医院，尤其是综合性三甲医院，科室设置丰富、器械设备齐全、技术水平均衡。首诊选择这里，无论做检查还是需要多学科会诊都很方便。

如果已经确诊，可以去专科医院或继续留在三甲医院找合适科室就诊。专科医院的优点是"专"，缺点是"太专"，以至于导致其他科室"营养不良"发展受限。如果病情复杂，治疗过程中需要多科室配合，还是去大型综合性医院更稳妥。

看病不用一上来就非得找全国排名第一的大专家。如果说医院知名专家和主任医师是"高富帅"的话，那副主任医师绝对都是"经济适用男"，能力相近且挂号更省事儿，性价比不是一般高。

就医前要能稍微做点儿功课，上网查查每个医生的口碑，或找几个病友取取经，那就更完美了。很多病友走过的路，是你即将踏上的"新征程"。他们传授给你的都是实实在在的干货，哪个医生技术好、哪个医生态度认真、哪个医生讲得透彻说得明白，他们全部门清儿，能让你少走不少弯路。

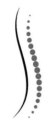

## 自己看病，也要关注他人感受

门诊看病关注自己的同时，也要注意别人的感受。

不少人看病时着急忙慌，难免丢三落四。刚出了诊室，突然想起来还有几个问题忘了问。有人选择立刻转身回去，不管不顾推开诊室门就直接问医生。

大江医生建议尽量别这么干。前面的患者出去，后面的患者进来就开始就诊了。病情属于个人隐私，不见得想让不相关的人听到，况且有时候医生查体还需要患者褪去衣裤，这时闯进去就非常不合适了。试想换成你脱光了躺在床上，突然闯进来个陌生人和你四目相对，你会不会也很恼火？

就诊前把关心的问题提前做个梳理，如果比较多就拿张纸记下来，免得看病时紧张忘记了。需要医生额外做的其他事情，如开假条、打印门诊病历或处方底方等，也要在自己就诊时及时告知，不要打扰别人就诊。

不少人推开诊室门后，特别喜欢说的话是："我说一句话就走。""就帮我看下结果。""我就问一个问题。"这些要求都跟"中华原谅四件套"里的"来都来了""都不容易""大过年的""他还是个孩子"性质差不多。以自我为中心，不注重别人的感受，往往都不会收到什么满意的结果，建议大家不要轻易尝试。

另外，诊室里也不是接听手机和聊天的好地方。

医生正在问诊，患者手机一响，掏出来接通直接就聊上天了，医生坐在对面很尴尬，听你聊吧，没啥意思，让你出去吧，病刚看了一半。有些人聊几句就赶紧说："看病呢，一会打给你"，这还算好。有的家属站在桌子边，旁若无人地打电话，声音比医生还大，连患者说什么都听不清楚。你抬起头向他摆摆手说："听不清楚！"他还奇怪地反问："我打电话，你为什么要听清楚？"让人哭笑不得。

## 网络咨询有"套路"

近些年，随着各种网络通信工具的快速发展，一部小小的手机就能便捷地传送各种文件。患者随时打开手机摄像头，把检查报告或片子拍照给医生看，或是发一段语音来描述自己的症状，这些现代化的方法拉近了医患距离，方便了相互沟通。

但要注意的是，网络咨询和去医院面诊区别非常大。

网络咨询类似想在网店里买双鞋，咨询客服，报上鞋号，反复挑选，最后快递到家的鞋穿着还是不舒服，因为缺少了亲自试鞋的重要环节。所以要想买双合适的鞋，还得亲自去实体店试试。

看病其实也一样。网络看病与生俱来就有无法克服的先天缺陷。很少有人在网上咨询中医："我不舒服，您赐个方子我先吃着看。"都知道至少得让人家搭搭脉、看看舌苔，才能对症下药。面儿都见不着，中医"四诊合参"缺了三条腿，如何能做到正确施治？

看病可不像字面意思那样简单，光"看看"就能解决问题。西医的"视触叩听"类似中医的"望闻问切"，说的是医生对患者全面、客观的感受，这是对看病最起码的要求。

网络看病，医生在电脑这头，患者在遥远的那头。看不见，摸不着，有时候甚至连男女都不清楚，就凭一张报告单，让你说下一步该怎么办。

这相当于去饭馆吃饭，塞给你本菜谱，指着上面的鱼香肉丝请你评论一下味道如何——那谁知道好不好吃啊？所以有时候医生回答起来寥寥数字，实在是因为巧妇难为无米之炊啊！

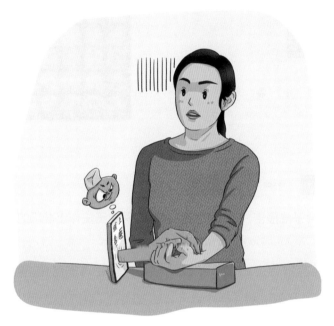

**网络看病实在是巧妇难为无米之炊，没法为患者提供最适合的诊疗方案**

每当看到微信发来"看图说话"时，我问得最多的一句就是："有啥症状？"为什么这么关心患者的症状？因为医生治疗的是"症状"，而不是"片子"！

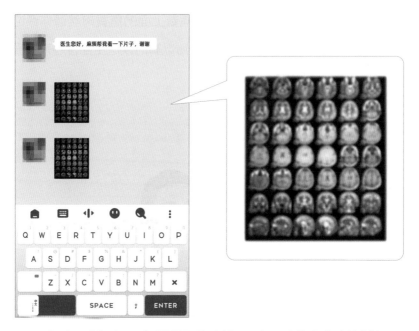

**只有片子或报告，不知道患者的病情，医生无法作出准确的判断**

很多检查报告上的"异常发现"只是人体正常的老化，其实并无大碍，完全不必紧张。随便抓个老年人去拍片子，谁的报告单上还不是一堆"骨赘形成""椎间盘突出""椎管狭窄"，甚至"硬膜囊受压"字样？如果没有任何不适，只能说明你老了，谁老了都会有。

有人的片子上显示神经压迫很明显，但患者没有任何不舒服，那就压根儿不需要任何治疗。有人的片子上椎间盘突出只有小米粒大小，但患者却痛得撕心裂肺、彻夜难眠，这样的情况就需要手术治疗。没症状的患者经过"积极治疗"，只会出现新症状。所以网络咨询，一定要提前说清楚自己的症状。

如果说门诊看病讲究技巧的话，网络就诊"套路"就更深了，很多方面都需要额外注意才能把病看好。

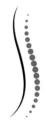

## 叙述病情别少于50个字

网络咨询最重要第一件事就是用文字和医生详细"说说"自己的病史，越详细越好。

所谓病史，就是从生病开始到现在，整个过程中发生了什么。病史在临床诊疗中无疑是至关重要的。不了解病史，医生就搞不清楚患者想解决什么问题，更别提寻找病因了。

病史对医生来说很重要，但很容易被患者忽视。

有人上来就问："你看我这个情况能不能做微创？给我出个最佳治疗方案！"你倒是图简单省事，可仅凭一张报告单和拍得模模糊糊的片子，医生该如何回答？

医生看病就像福尔摩斯探案。看似在和你漫不经心地聊天，其实大脑在超速运行，不断从你的话里进行着加减乘除和排列组合，梳理出有意义的细节。随着有效信息越来越多，很多常见病不断被排除，真正的病因才慢慢浮出水面。

因此，只对医生说后背痛是不行的，要说清楚是后背正中疼，还是偏向一侧疼，是肋叉子那里疼，还是肩胛骨缝里疼；再比如有人腰痛，是局限在腰部，还是会带着屁股后面一起疼；有人腿上不舒服，要说清楚是左腿还是右腿、是大腿还是小腿、是小腿外侧还是后侧、是在膝关节周围还是关节以下、发作的频率是怎么样、一年犯一两次还是两三天就会出现一次……

有患者来看腰痛，我问疼多久了，他回答，"从儿子结完婚就开始了。"问什么时候疼得厉害？回答："吃完饭以后厉害点儿。"可我既不知道你儿子的结婚时间，也搞不清楚你什么时间吃饭，吃的是晚饭还是早饭，这样的答案对医生没有太大帮助。

还有的时候我问患者，"你感觉哪里不舒服？"他回答，"我椎间盘突出。"我只好再追问一遍，他回答，"我真的是椎间盘突出啊。"是不是椎间盘突出，应该由医生来判断，患者就诊只需详细描述症状就行。

病史描述看似专业，其实只要稍加留意就能说清楚。实在不知道说点儿啥，那就至少说够 50 个字再发给医生，他要是觉得还不够，会有针对性地再向你询问。

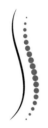

## 几招助你成为翻拍大师

脊柱外科医生看病离不开各种影像资料，清晰完整的片子有助于医生明确诊断并提供精准的治疗方案。网络咨询发片子时，一定要尽可能拍好、拍全。

去餐厅吃饭，菜端上来后有人喜欢先拍照片发朋友圈。用手机对着食物前后左右地拍，不断调整光线和构图，就为了获得一张满意的图片。

可轮到网络咨询看病时，微信发来的各种片子的效果却赶不上这些朋友圈发布的作品：无构图、无光线、无细节，这些"三无产品"无疑对医生的眼神构成了极人的挑战。

你以为发来的照片是 4K 超高清的，可当我放大照片想仔细揣摩局部细节时，却只看到一片模糊。这无异于"雾里看花、水中望月"，到底是什么病只能靠猜了。

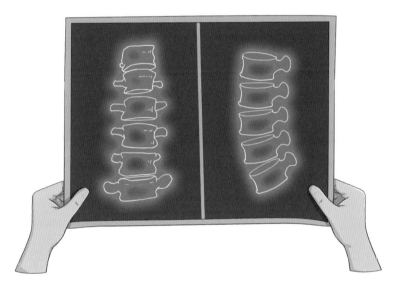

一张清晰的翻拍片子有助于医生发现病变

所以，网络咨询前的第一要务就是学会如何正确拍摄影像资料。

当然，翻拍片子最理想的地方莫过于医院的专业观片灯。如果没这个条件，在家里或办公室也可以"DIY"，一样可以拍出清晰的图片。

首先，打开电脑在桌面空白区域点击鼠标右键，在跳出的菜单中选"新建"后再选"Microsoft PowerPoint 演示文稿"。此时桌面上会生成一个新的文档。鼠标双击打开新建的文件，不需要任何操作，保持默认设置，轻移鼠标到右下角，并点击"放映 PPT"按钮。此时电脑屏幕会变成一个发射着白光的"灯箱"。把片子放在屏幕前，以屏幕为背景就可以拍摄了。具体操作步骤如下。

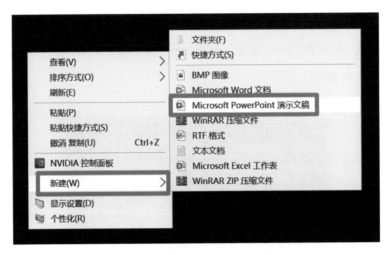

第一步：在电脑桌面空白处点鼠标右键，选择新建一个 PPT 文件

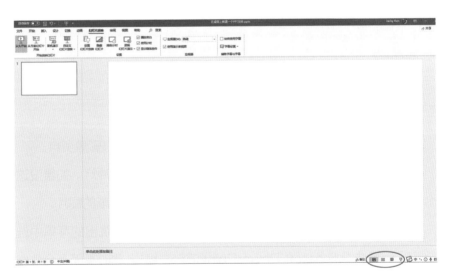

第二步：打开文件，幻灯无须任何调整，保持白色背景，按下右下角的"放映幻灯"（或者直接戳键盘上的"F5"键）

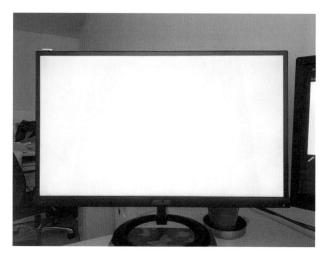

第三步：此时显示器就会变成个白色的"灯箱"

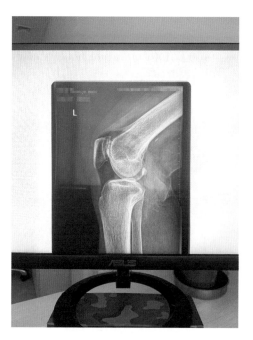

第四步：放好并固定片子，调整手机和电脑屏幕之间的距离，直到能把整张片子都拍全；如果此时把房间的窗帘儿拉上，拍出来效果就更好了

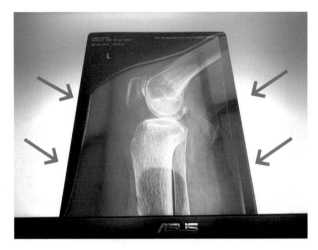

拍摄时手机始终平行于电脑屏幕，不要采用仰拍或俯拍的特殊手法，避免把片子拍成梯形

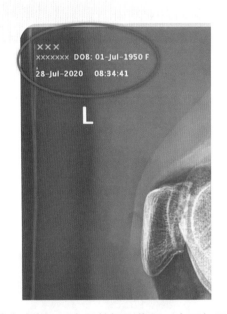

第五步：别忘了回过头欣赏一下自己的摄影作品。在手机里找到图片，两个手指一划把图片放大再看看，如果片子上的小字都能清晰可见，这张片子就算是拍成功了

如果身边找不到电脑，也可以把片子放在窗户玻璃上，以干净的天空为背景拍摄。拍的时候背景要避开云朵较多的地方，更别正对着太阳拍。背景还要躲开高楼大厦、电线杆子、广告牌等物体，也别把大树、花坛、晾晒的衣物和自家热炕头等杂乱场景作为背景。当这些杂物出现在背景中，医生阅片就像在"辣子鸡丁"里面找鸡丁，眼睛瞪得再大，也难有斩获。

贴着窗户玻璃拍摄时要注意保持片子平整，不能一手举着片子，一手拿着手机拍。卷曲的片子拍出来图像都是变形的，无法辨识。可以用小胶条把片子四角固定在玻璃上方便拍摄。

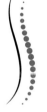

## 发图片记得点击"原图"字样

图片拍好了，如何正确地发给对方？这里面也有细节要注意！

通过微信传送图片时，一定要选择"原图"后发送。很多人从来没注意过这个功能，所以当我反复和他说："选上原图，你把原图选上！"他也不耐烦地回答"这就是原图！我发的就是原图！"

此"原图"非彼"原图"也。

选好准备发送的图片后，先别着急点击"发送"。找到图片下面有个不起眼的"原图"选项，别忘了用手指戳它一下，点选后再发送图片。

为什么要反复强调发送原图呢？

现在手机摄像头分辨率快赶上单反相机了，一张照片的大小最少也得 2~3 兆字节，好一些的手机拍的照片甚至超过 10 兆字节。如果不勾选"原图"，微信为了节约带宽资源，会先把图片压缩然后再发送。一张几兆字节的图片发过来只剩下原来大小的几十分之一，分辨率严重下降，很多细节就丢失了。

这个过程相当于你给李四快递一箱苹果，半路快递员嫌箱子太沉，打开包装扔掉一半苹果后又把箱子封好。李四收到的虽然还是"一箱"苹果，实际里面的苹果只剩下一半了。

这种"严重缩水"的图片用来发发朋友圈分辨率勉强够用。但看病阅片需要看更多的细节，医生经常为了观察病变要把图片局部反复放大。这种压缩后的图片放大后只剩一团模糊。

还有种情况也要注意，张三给李四发图片时就没点"原图"，李四收到图片后再转发给王五时，就算选择了"原图"也没用，因为后面的人发来发去，始终还是这"半箱苹果"，图片细节根本就没法看。为了减少不必要的麻烦，最好是谁的手机拍的图就让谁发，避免像素丢失。

微信中发送原图，分解步骤如下。

第一步：点"+"号（1），然后选择
"相册"（2），进入手机相册

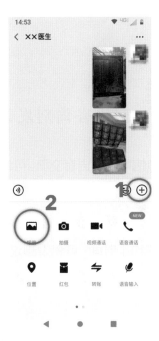

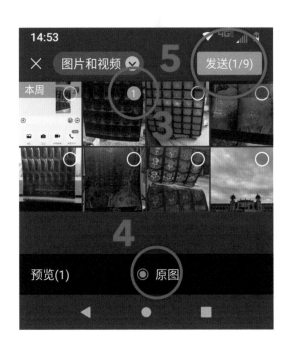

第二步：选中想要发送
的图片（3），点选最下
方的"原图"（4），最后
点"发送"（5）

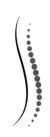

## 网络咨询别发语音

微信可以发语音交流，可惜收听语音时，却没提供"快进"和"暂停"功能。

不少人网络咨询时图省事儿或手头忙不开，就发来一大串语音，他倒是节约了时间，可就没想过，收听的人必须从头到尾一条一条地听，效率异常低下。因此，微信语音只适合唠唠家常，拿来咨询病情实在不适合。

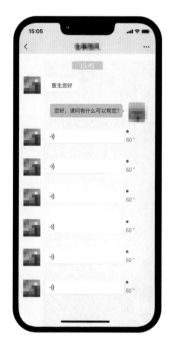

微信语音咨询病情效率低下，医生不容易把握重点

微信里每条语音时长限制为 60 秒。像上面这位患者连发 6 条语音。他说话用了多长时间，医生就需要花同样长的时间去收听，不仅如此，如果想从一长串语音中找到关键信息，有时还不得不重新听一遍。

同样的内容如果采用文字表达，医生看起来就容易多了。不仅随时能在段落中捕捉到需要的信息，还可以大大节约时间。欢快朗读的速度是每分钟 150 字，叙述病情没那么欢快，打个折扣就算每分钟 115 字。阅读文字的速度有多快呢？可以达到每分钟 500 个字！也就是说，你唠叨了两分钟的话，我花不到半分钟就能全部看完。

微信语音让沟通变得简单快捷，但拿来咨询病情，只会方便患者自己，对医生而言则非常麻烦，大概率对方根本不会听，有时实在抹不开面子，不咸不淡地敷衍几句草草结束，对看病也没什么好处。

网络咨询虽然丰富了求医问诊的方法，但距离取代传统的就诊方式还差得很远。俗话说得好，百闻不如一见。就像两个人谈恋爱，谁也没见过谁，只靠微信聊天根本无法做到相互了解。一般的小病试试网络咨询倒无大碍，但如果病情复杂危重，还是要及时去医院就诊。

# 写在最后

从 2020 年初动笔伊始到 2024 年本书最终出版，历时近 5 年。突如其来的病毒不但偷走了我们的时间，也偷走了一些人的健康，甚至有些人付出了生命的代价。

这几年中，我经历了母亲七次脑出血和父亲突发脑梗死。无论是疫情的此起彼伏，还是家人的重病，都让我愈发感受到有意义、有尊严的生命一刻离不开健康的陪伴。

有些话，以前读不懂，后来年纪大了，就慢慢明白了。"初闻不知曲中意，再闻已是曲中人"，说的大概就是这个意思吧。

人生短暂，很多人一旦别过就永世不见。珍爱家人与朋友，善待身边的每一个人。唯愿他们，在余生中能拥有更多随心所欲的幸福时光。

任大江

2024 年 8 月于北京